Rudolf Steiner

シュタイナーの
アントロポゾフィー医学入門

監修／　（社）日本アントロポゾフィー医学の医師会
協力／　アントロポゾフィー看護を学ぶ看護職の会
アントロポゾフィーに基づく日本薬剤師協会
日本オイリュトミー療法士協会
アントロポゾフィーに基づく絵画・造形療法士の会
（社）バイオグラフィーワーク・ジャパン
アントロポゾフィー音楽療法士の会

Anthroposophy

BNP ビイング・ネット・プレス

シュタイナーによるオイリュトミーフィギュア
シュタイナーは、それぞれの音に対応する動きをスケッチに残した。
（オイリュトミー療法、196 ページ参照）

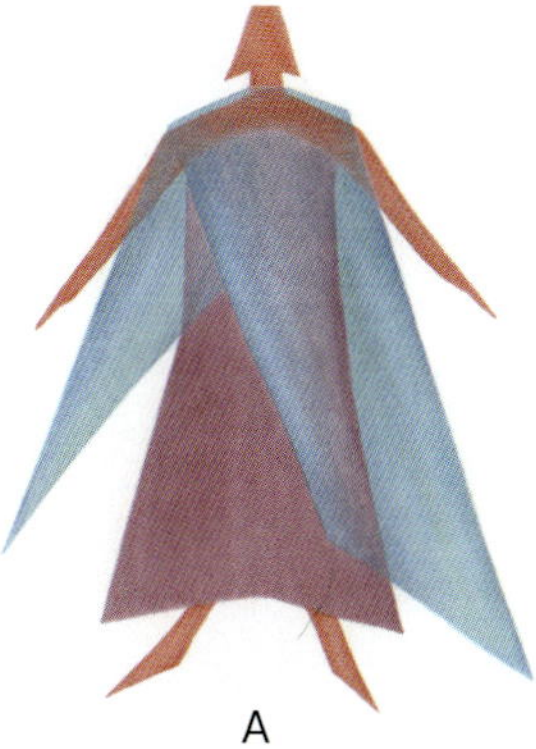
A

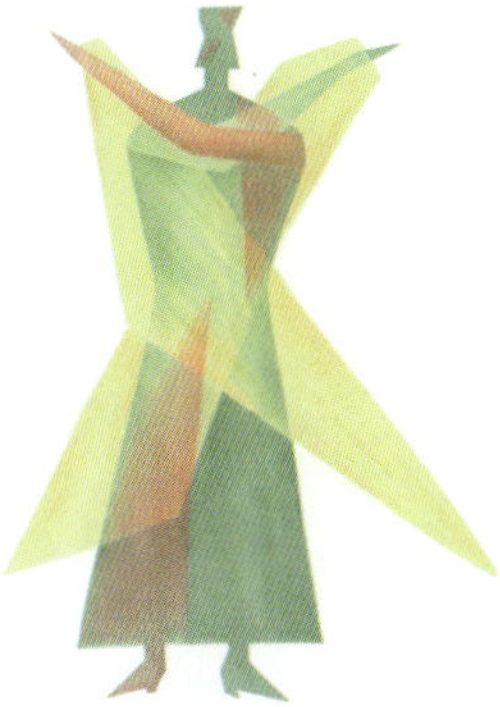
E

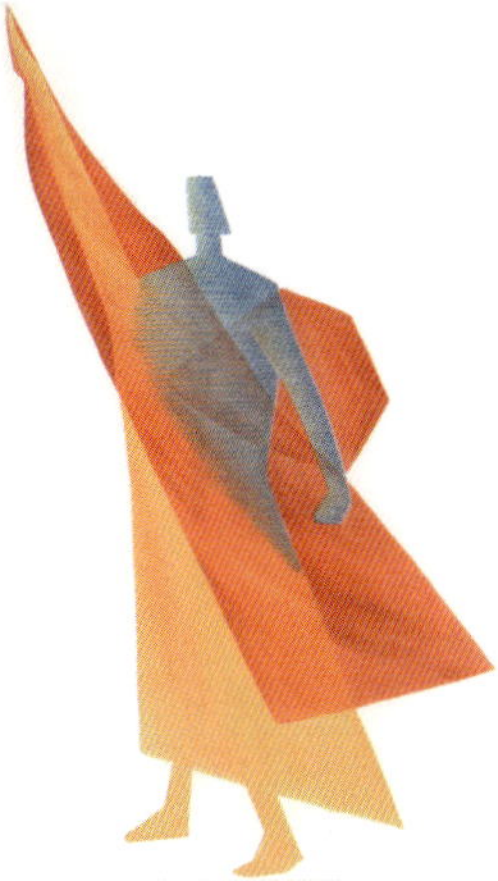
I

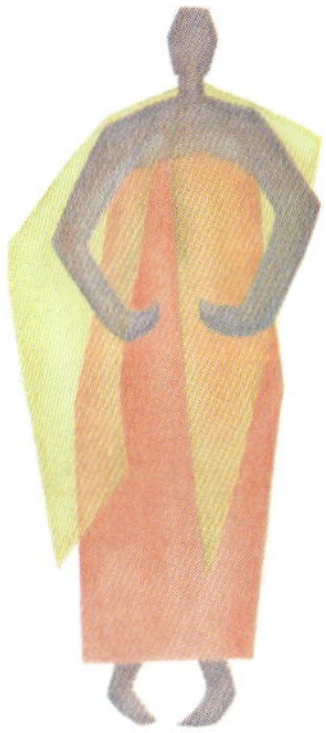
O

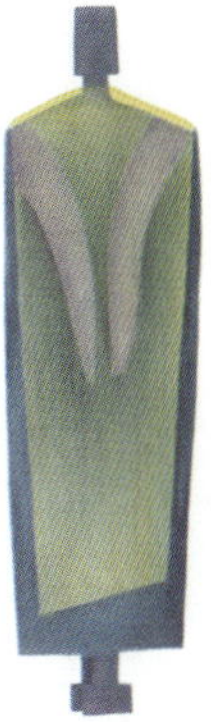
U

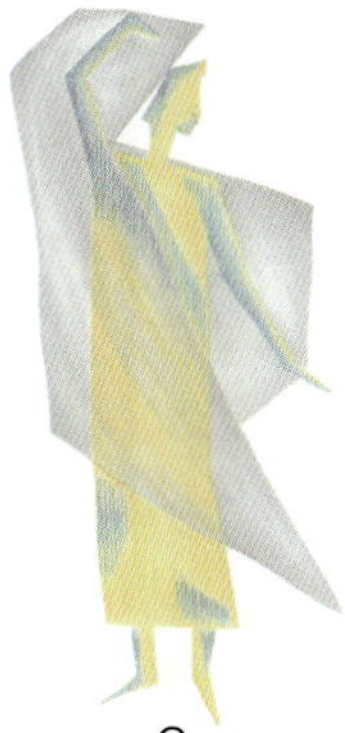
G

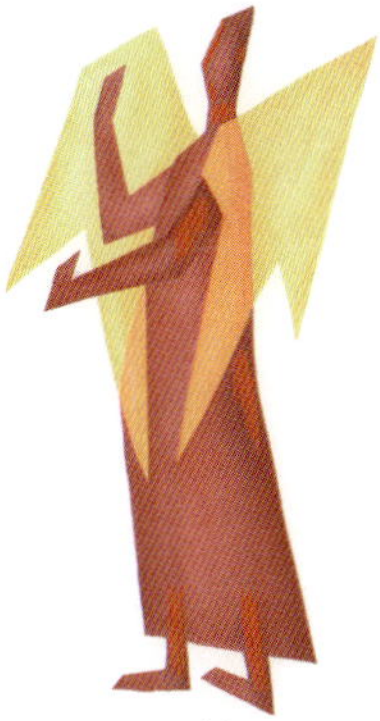
K

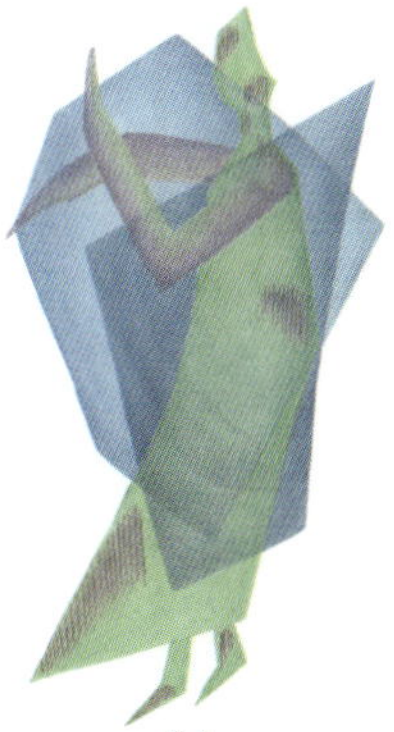
M

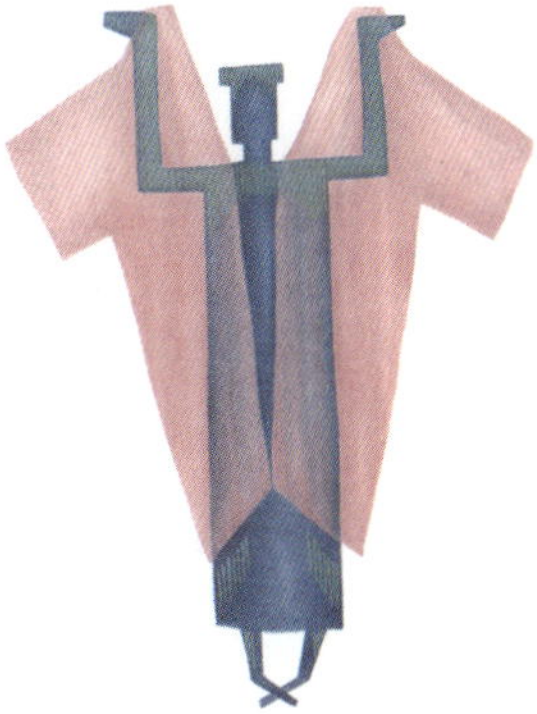
P

ヤドリギの実

アントロポゾフィー医学では、がん治療薬としてヤドリギ製剤がよく用いられる。（薬学、190 ページ参照）
©WELEDA AG, Fotograf Juerg Buess

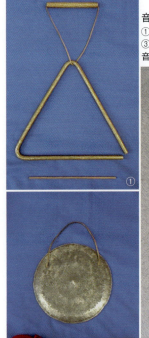

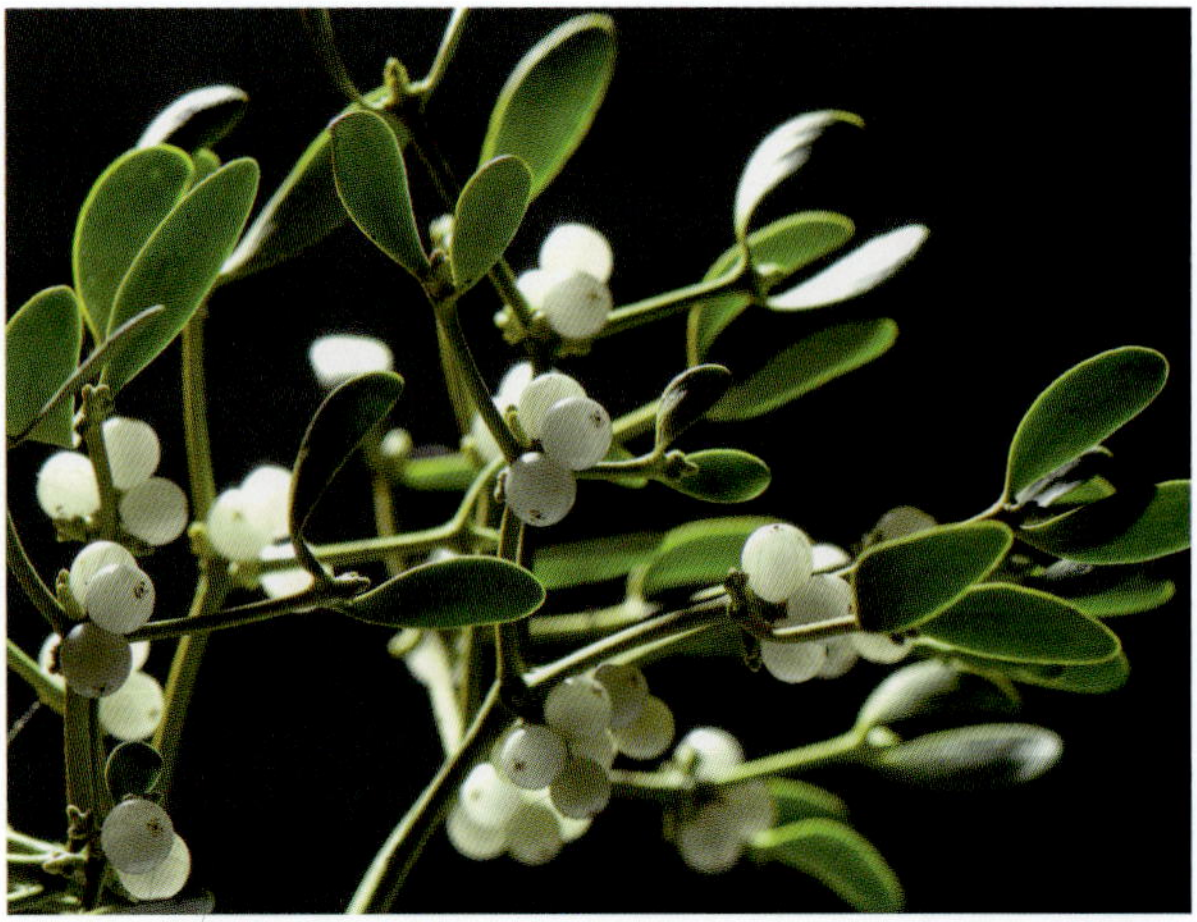

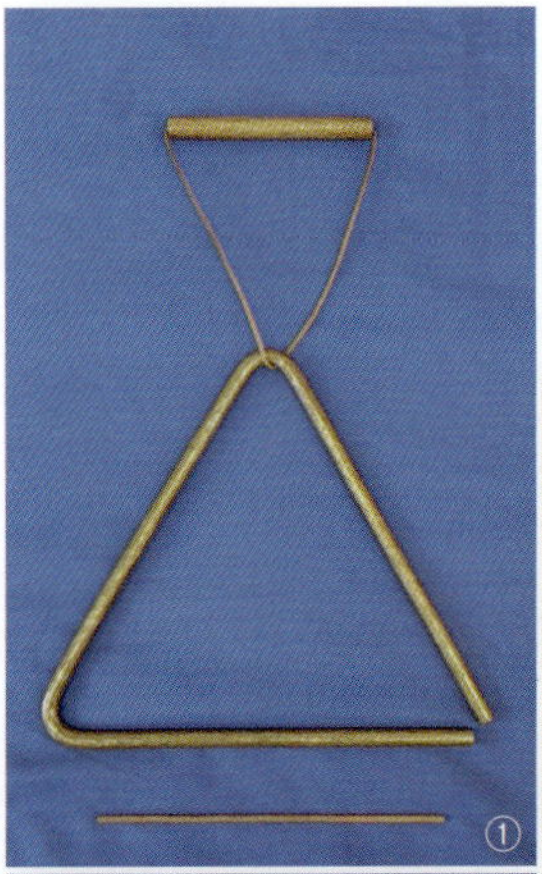

音楽療法で使用される楽器

①トライアングル　②ゴング　東洋の英知をヒントに療法目的で開発された。③クロッタ　ケルトの古楽器から療法楽器へと改良された。　④ライアー　音楽療法ではもっともよく使われる。（音楽療法、224 ページ参照）

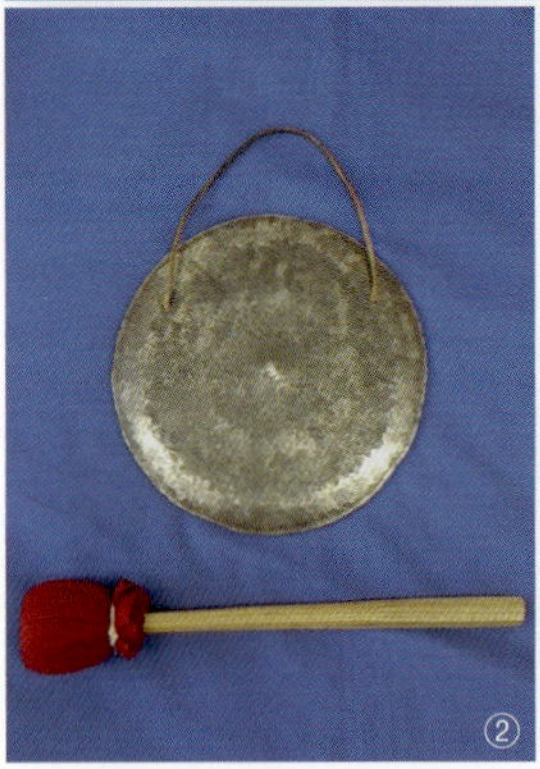

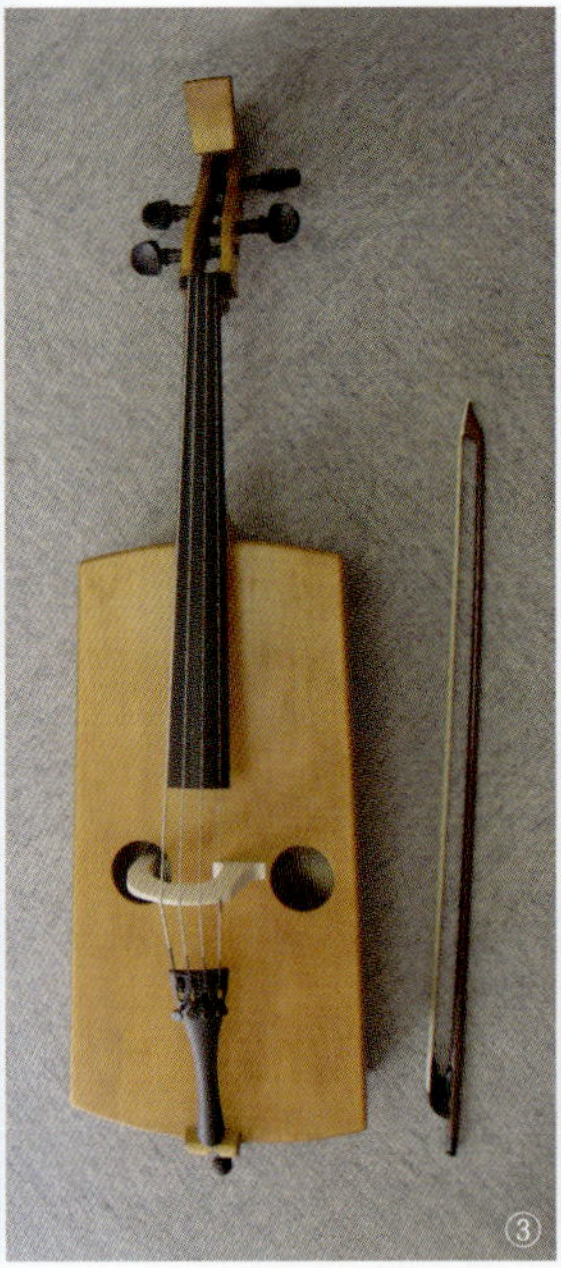

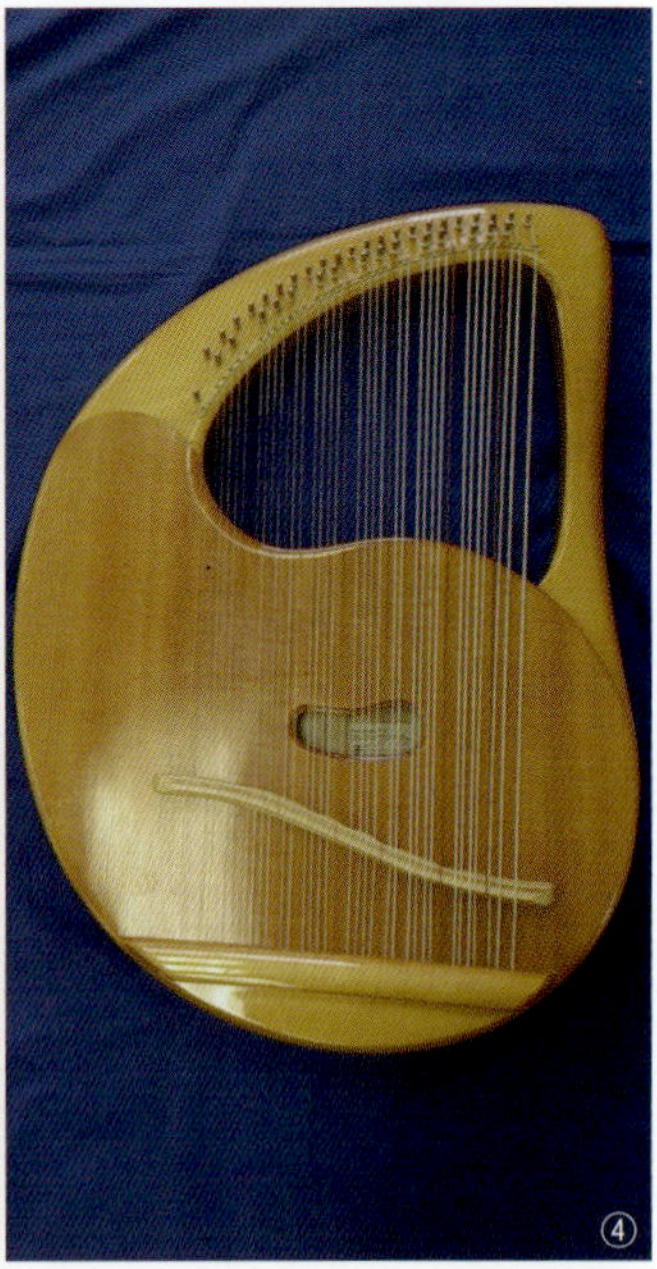

絵画療法の症例
（喘息患者　41歳男性
3日間隔でのセッション
2 カ月）（絵画・造形療
法、209 ページ参照）

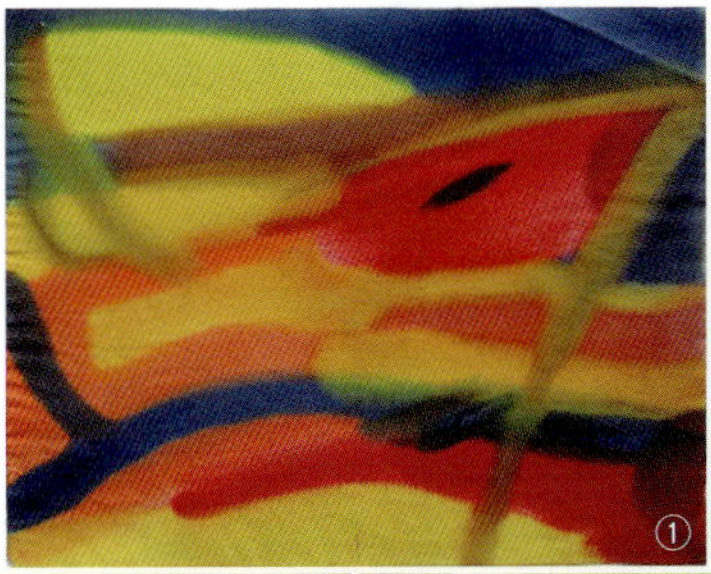

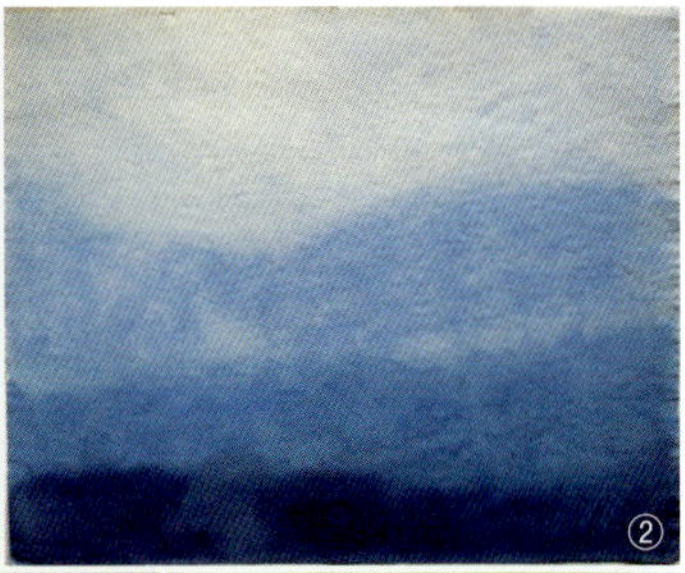

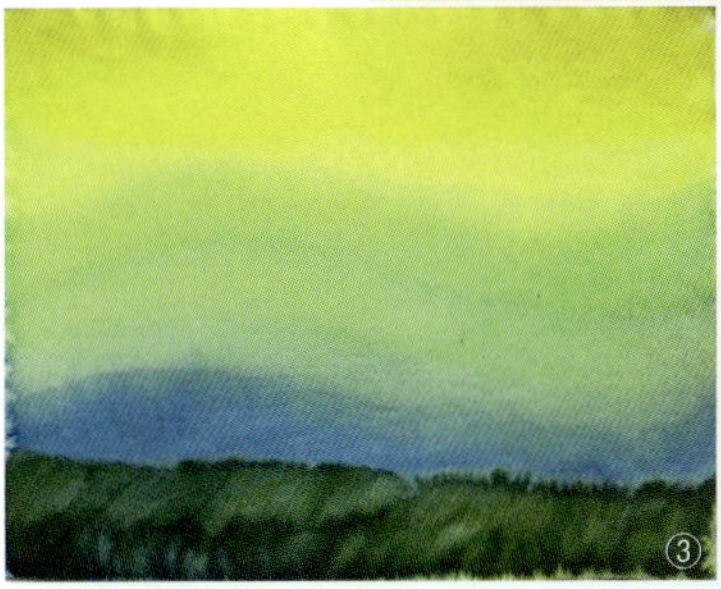

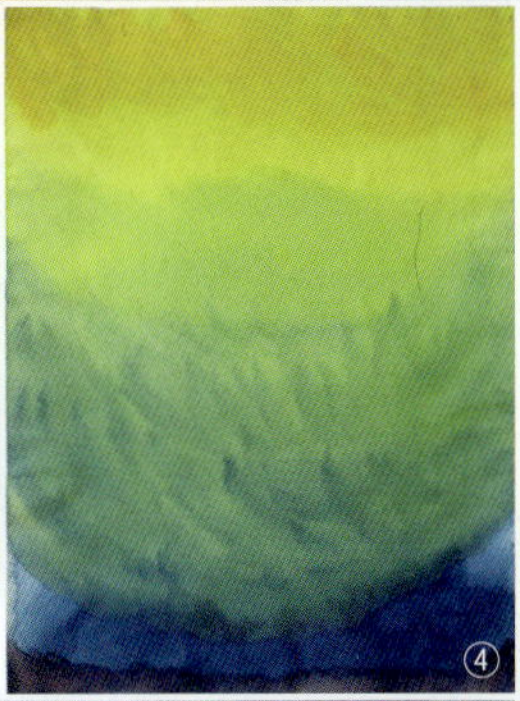

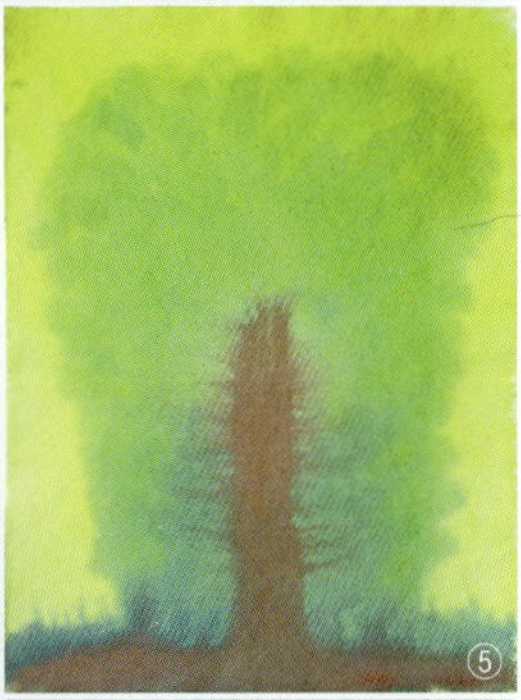

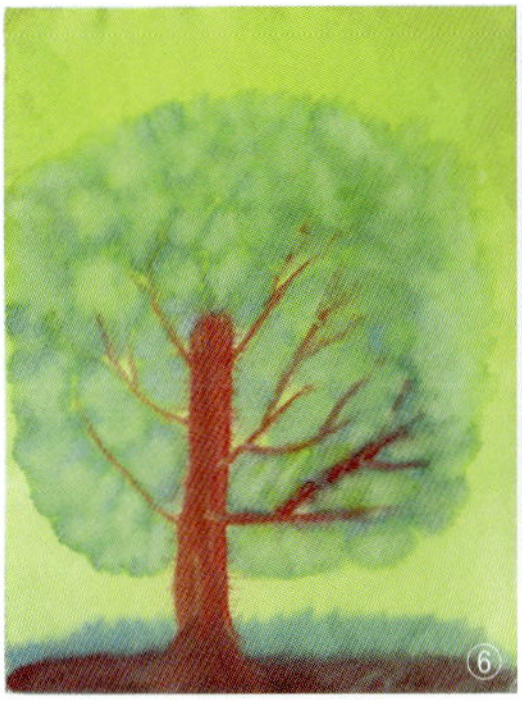

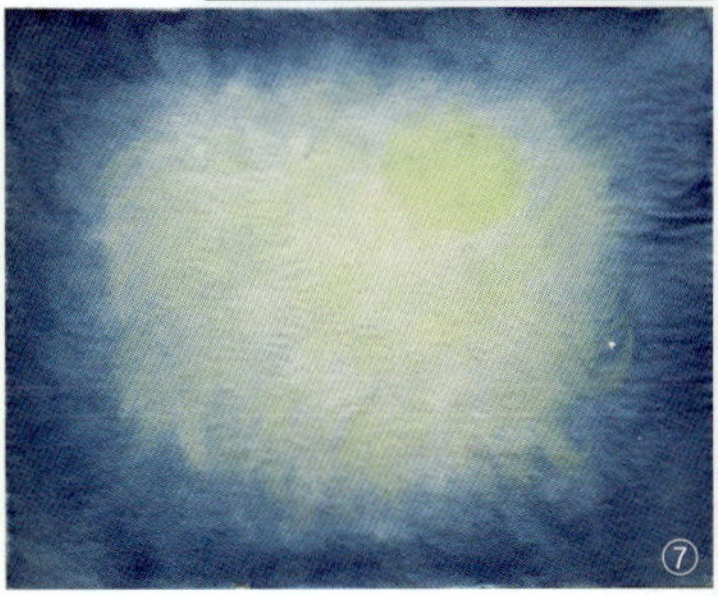

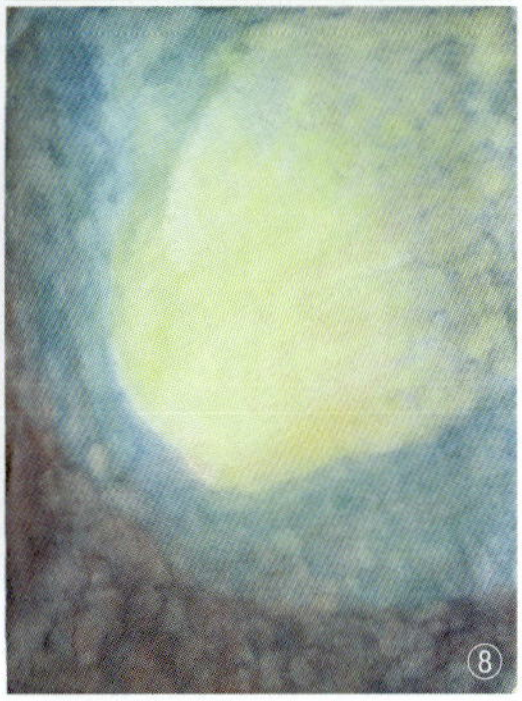

①初回セッション「自由画」：ハッキリとした色分け、重い色を好む傾向。形態の硬さが見て取れる。
②第2回「青を下から徐々に移行させる課題」：段階をはっきりとつけ、なお一番下の青は必要以上に重く、硬い。
③第3回「青と黄の出会い」：段階をはっきりとつけ、下に硬い地面を置く。
④第4回「3回目の画面を縦方向に描き、筆で動きを加える」：緑の領域、中央部は動かせた。
⑤第5回「黄色を大きく下までおろして、中央部に筆を軽く動かしながら緑を作り、そこに地面から力をもらい、木にする」：木は角張り、下までしっかり緑でおおわれる。風が通わない。幹は途中で息詰まる。枝が左右に伸び悩む。
⑥第6回「前回と同じ課題。葉の領域に風が通うように。枝を伸ばすこと」：緑が軽く空気が通うようになった。枝が伸びた。枝は弱々しく細すぎる。幹が伸びないことが気にかかる。（退院）
⑦第7回（2カ月後セラピー再開）「青を外側から囲うように、徐々に明るくして、内側から黄色」：呼吸が軽くなったような、柔らかい移行ができる。
⑧第8回 第7回目の3日後から3日間連続「層技法／前回の課題を描く」：2回目までは画面に張り付いたようにしてせっせとせわしく描く。少し離れたところに椅子を用意して時々座るように促すが、休めない。3日後あたりから描くことと休んで眺めることがゆったりと交互にできるようになった。光が画面を満たし、軽やかに上昇している。喘息の症状の軽減が見られた。

アントロポゾフィー心理療法から見た
健康な人間のイメージ
ヘンリエッタ・デッカーズによる黒板画
(バイオグラフィー療法、237ページ参照)

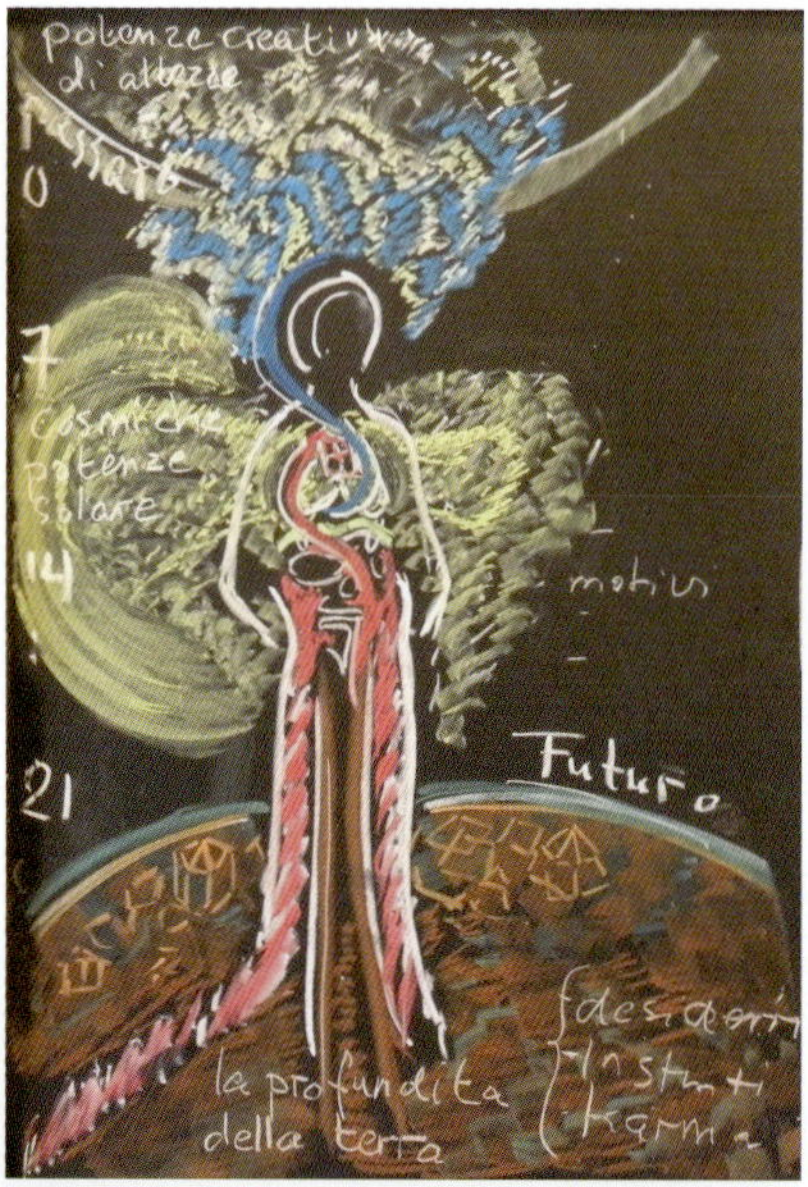

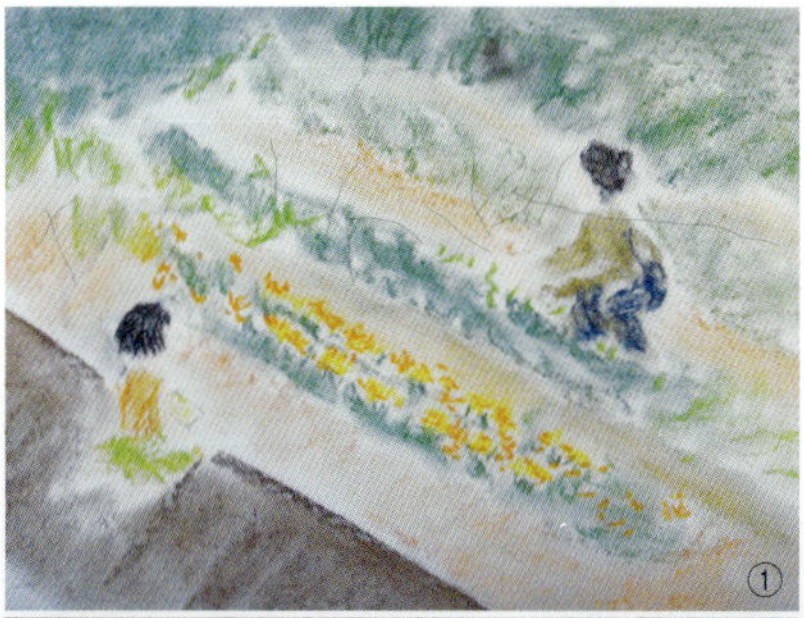
①

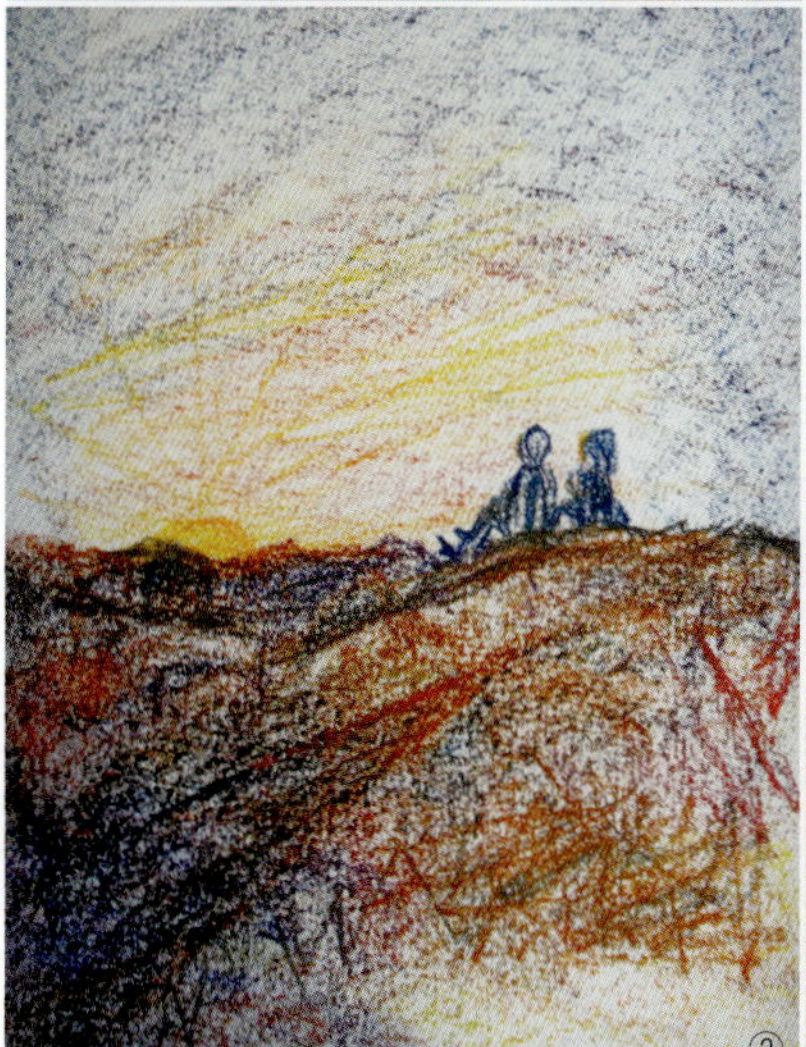
②

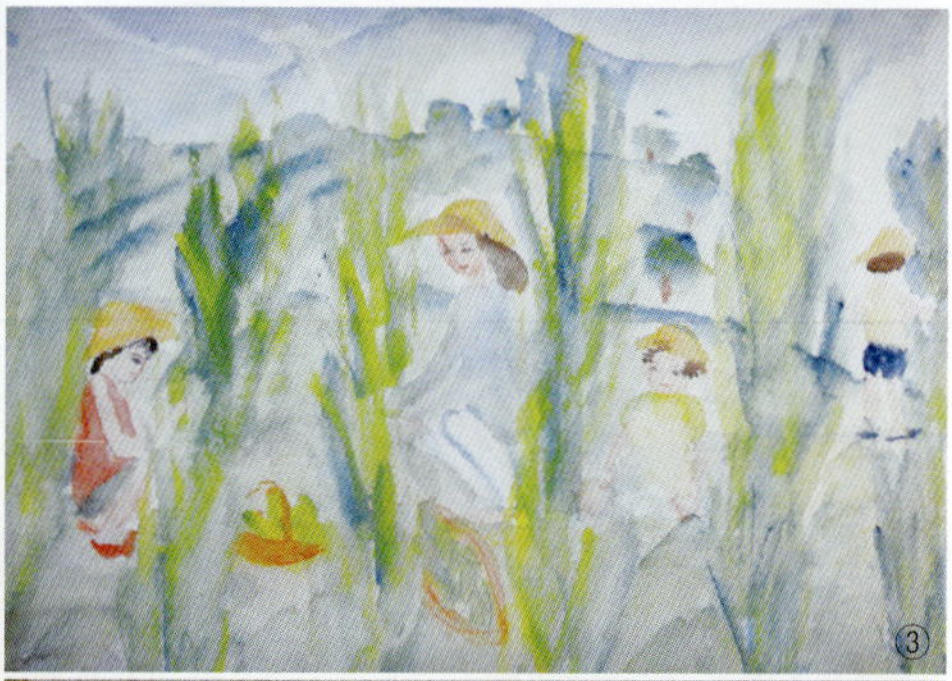
③

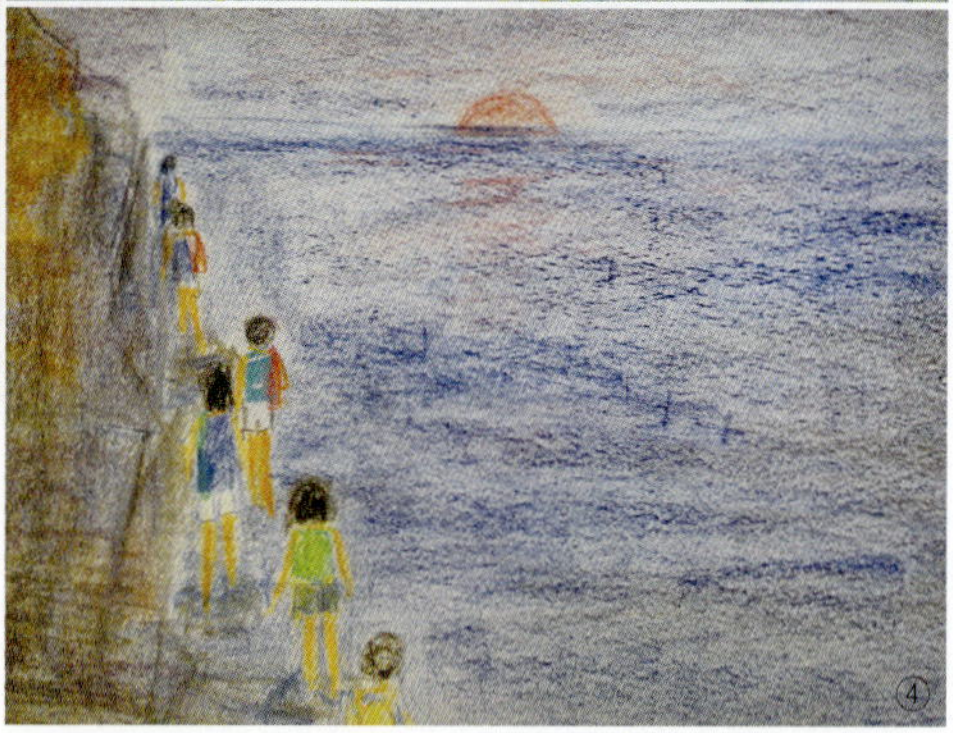
④

バイオグラフィーワークの例
①『おばあちゃんの畑』(第1・7年期) 水彩
②『大地とのダイアローグ』(第5・7年期) クレヨン
③『山の農場の午後』(第6・7年期) 水彩
④『夕暮れの冒険』(第2・7年期) クレヨン
(バイオグラフィー療法、237ページ参照)

まえがき

「アントロポゾフィー医学」を日本に紹介する入門書を書いてほしい、という依頼を受けたのは今から十二年前のこと。当時、超多忙な病院の部長職を辞してドイツにアントロポゾフィー医学の勉強に出かけようとしていた矢先でした。その後四年弱のドイツ留学、そして帰国後八年があっという間に経過し留学当時の記憶も薄れつつある今、やっとお約束の本がアントロポゾフィー医学を学ぶ仲間たちの力を借りて完成しようとしています。

アントロポゾフィーとはヨーロッパの思想家ルドルフ・シュタイナー（Rudolf Steiner 一八六一―一九二五年）の考案した宇宙と人間、過去と未来を結ぶ壮大な思想ですが、その思想に基づく医学は、日本では今まで「人智学医学」、あるいは「シュタイナー医学」と称され、すでに市民権を得ていた感のある「シュタイナー教育」とは対照的に、ごく一部の人のみが知るマイナーな存在でした。

本文にも書きましたが、今までの西洋医学の歴史はそれまで目に見ることのできなかったミクロの世界（細胞や組織構造、あるいは細菌やウイルスなどの微生物）等の視野を拡大していく歴史だったといってよいと思います。見る、聞く、触る等々の数値化できる人間の感覚をさらに微細な部分まで突き詰めて、体内で起こっている多くの現象を静的、動的に客観評価することに成功し、それを治療の手立てとしても利用してきました。人間が肉体だけの存在であったならこれ以上の医療はないでしょうし、治らない病気も存在しないのではないかと思います。

しかし、実際にはそんなにうまくいってはいません。それは、私たちが日ごろ自分だと考える、目に見える肉体のほかにさらに肉体以外の目に見えない構成物があり、その目に見えない要素に、ほとんど目を向けてこなかったことによるのでは、と考えると納得できるように思います。

地球の素材をもとに作られたこの肉体と重なって、目には見えないけれどこの肉体を形作り、守り、生き生きと動かし、そしてさまざまなものを想像、創造し続けていくその力、宇宙から来た目に見えない三つの構成要素が存在しているのだとシュタイナーはいっています。私たちは実は地球上の存在であると共に宇宙的な存在であるのだと。私たちはこの地上の一生の目標を持って生まれてきて、その目標を果たすために宇宙でさまざまな準備が成されているというのです。個々の人間が決めて生まれてきた目標を果たす際に、医療も重要な意味を持つのです。

ドイツでのアントロポゾフィー医学留学で主に学んだことは「人間とは何か」ということでした。私たちは医療、医学というと一つの独立した専門分野と感じるかもしれません。しかし、医療も人生の一部です。病気とも死とも無縁な人間はいません。もし私たちが病気に出くわした時、どこの病院にかかってどのように治してもらうか、と考えると共に、私たちのこれからの人生を有意義なものにし、人生の目標を果たすために、病を通し、医療を通して一体何を考え、何をしたらよいのだろうか、ということをこの本から読み取っていただければ幸いです。

この書籍は「日本アントロポゾフィー医学のための医師会」（現一般社団法人日本アントロポゾフィー医学の医師会）の仲間の協力のうえで出来上がりました。現在日本でも、スイスの本部、医学セクション公認のアントロポゾフィー医学の専門医、専門看護師が続々と誕生しています。今回快く本書を医師会の仕事としてご協力くださった医師会代表の安達晴巳先生は、我が国における第一号の専門医です。

また、医師たちより前に海外でアントロポゾフィー医学を学び、資格を取って帰国し、日本へのアントロポゾフィー医学の本格的導入の先駆けとして私たちを導いてくれたのは、オイリュトミー療法士や芸術療法士の方々でした。今回も、その中の石川公子さんに用語統一のため力を借りました。

さらに、このヨーロッパ医学の導入にあたって、常に私たちの傍らにいてアントロポゾフィーを学ぶ先輩として、また優秀な通訳者として、言葉の壁や思考の壁を超える大きな力となってくれたのが入間カイさんでした。本書でもアントロポゾフィー思想と医学の間の橋渡しの大切な原稿を作成してくださいました。

そして横浜では、アントロポゾフィー医学実践の最先端であるベルリンのハーフェルホーエ病院から、国外で初めて提携医療施設として指定を受けたアントロポゾフィー医学の実践クリニックが活動を開始しました。そのほかにも日本各地に活動の場としてのクリニックが増えています。

今はまだなじみがないと感じられるでしょうが、その考え方、方法論共にどれもこれも突飛なものでなく、太古から人類が無意識に行ってきたことばかりなのだと思い出していただければ、いつの間にか通常医学の一部になっていくことでしょう。素晴らしい頭脳を持つ現代西洋医学と、やさしく懐の広いアントロポゾフィー医学の世界が交わる時、体の癒しだけにとどまらない人間丸ごとを扱うことのできる医療が誕生することでしょう。

浦尾　弥須子

目次

第Ⅳ章　アントロポゾフィー医学に特有の治療法

第Ⅰ章

アントロポゾフィーの思想

ルドルフ・シュタイナーとアントロポゾフィー――人知の新しい地平へ

入間 カイ

現在、世界各地では、アントロポゾフィー（人智学）にもとづく研究や実践活動が教育、医学、農業、自然科学、芸術、社会運動など多様な分野で展開されている。「アントロポゾフィー医学」もその一つであり、本稿ではそれらの多様な活動の共通の基盤であるアントロポゾフィーについて、入門的な説明を試みたいと思う。

「未完の思想」

アントロポゾフィーというのは、十九世紀後半から二十世紀初頭にかけて活動したルドルフ・シュタイナーが提示した、いわば「未完の思想」である。なぜ〝未完〟なのかといえば、シュタイナー自身の意図のなかに、アントロポゾフィーはそこにかかわる一人ひとりの人間によって完成されていくという考えがあったからである。

アントロポゾフィーという言葉は、ギリシャ語の「アントロポス」（人間）と「ソフィア」（知恵）の合成語で、「人間の叡智」という意味になる。そこから、日本でも「人智学」と訳されるが、アントロポゾフィーという語の定義としては「人間の叡智」というよりも、「全き人間性の意識」として捉えてほしいとシュタイナーは述べている。[1]

シュタイナーのいう「人間性」とは、〝芸術的であること〟ともいい換えられる。実際、シュタイナーは人間のあらゆる活動に「芸術」という言葉を添えた。いわく、教育芸術、医術、農業芸術、社会芸術、生活芸術等々。

シュタイナーにとって芸術とは、いわば「人間」と「世界」との出会いであり、その出会いのなかから新しいものが発生することを意味していた。出会いには思考、感情、意志という三つの次元がある。人間は世界と相対するとき、つねに相手はどういうものかと考え、相手に対する自分の感情をもち、そこから自分はどう行為するかという意志が働く。

もしその出会いが思考の次元にとどまり、相手が何者なのかという探究に徹するとすれば、それはいわゆる科学的研究ということになるだろう。もし感情の次元にとどまり、相手が自分にとってどういうものかという感想を中心におくとすれば、それはいわゆる芸術的表現ということになるだろう。そして、もし出会いが意志の次元だけで展開すれば、自分の思い通りに相手を操作しようとするような、いわゆる「支配・被支配」の関係に行き着くことになるだろう。

シュタイナーが考えた「芸術」とは、個人（感情の次元）から出発して、思考と意志を包括する世界との出会い方であった。そこにおいて、人間と世界（自己と他者）はお互いが一つの「全体」として向き合い、一方が他方を支配するのではなく、対話（もしくは動的な相互作用）のなかで「新しいものの発生」に至ることができると考えたのである。

その際、出会いの根底をなすのは双方の意志である。人間の側にも、世界の側にも、「意志」がある。何かになろう、何かをなそうとする意志。たとえば画家がカンバスに向かい、色彩を扱う。彫刻家が素材としての木に向かう。そこでは芸術家の意志と、対象物のなかの意志が出会い、対話している。もし人間の頭のなかにあるイメージをそのまま紙のうえに再現するとすれば、それは支配的な関係であり、人間の意志をただ対象物に押し付けることになる。芸術家は一つひとつの対象物のなかに、そこに立ち現れようとする意志を感じ取ろうとするのだ。頭のなかに作品のイメージをもっていたとしても、実際に木片を手にとり、ノミをふるうなかで、木目の模様に触発されて、思いがけない形が生まれるかもしれない。色と色が混ざり合うなかで、当初は思いもしなかった風景が広がるかもしれない。そのようにシュタイナーのいう芸術とは、人間と世界（自己と他者）が対話するなかで、まったく新しいものが生まれることであり、いわば〝創造的進化〟の原理である。そのような創造活動は人間特有のものであり、それをシュタイナーは「人間性」と呼んだのである。

アントロポゾフィーにもとづく教育では、教師が子どもに何かを教え込んだり、特定の人間像に向けて導いたりすることはない。むしろ一切の先入観を排して目の前の子どもに向き合い、その内側から現れてくる個性を感じ取ろうとする。あるいは、農業においても、人間の勝手な思惑で農作物を栽培するのではなく、一つひとつの植物に潜む意志を感じ取り、それが地球的＝宇宙的環境のなかでそれぞれの個性を展開することを支えようとする。そして、アントロポゾフィー医学においても、医師は一人ひとりの患者のなかから現れ出ようとするものに耳を傾ける。そこでは病気を含む運命は、一人ひとりの個性が新しい展開を示すための契機として受け止められる。ここでの「個性」は、アントロポゾフィーにおいては、思考、感情、意志という三重性のもとに捉えられ、その根底をなすものが意志である。

アントロポゾフィーの基本姿勢は、「意志を尊重し、進化に寄り添う」ことと表現できるだろう。それは芸術的創造における基本姿勢であり、そこに本来の「人間性」がある。人間的であることは、すなわち芸術的であることなのだ。

アントロポゾフィーとは、あらゆる生活領域に「人間性」（芸術的創造）をもち込もうとする運動である。そこに参加するうえで、思想や宗教の違い、国籍や経歴や社会的立場などは一切問われない。しかし、それなら、なぜわざわざアントロポゾフィーなどという言葉を冠する必要があるのか？　一人ひとりが人間らしく、芸術的に生きればそれでよいではないか、といわれるかもしれない。それは健全な感じ方である。実際、シュタイナーも「たとえ、それによって大変な混乱を招くとしても、もしアントロポゾフィー運動に毎週、違う名前を与えることができたならば、私にとってはそれが一番望ましいのです」と語っている。[2]

しかし、本来の人間性が、人間のすべての生活領域に浸透するためには、まず人間の知性が「芸術化」されなければならない。そして、それは簡単な作業ではない。現代の人間の知、とりわけ自然科学は、文明を大きく推し進めたが、ますます人間自身から切り離されつつある。自然科学は人間の健康を守るためだけではなく、自然破壊や兵器開発にも応用されている。

アントロポゾフィー運動の最初の目標は、科学に「血を通わせる」こと、いわば〝知性の人間化〟である。そのためには、共通の志をもった人々との積極的な連帯がどうしても必要である。シュタイナーはまず「人間の叡智」を意味するアントロポゾフィーという標語のもとでの連帯を呼びかけた。そして、そこで重要なのは「人間の叡智」を強調することではなく、「人間性の意識」を浸透させることだと付け加えたのである。

ちなみに、アントロポゾフィーという語はシュタイナーが考え出したのではなく、学生時代にウィーン大学で聴講した哲学者ロベルト・ツィンマーマンの講義のなかで遭遇したものだ。ツィンマーマンは、十九世紀半ばまでのヨーロッパの思想は「神中心の知」（テオゾフィー〔神智学〕）だったとして、これからは「人間中心の知」（アントロポゾフィー〔人智学〕）を発展させなければならないと説いた。それは若きシュタイナーに感銘を与え、後に彼が自分の立場をいい表す言葉を探したとき、この「アントロポゾフィー」という言葉を選んだのだという。[3]その意味では、シュタイナーは、アントロポゾフィーの「創始者」というよりも、この新しい

「知の方向」を大きく発展させた一人だったといえるだろう。

知性の人間化――精神科学

科学の芸術化などといえば、いかにも非科学的に聞こえるかもしれない。しかし、それは個人的な感情や気まぐれによって研究者のまなざしを曇らせることではなく、むしろ研究対象を「主体」として認めることである。前述のように、相手が物質であれ、生物であれ、そのなかから現れ出ようとする「意志」を認め、それと対話することが〝芸術的〟であるとすれば、そのような芸術的態度が科学に応用されるとき、人間の知の地平はむしろ広がるはずである。

そのためには、人間は思考だけでなく、感情や意志を含むすべての心的活動をもって、対象に向かわなければならない。それが具体的に何を意味するかは後述するが、ここではシュタイナーがこれまでの科学のあり方を完全に承認しつつも、それを「拡張」しようとしたこと、そしてその「意図」は〝知性の人間化〟にあったということを記しておきたい。

通常、感情や意志は、科学からは排除される。感情や意志は主観的であり、それを研究にもち込むことは、真実の探求に偏りや歪みをもたらすことになると考えるからだ。しかし、実際には、研究者も野心や競争心をもち、国家や企業などの思惑が研究を動かすこともある。その結果、薬害や公害問題にしばしば見られるように、客観的であるはずの専門家たちが「因果関係が科学的に認められない」といった偏った証言をしたりする。そこでは明らかに、感情や意志が、客観的であるべき判断を曇らせているのである。

エヴリン・フォックス・ケラーは『ジェンダーと科学』のなかで、近代科学の客観性や中立性を検証し、そこに「対象と直にかかわることを恐れる男性の心性」が潜んでいることを指摘した。[4] 科学では、一人ひとりの個人の感情や意志はいわば「影の領域」に追いやられている。そこに目を向けないかぎり、科学は多大な恩恵を人々にもたらす一方で、公害や破壊などの否定的影響も及ぼし続けるのではないだろうか。

シュタイナーが訴えたのは、人類の未来にとって、個々人の感情や意志という「科学における影の領域」がふたたび人間の知性に統合される必要がある、ということだった。そして、その可能性を、自然科学に対置される「精神科学」という言葉で表現した。この言葉をただ単に「霊魂などに関する研究」と理解してしまうと、シュタイナーの意図を大きく誤解することになる。彼の意図は自然科学を完全に肯定しつつ、さらにそこに働く「人間の知」を補完することにあった。その意味では、彼の主著『神秘学概論』のタイトルも、日本語では「隠された科学」と訳したほうが、著者がこの言葉に込めた意図が伝わるのではないかと思う。[5] 神秘学は、原語ではGeheimwissenschaft（英語ではOccult Science）という。ドイツ語のgeheimは「秘密の」、英語のoccultは「隠された」という意味だ。神秘学といえば、「神秘」についての学問とか、学問そのものが神秘的ということになる。しかし、「隠された科学」といえば、隠されているのは科学そのものである。人間の知の営みとしての科学は、まだその全体像を現していない。そこにはまだ「隠された部分」がある、ということだ。「精神科学」は〝神秘〟学なのではなく、いまだ隠された「自然科学の影の側面」なのである。

シュタイナーの人間像

シュタイナーは、十九世紀の後半から二十世紀の初頭にかけて生き、第一次世界大戦によるオーストリア・ハンガリー帝国やドイツ帝国の崩壊と、ワイマール共和国や民主制の成立を間近に体験した。日本でいえば、明治から大正にかけて生きたことになる。

彼は、クラリエヴェクという地域（現クロアチア領）に生まれ、鉄道技師であった父親とともに駅の近くで育った。そのため、鉄道という当時の最新技術と山々の自然の両方に囲まれて子ども時代を過ごすことになる。シュタイナーは父親の意向を受け、実業学校から工科大学へと進み、数学や自然科学を学んだが、哲学や文学、歴史への関心からウィーン大学で高名な教授たちの講義を聴講したりした。家庭教師をしながら学費と生活費をまかない、苦学を続けて、ドイツに移った後、三十歳のときに博士号を取得している。その過程で、ゲーテ全集の自然科学論文集の編集を任されたところから、次第に評論家、哲学者としての立場を確立していった。

シュタイナーが二十代、三十代の頃に交流した文化人には、女権運動の先駆者ローザ・マイレーダーや、「個体発生は系統発生を繰り返す」という言葉で知られる進化論者エルンスト・ヘッケルなどがいた。時事問題を扱う週刊誌や文芸雑誌の編集人になり、社会主義者ヴィルヘルム・リープクネヒトが設立した労働者学校の講師を務めるなど、彼は時代の空気を呼吸しながら、つねに〝進歩的〟であろうとしていた。初期には『ゲーテ的世界観の認識論』（*Grundlinien einer Erkenntnistheorie der goetheschen Weltanschauung*）、『真理と科学』（*Wahrheit und Wissenschaft*）、『自由の哲学』（*Die Philosophie der Freiheit*）などの著書を発表したが、その思想的立場は個人主義的で、形而上学よりは唯物論に近いものだった。

そのシュタイナーが四十歳を境に、「神智学」（テオゾフィー）の人々と接触し、「神秘主義」や「神秘的事実としてのキリスト教」といったテーマで講演を行い、いわゆる「目に見えない世界」について公に語り始める。当時、神智学はアルバート・シュヴァイツァーなど多くの知識人や文化人の間にも広まっていたが、その流れに参加することは、シュタイナーがそれまでに築いた評論家としての立場や他の進歩的な思想家たちとの交流を失うことでもあった。たとえばヘッケルは、シュタイナーが「神智学者になった」と知った後は、もはや一切の関心を示すことはなくなったという。[6] しかし、今日、私たちが目にしている教育、医学、農業その他の多様な実践活動は、すべてシュタイナーが四十歳を過ぎてからの著作や講演に端を発している。

そこには大きな「転向」があったように見えるが、シュタイナー自身は、自分の思想はつねに一貫しているといい続けた。初期の自由論や認識論から、後期の心や精神を視野に入れた人間学や宇宙論までをつなぐものとは一体何なのか？　それは先にも触れた「意志を尊重し、進化に寄り添う」という基本姿勢だった。

初期のシュタイナーは、たとえばフランスで起こったドレフュス事件（一八九四年）に際して、ユダヤ人のドレフュス大尉を擁護する論陣を張ったことが知られているが、いわゆる少数者や女性の権利を一貫して尊重していた。そこには、すべての人間のなかから現れ出ようとしているもの（意志）への繊細な感性が働いている。私見では、それは彼が幼いころから「人には見えないもの」が見え、それを周囲の人々にひた隠しにして生きてきたことと無関係ではないと思われる。

シュタイナーは、自分が身近に感じている「目に見えない世界」にどのように関わるべきか、という大きな「問い」を抱えて生きていたのである。シュタイナーにとって「死者」や「自然霊」といった存在はリアルに体験されるものだったが、両親、特に父親は、そうした彼の個性に対して無理解だった。

たとえば、彼が七歳か八歳の頃、駅の待合室にいると、母親に似たある女性が現れ、「私のために、いつかあなたにできるだけのことをしてください」という言葉を残して消えた。ちょうど、この時間に、遠方に住んでいた母の妹が自殺を遂げていたのである。しかし、彼はこの体験を家族の誰にも話すことはなかった。なぜなら、「迷信的な話」に対して、家族がどれほど辛辣な態度を示すか、彼にはよくわかっていたからである。幼いシュタイナーが、初めてその種の話を口にしたとき、両親は「おまえはバカな子だよ」としかいわなかったそうである。[7]

しかし、シュタイナーは自分にとって身近な「目に見えない世界」を否定することはなかった。それは自分自身のなかから立ち現れようとする「意志」にかかわるものだったからだ。彼は、いかにすれば自分の孤独な体験を理解し、肯定することができるか、その可能性を探り続けたのである。そして、幾何学に出会い、自分と同様の体験をもつ「薬草売りのフェリックス」と出会って、「目に見えない世界」を〝学問的〟に研究するようになる。このアプローチを彼は後に「精神科学／霊学」と呼ぶようになる。

シュタイナーにとっての「精神」、もしくは「霊」とは何だろうか？　幾何学はシュタイナーに、〝霊的なもの〟は数学や幾何学が扱う「概念」と同質のものであることを教えてくれた。三角形や直線、点といった概念は、目に見える形では存在しない。それらは心のなかで思考によって捉えられるだけである。けれども、それらは物質のなかに表現されるし、誰もその存在を否定することはないだろう。同様に、一人ひとりの人間の心や精神も、いわば概念のようなものであるからこそ、それを表現する身体が滅んだ後も、私たちは「あの人が生きていたら何といっただろう」と考えることができる。幾何学的な図形を体現した物質が消滅したとしても、三角形や直線や点といった概念まで消滅したと考える人はいないように、身体がなくなったとしても、心や精神まで消滅したということにはならないのではないか。そのような考え方をもって、シュタイナーは自分にとってリアルな「目に見えない世界」に向かう可能性に気づいたのである。

また、ウィーンに向かう列車のなかで出会った薬草売りのフェリックスは、占星術や自然療法など、ヨーロッパに伝わるスピリチュアルな伝統に通じていた。彼との交流を通して、シュタイナーは自分が体験している「目に見えない世界」は、特殊で孤独なものではなく、古来、脈々と受け継がれている精神潮流に連なるものであることを知った。そして、自分の内面世界に対すると同様に、そのような宗教的、神秘的世界に対しても〝理性的〟に向き合うことを学んだのである。

ここで重要なのは、シュタイナーには「普通の人には見えないものが見える」という特殊能力があったことではなく、彼の孤独であり、彼が「誰からも理解されない自分の内面」を守り通したということである。彼は、それが周囲の世界から理解されないことを自覚し、周囲の世界に理解してもらえる言葉を探し続けた。シュタイナーにとって、若者の頃から、自分を守りつつ、他の人々との意思疎通の可能性を探ることが大切だったのである。

「内と外」

二十代の初めに、シュタイナーはある水頭症の子どもの家庭教師を引き受けることになる。彼は、この子どもには心身の状態に対応した教育が必要だと感じ、その子のための特別授業を両親に申し出た。そして、母親の信頼を得て、二年間のかかわりを通して、勉学と健康回復の両面を支えたのである。シュタイナーは自伝にこのように書いている。「私は、眠りのような状態にある心に接触し、その心が身体表現を制御できるところまで導かねばならなかった。……この少年のなかには隠された、しかし偉大な精神的能力が備わっていると私は確信していた」[8]（傍点筆者）。その子どもは二年で学校の遅れを取り戻し、ギムナジウムに入学するまでにいたった。そして医者となって第一次世界大戦で命を落としたが、この時の経験がシュタイナーの教育、医学、治療教育の基盤になったといわれる。シュタイナーは、子どものなかの隠された「意志」を感じ取り、その発現を支えるために力を注いだ。それが可能だったのは、シュタイナーが他の人々から理解されない自分の内面を否定することなく抱き続けてきた彼自身の生き方があったからではないだろうか。

シュタイナーが、自分が遭遇した「死者」や「自然霊」といった目に見えない存在たちを妄想として否定できなかったのは、おそらくそれらの存在たちが「意志」や「感情」にほかならなかったからである。成長する子ども、障害をもつ子どものなかにも、現れ出ようとする意志が確かに存在するように、たとえ身体が消滅しても存在し続ける「意志」や「感情」があるかもしれない。そうであれば、それらが何を伝えようとしているのかに耳を傾けるべきではないのか。シュタイナーにとって、それは幻想のなかに逃げ込むことではなく、いかなるときも「意志」を尊重しようとする一貫した態度だったのである。

シュタイナーは、水頭症の少年について述べた箇所で、「精神」「心」「身体」という言葉を使っている（前記参照）。心と身体を区別し、両者の関係を研究するだけではなく、目に見えない心なる領域をさらに「心」と「精神」、もしくは「魂」と「霊」に区別して考えることがアントロポゾフィーの特徴の一つである。この自伝は、シュタイナーが晩年になって執筆したものだが、彼は自分が二十三歳のときには、すでにこの三つを区別していたということを暗示しているのである。

この精神、心、身体（あるいは霊、魂、体ともいわれる）は、一人ひとりの個人と普遍的世界との関係という文脈のなかで理解する必要がある。身体とは、物質からなり、一人ひとりの個性を成り立たせる原理である。しかし、物質そのものには個性はなく、すべての人が同じ身体の素材を共有しているという点で、普遍的なものであるともいえる。精神とは宇宙に遍在する法則であると同時に、一つひとつの物体、一人ひとりの人間を出現させる意志でもある。したがって、精神にも個と普遍という二面性がある。しかし、心（魂）だけはひたすら個人のものである。一人ひとりの心のなかで、人間は自己を意識し、主体的に考え、感情をもち、意志を働かせる。別のいい方をすれば、人間は、物質と精神の両方向に向けて普遍に接し、自分の心のなかで「個」を体験しているのである。この三分説を理解するうえで重要な手掛かりとなるのが、「内と外」の捉え方である。

人間に対して、世界は内と外に分裂して現れる。外からは感覚器を通して視覚、聴覚その他の刺激が向かってくる。それに対して、内からは思考、感情、意志といった目に見えない動きが心のなかに起こってくる。人間の「心」とは、そのように外と内がつねに出会う場であるといえる。ここでシュタイナーは、さらに厳密な区別を立てる。たとえ、自分の感情や表象（心中に思い描くイメージ）、あるいは意志であっても、いわば「外」なるものとして感じられるということである。自分の心中にも、自分では理解しがたい感情や想念が湧き起こることがある。それらを理解するためには考えなければならない。この「考えなければならない」ことに関しては、心中のイメージや感情や意志も実は「内なる外」なのである。

たとえば、神の啓示というものがあったとしよう。光り輝く存在が現れて、意味深い言葉を告げる。しかし、それもまた「外」から現れたものであり、それを理解するためには考えることを余儀なくされる。だとすれば、自分にとって本当に「内」といえるのは、考えるという活動だけである。

自分の心のなかの表象や感情や意志に対しては、それらを感じつつ、自分を意識することができる。自分の心の動きを「外」として、「いったいこれは何だ?」と考えることができるのである。しかし、思考に対しては、考えつつ、それを考えるということはできない。なぜなら、考えるという活動においては「私」（自我）そのものの意志が働いているからである。[9]

シュタイナーは、この「考える主体」を「自我」もしくは「精神」と呼んだ。一人ひとりの個人の思考のなかで、世界意志と人間意志が重なり合って働いている。思考は、唯一、人間がその個人性を超越する場である。思考は普遍的なものであり、人間の「外」では自然法則という形でいたるところに存在している。すべての物質、ありとあらゆる生物、そして人間の身体のなかに宿り、浸透している。先に述べた幾何学の図形と同じように、自然法則は目には見えず、思考によって捉えることしかできない。自然科学を学んだ人であれば、自分で考えることで、自然法則を理解することができる。シュタイナーは、思考の中には意志が潜んでいるという。考えるためには意志が必要なのだ。そのとき、個人による主体的な理解は、すべての人と共有できる普遍的思考につながるものとなる。自然法則、概念、理念は静的なものであり、それだけでは何も生み出さない。しかし、人間が主体的に意志を働かせて考え出すとき、思考は力となり、具体的な行為に結びつく。同様に、自然法則を具体的な自然現象へとつなげる力（エネルギー）がある。その力を「世界意志」と呼ぶとすれば、人間が「考える主体」となるとき、思考において世界と人間、あるいは「外」と「内」は一つになるといえるだろう。

そのように思考とは、世界の意志が個人の意志と一致する場所、そして普遍と個が一致する場所なのである。だからこそ、私たちは他者の意見や感情、意志に対しても、それについて考え、理解することができれば、それを受け入れることに「不自由さ」を感じない。反対に、考えることなしに感情や意志を押し付けられれば、不自由に感じる。考えて理解できれば、「外なるもの」は「内」に変わるのである。

本来一つである現実を「内」と「外」に分裂させるのは、神経系がもたらす感覚や感情である。人間の内面性は、高度に発達した中枢神経系によって、自己と他者、精神と身体、精神と物質、内と外の分裂を感じ取る。人間の意識にとって、世界の事物は「外」からしか現れない。心中の表象や感情や意志も、身体（物質）から発しているため、やはり「外」から現れる。シュタイナーは個人の思考、感情、意志を「内なる感覚器官」として捉え直すことによって、「外なるもの」の内面性（思考、感情、意志）に触れることができると考えた。その出発点は思考である。自然科学においては、私のなかの思考が、世界のなかの思考を捉える。思考による理解が私を納得させるのは、そこに「内と外」の一致があるからである。

この納得が、一人ひとりの自律を支える。どんなに立派な思想でも、どんなに神々しい啓示でも、それが個人の思考によって理解されない限りは、「内」と「外」は分裂したままであり、納得は生じない。さらにいえば、本当の納得は、思考だけではなく、感情と意志が共に働くときにもたらされる。「内」と「外」の分裂を乗り越える道は、相手の身になって感じ、理解しようとする共感と意志によって始まるのである。そこでは「世界の私」と「個人の私」が出会っている。そこに人知の新しい地平が広がっている。

認識と生命——「私」という概念

シュタイナーがそのように思考、感情、意志による理解や納得を重視したのは、それが「生命」と関連していると考えたからである。

私たち人間は、生物学的に生きていても、自分のあり方に納得できていなければ、「生きている実感」をもてないことがある。また、人から理解されたり、共感されたりすることで、元気になったり、支えられたりすることもある。「意志を尊重すること」は単なる「気分」の問題ではなく、実際の生命力とかかわっている。それがアントロポゾフィーの基本的な考え方である。

先に述べたように、シュタイナーは幾何学を通して、「霊的なもの」は数学や幾何学で扱う「概念」と同質のものではないかと考えるようになった。そして、何よりも人間の「私」（自我）そのものが一つの「概念」であると考えるに至ったのである。しかし、この「私」には自己表出への意志がある。三角形という概念は放っておいても三角形の物体を生じることはない。しかし、人間の「私」という概念は、生まれ変わりを通して自己を表現し続けようとする意志をもっている。そのような「私」の特徴を、シュタイナーは次のようないい方で説明している。「私」という言葉には〝普遍〟と〝個別〟の二重性がある。一方で、「私」という言葉は、話し手が自分を指して使うことしかできない点において、きわめて個別的である。他方で、すべての人が一人称においてこの「私」という言葉を共有している点において、それはきわめて普遍的である。[10]「私」は、普遍と個別という相反する原理が一致することによって成立する。この二つの原理が同時に存在することによって、一人ひとりの「私」は生きているのである。さらに、人間は、自分のあり方に納得できたとき、元気になる。それは「普遍の私」が「個別の私」と一致するからである。そこで生み出される活力は、生命発生そのものに関与している。これはかなり分かりにくい考え方だが、アントロポゾフィーの核心部分でもあるので、少し説明を試みたいと思う。

シュタイナーは、「形式」と「内容」といういい方をする。三角形という概念は、いわば形式（器）である。この形式を物質という内容が満たしたとき、そこに目に見える物体が発生する。そのためには、まず初めに形式と内容を一致させようとする意志、もしくは意図がなければならない。また、いったんそのような物体が発生したとしても、それだけではその物体は生命がなく、成長することも、増殖することもないだろう。それが生命をもつためには、その物体そのもののなかに潜んでいる「意志」が目覚めさせられなければならない。そして、そのような目覚めをもたらすことができるのは、その物体と思考においてつながっている〝自覚的な精神〟、すなわち「私」しかない、というのである。

「私」というものが、一人ひとりの個人のなかで自覚的に意識されると同時に、すべての人によって共有される普遍的な概念であるとすれば、その概念は長い生命進化の道のりをたどって自己意識を発達させたのだろう。自律的な生命を生み出し、感覚活動を可能にする感覚器や神経系を発達させて、ようやく人間のなかで個別に自己を意識できるまでに至った。そこには自分を意識し、自覚的に行動したいという欲求、いわば自律への意志があったはずである。そのように、すべての生物は自律への意志をもった「私」によって「生命」という内容を注がれたのではないか。

それでは、生命とは何か。シュタイナーが出した答えは、生命とは反転した知性である、ということだった。世界には膨大な叡智が宿っている。その叡智は世界の「生命」そのものである。いわば微小な物質の振る舞いから植物の生長、動物の生態、そして星々の運行に至るまで、世界はつねに「叡智によって成立」している。私たちは考えることで、世界の叡智を跡づけ、そこに法則や概念を発見し理解する。それは私たち一人ひとりの「内」で、「私の思考」として生起する。そして、もし「世界の叡智」が物質の発生から生命の誕生までをつらぬいて働いているとすれば、それを跡づける「私の思考」そのものが実は生命に連なっている。「外」なる叡智が「内」に反転するのは、生物の個体における神経系の作用である。そして、一人ひとりの人間の神経系においては、感情が「自分は『個』であること」を実感させ、「内」と「外」の分裂をもたらしている。

だからこそ、思考と意志、知性と生命をつなぐ鍵となるのは個人の感情なのだ。そして、「私」が私自身のあり方と一致できて納得できたとき、「私」は〝元気〟になる。しかし、自分と切り離された知性は、自分を生命とは逆の方向へ導くだろう。

シュタイナーは、十八歳の頃、ある重要な体験をしている。それは大学の講義や自分で読んだ書物を通して、幾何学の分野のなかに、従来とは違う「直線」の捉え方があることを知ったことだった。シュタイナーは、あらゆる方向に向かって無限に広がるという空間の捉え方に違和感を感じていた。しかし、そこで彼は「右に向かって無限に延びる直線は、ふたたび左からもとの出発点に戻ってくる。右へ無限に延びていく点は、左へ無限に延びていく点と同じものだ」という考え方に触れるのである。それはまるで「心の重荷から解き放たれるような感覚」だったという。そして、彼はここから、この考え方は「時間」にも応用できるのだろうかと自問する。「〝無限に遠い〟未来へ進んでいくことは、過去から戻ってくることを理念的に内包しているのか?」と。この問いに関しては納得のいく答えを見つけることができず失望したというが、これによってシュタイナーは空間から時間をめぐる謎へと導かれたのである。[11] それは「アントロポゾフィーが実際に誕生した時期だった」ともいわれる。[12]

この問いはシュタイナーとともに生き続け、ついに第一次世界大戦のころに、彼は「人体の三分節構造」という見方に到達する。それは人間の身体のなかでは、神経系の知覚活動(情報)と代謝系のエネルギーというかたちで、〝過去からの流れ〟と〝未来からの流れ〟がつねに出会い、内から外へ、外から内へと反転を繰り返している、という認識だった。[13] そして、その二つの流れが合流する場所が、心臓と呼吸器を含む胸部の〝リズム系〟、とりわけ心臓だというのである。

この見方は、今日、アントロポゾフィー運動として知られる教育、医学、農業、社会運動などすべての活動の基盤をなしている。特に、最初のシュタイナー学校(ヴァルドルフ学校)の教師となる人々を対象に行われた十四日間の集中講座(『教育の基礎としての一般人間学』)のなかでは、この見方が詳述されている。[14]

シュタイナーは、ここで「私」という概念を幾何学的に直観していたのである。彼は目に見えないものをただ単に「霊魂」や「心」として捉えるのではなく、そこに「すでにあるもの/過去」と、「これから現れるもの／未来」とを区別した。そして、その二つが出会う場所が現在における人間の心（「個別の私」）だと考えたのである。この場合、過去も、未来も、目に見えないものである。過去は、ありとあらゆる「情報」として「外」から人間の神経感覚系に向かい、人間はそれを内なる「思考」によって捉える。未来は「意志」として人間の「内」から、すなわち無意識の代謝活動のなかから出現する。それを思考で捉えることはできない。多くの場合、人間は自分の意志を行為として「外」に表出し、後から振り返って、その意味を考えることができるだけである。しかし、一人ひとりの個人の心（現在）のなかで、過去と未来、外と内はつねに衝突し反転し続けているのである。そこには、シュタイナーが若い頃に直観したように、「直線が果てしなく過去に遡れば、いずれ未来から現れる」、もしくは「誕生前の世界と死後の世界は一つにつながっている」というイメージがある。

過去から向かってくるものは単なる「情報」であって、そこにはエネルギーがない。その意味では、幾何学の三角形や円といった概念も、物理学の法則も、「過去」のものである。私たちは現象を観察して、そこに概念や法則を認識する。概念や法則も、人間の精神によって捉えられる「目に見えないもの」である。けれども、概念や法則だけでは、現象を起こすことはできない。現象が起こるためには、なんらかのエネルギーが必要なのである。そのエネルギーは「未来」からやってくる。それも「私」を通してやってくるのだ。それは一人ひとりの「私」かもしれないし、まだ個人の「私」とは出会っていない、普遍的な「世界の私」かもしれない。

同様に、「死者」というのも概念である。そこにはこの世を去った（過去の）人々のさまざまな記憶が結びついている。しかし、その死者の思いが未来に向かって働くためには、地上に生きている私たちがそこに意識を向けること、つまり一人ひとりの「私」の内から一定のエネルギーを注ぐことが必要である。また、もし自然霊や動物霊といったものが存在するとすれば、それらも人間の側からの思考、感情、意志による働きかけを待っている。

そして何よりも、人間のなかでは、つねに「普遍の私」が「個別の私」と一致しようとしている。「個別の私」

は、いわば「過去からの流れ」として一人ひとりの身体のなかに〝概念〟として潜んでいる。それを「遺伝情報」（ゲノム）と呼ぶこともできるだろう。そこに個人の「意志」を通して「普遍の私」が接触するとき、新たな生命が起こり、一人ひとりの個性という芸術作品が立ち現れる。

想像、交感、直観

そのように、シュタイナーにとって、人間の心とは、過去の目に見えないもの（情報）と、未来からのエネルギーが出会う「現在」であった。人間はこの世では、道端の石ころや草花にせよ、書物にせよ、生きて話をしている他の人々にせよ、すべてのものに「現在」において遭遇する。しかし、そこには必ず「過去」からの情報が潜んでいる。人間の知性が最初に行うのは、ある物質を分析したり、またはある人物の半生を調べたりして、そこに潜んでいる法則や意図を見ようとすることである。それが「考える」ということ、思考ということである。科学は、この思考という心的活動を基盤としている。

思考はつねに「過去」に向かい、そこでは「見る側」と「見られる側」の間に距離がおかれる。実際、通常の科学的研究は、研究者と研究対象の間に距離をおき、できるだけ〝客観的〟に考察しようとする。しかし、それでは現実の半分しか捉えることができない。全体としての現実を捉えるためには、人間の心のすべてをそこに向けなければならない。つまり、思考だけではなく、感情や意志の力もあわせて働かせることが必要になる。

アントロポゾフィー医学の基礎文献である『アントロポゾフィー医学の本質』(Rudolf Steiner und Ita Wegman, *Grundlegendes für Erweiterung der Heilkunst*) において、著者たちは、イマジネーション、インスピレーション、イントゥイションという三段階の〝研究方法〟に触れている。[15] これは読み方によっては、単に特殊な修行をして特殊な能力を身につけることのように受け取られるかもしれない。しかし、そのベースにあるのは、思考、感情、意志という〝普通〟の心的活動である。思考だけではなく、感情や意志もまた「認識」にかかわっているというのである。

この三つの認識段階は、イマジネーション＝霊視、インスピレーション＝霊聴、イントゥイション＝霊的合一と訳されることもある。しかし、この訳し方では、特殊な能力という印象がぬぐい去れない。日本語では、たとえば「想像」「交感」「直観」といい換えることができるだろう。

出発点は、あくまでも自然科学的な観察と考察である。シュタイナーも自然科学的なアプローチを最大限に尊重していた。しかし、それを踏まえて、さらに認識を〝拡張する〟ことが可能だと考えたのである。重要なのは、この〝認識の拡張〟は、ただ信じたり、連想や空想のままに「思い込み」をしたりするような安易で受動的な態度によってではなく、自己の〝能動性〟を強めることによって起こるということである。

私たちが日常、他者の身になって考えるとき、「想像力を働かせる」という。それは一歩踏み込んだ思考である。そこには私たちの積極的な意志が働いている。想像というのは「像を想う」ことであり、形象（イメージ）を使って思考することである。シュタイナーはこの「想像」する力と、生命界で形態が生まれる力が関連しているという。この考え方は、先に述べたように、私たちが普段行っている心的活動が実は生命現象につながっている発想が前提になっている。

「交感」とは、文字通り心を通わせることである。それによってお互いの内面性を認め合うことになる。交感作用によって実際に相互の内面が深まっていく。シュタイナーは、生物に対して交感作用を働かせることで、その内なる声（音）を聞き取ることができるという。ここで重要なことは、一切の思考による判断を排除して、感情だけを働かせることである。そのとき、感情を通して伝わるものもまた、認識の一手段であり、一つの研究方法なのだ。

「直観」とは、直に観るということである。新約聖書のパウロの書簡に、「そのとき、私たちは顔と顔をつき合わせて見ることになる」（「コリント人への手紙Ⅰ」13―12）という表現があるが、相手の本質を直接、見るということである。間に一切の媒介のないその状態は、すなわち「一体化」ということである。そして、直観した内容は、そのまま意志となり、行為となる。それが認識の最高段階だというのである。たとえば、貧困にあえぐ子どもたちの状況を本当に知ってしまったとき、即座に行動に移る人がいる。そこで状況の本質を直観することが、そのままその人の意志につながったのである。ここでは、意志そのものが認識器官となっている。人間であれ、物事であれ、その本質を認識するということは、その状況のなかから、あるいはその対象物のなかから、何が生まれようとしているのか、その「意志」を理解するということである。そして、その何かが生まれるためには、「私」の能動的な関与が不可欠なのである。そこでは自分の意志を押しつけたり、抑圧したり、相手に従属したりすることなく、自由な関係のなかで、「行為への愛に生き、他者の意志を理解することによって生きるに任せる」[16]ことが可能になる。

この想像、交感、直観は、すべての医師が患者に対して行っていることであり、すべての教師が子どもに対して実践していることであろう。さらにいえば、すべての芸術家は、この三段階を通して、作品に生命を吹き込んでいるはずだ。そして、それがアントロポゾフィーによる知性の人間化ということなのである。

新しい価値の創造

シュタイナーは、人間の「私」は、思考、感情、意志の働きとして発現すると考えた。それは生まれて間もない子どもの発達のなかに見ることができる。最初、赤ちゃんは無秩序な動きのなかにあり、そこには生きる意志だけがある。その意志は、次第に自分の身体を制御していき、両眼でものを注視したり、手で握ったり、お座りをしたり、立ち上がったりするようになる。そして、何度も失敗した末に立って歩けるようになる。次にその意志は、喃語の発声から言語の獲得へと進み、やがてその言語を基盤として知性が発達する。したがって、歩行、言語、知性の発達は、すべて生まれてきた赤ちゃんの意志の発現、あるいは「私」の発現なのである。それは後に、思考、感情、意志（行為）として、すべての人間の自己表現の基本となる。

したがって、私が世界と出会うということは、自分の思考、感情、意志をもって、世界と向き合うということである。そして、そこで私に向かってくる世界のなかにも「私」があるとすれば、そこにも思考、感情、意志があることだろう。私が「世界の思考」に触れるとき、「生命」が開示される。私が「世界の感情」に触れるとき、音が、もしくは数学的構造が開示される。私が「世界の意志」に触れるとき、言葉が、もしくは事物の本質が開示される。しかし、それは同時に、世界のなかに生命をもたらし、世界を創造することでもある。かつて、神々はそのようにして世界を生み出したのだ。

アントロポゾフィーのもう一つの特徴として、世界を地、水、風、火という「四大元素」で捉える考え方がある。これもただヨーロッパの古代からの見方を採用したということではなく、世界を構成する要素の背景には、それらを生み出した「私」の「三層構造」が潜んでいるという考え方からきている。最初、世界は「私」と物質（地）に分かれ、続いて、「私」は物質のなかに水（生命／思考）、風（感情／感覚）、火（自我／意志）を生み出していった。シュタイナーが人間の本質を四分節で捉えるところにも、物質に働きかける「私」という考え方がある。

もし「私」が同じように、他者に向かって思考、感情、意志を働かせるなら、私は他者の生命、感情、そして意志を支えることになる。それが治癒の本質であり、教育の目標である。

以上、非常に大雑把ではあるが、シュタイナーという人の思考の筋道を辿りつつ、アントロポゾフィーの基本的な考え方を見てきた。重要なのは、アントロポゾフィーを出来上がったシステムとして固定化しないことである。つまり、〝能動的〟な理解が必要なのだ。アントロポゾフィーは、私と私の対話のなかで成立し、発展していく。それは物質に対するときも、人間に対するときも変わらない。そのような「私」による能動的な働きかけを「芸術性」と呼ぶとすれば、シュタイナーの思想、もしくは「アントロポゾフィー」として私たちに示されるものに対しても、やはり〝芸術的〟な取り組みが必要なのである。それは論理や分析を無視することでは決してない。前述のように、事実や情報を正確に捉えることは、アントロポゾフィーの出発点である。しかし、そのようにして観察された対象に、一人ひとりの「私」が向き合うとき、対話が始まる。そして、この「芸術性」、もしくは「対話」のなかにこそ、アントロポゾフィー医学も、シュタイナー教育も、アントロポゾフィー薬学も、バイオダイナミック農業も、およそアントロポゾフィーに基礎をおく活動はすべて共通の源泉をもっている。

　アントロポゾフィーとは、一人ひとりの「私」のなかから世界を捉え直し、知性に血を通わせようとする試みである。それによって、何よりも、すべての人間が一人ひとりのかけがえのない価値を創造していく。そのようにして、誰もが、今いるその場所で、自分の思考、感情、意志によって世界創造に参加しているのだ。

注

1 Rudolf Steiner, *Anthroposophische Gemeinschaftsbildung*, (4.Vortrag, 13. Februar, 1923), GA257, Rudolf Steiner Verlag, 1989.

2 Rudolf Steiner, *Gegenwärtiges Geistesleben und Erziehung*, (14.Vortrag, 17. August, 1923), GA307, Rudolf Steiner Verlag, 1986.

3 Rudolf Steiner, *Die Geschichte und die Bedingungen der anthroposophischen Bewegung im Verhältnis zur Anthroposophischen Gesellschaft*, (2.Vortrag, 11, Juni, 1923), GA258, Rudolf Steiner Verlag, 1981.

4 Evelyn Fox Keller, *Reflections on Gender and Science*, Yale University Press, 1985. エヴリン・フォックス・ケラー『ジェ

ンダーと科学』幾島幸子、川島慶子訳、工作舎、一九九三年。

5 Rudolf Steiner, *Die Geheimwissenschaft im Umriss*, (1910). GA13, Rudolf Steiner Verlag, 2005. ルドルフ・シュタイナー『神秘学概論』高橋巖訳、筑摩書房、一九九八年。

6 Johannes Hemleben, *Rudolf Steiner und Ernst Haeckel*, Verlag Freies Geistesleben, 1965.

7 Gerhard Wehr, *Rudolf Steiner: Leben, Erkenntnis und Kulturimpuls*, Kösel Verlag, 1987.

8 Rudolf Steiner, *Mein Lebensgang*, (1925), GA28, Rudolf Steiner Verlag, 2000. ルドルフ・シュタイナー『シュタイナー自伝』伊藤勉、中村康二訳、ぱる出版、二〇〇一年。

9 Rudolf Steiner, *Die Philosophie der Freiheit*, (1894), GA4, Rudolf Steiner Verlag, 1995. ルドルフ・シュタイナー『自由の哲学』高橋巖訳、筑摩書房、二〇〇二年。

10 前掲書5

11 前掲書7

12 Hella Wiesberger, "*Die drei Jahre 1879-1882 als eingentliche Geburts-Zeit der anthroposophischen Geisteswissenschaft*," in Beiträge zur Rudolf Steiner Gesamtausgabe, Heft.

13 Rudolf Steiner, *Von Seelenrätseln*, (1917), GA21, Rudolf Steiner Verlag, 1983.

14 Rudolf Steiner, *Allgemeine Menschenkunde als Grundlage der Pädagogik*, (1919), GA293, Rudolf Steiner Verlag, 1992.

15 Rudolf Steiner und Ita Wegman, *Grundlegendes für Erweiterung der Heilkunst*, (1925), GA27, Rudolf Steiner Verlag, 1991. ルドルフ・シュタイナー、イタ・ヴェーグマン『アントロポゾフィー医学の本質』浅田豊、中谷三恵子訳、水声社、二〇一三年。

16 前掲書9

第Ⅱ章

アントロポゾフィーの思想の医学への応用

アントロポゾフィー思想の医学への拡大とアントロポゾフィー医学の基礎

本田 常雄

Ganzsein macht den Medicus.（全体性こそが治療者への道である）——パラケルスス

世界の中のアントロポゾフィー医学

アントロポゾフィー医学（独：anthroposophische Medizin, 英：anthroposophical medicine）とは、一九二〇年代にさまざまな医師の協力の下、オーストリアの哲学者ルドルフ・シュタイナーとスイスの医師イタ・ヴェークマン（Ita Wegman 一八七六－一九四三年）の提唱により誕生した新たな医学の理論と実践である。

現在この運動は、ヨーロッパを中心として世界約六十カ国で展開し、世界中で二万人以上の医師、専門教育を受けた八〇〇〇人近い各種医療専門家（芸術療法士、看護師、治療教育家等）がこの医療を実践している。ヨーロッパでは、アントロポゾフィー医学の入院治療を受けられる専門治療機関（病院）は二十四施設を数え、そのうち十四施設は救急治療の対応も行っている。またヨーロッパ（八カ国）では、アントロポゾフィー医学を大学の医学教育に取り入れる試みも行われており、アントロポゾフィー医学の専門講座を擁する大学も二校存在する（ヴィッテン・ヘルデッケ大学〔ドイツ〕、ベルン大学〔スイス〕）。

アントロポゾフィー医学では、薬事法で規定される通常の医薬製剤のほか、独自の理論に基づき開発された薬剤（アントロポゾフィー医薬品）も使用され、アントロポゾフィー医薬品を専門的に開発、製造、販売する製薬会社も存在する（ヴェレダ社〔WELEDA〕、ヴァラ社〔WALA〕、ヘリクソール社〔Helixor〕等）。ヨーロッパのうちドイツとスイスでは、すべてのアントロポゾフィー製剤が医薬品として登録され、処方が許可されているが、他の国では、ホメオパシー製剤と同様の扱いを受けていることが多い。また近年、ヨーロッパ以外にもアントロポゾフィー製剤を医薬品として処方を許可する国が増えている（オーストラリア、ブラジル、チリ、ジョージア、イスラエル、ニュージーランド等）。これらの国々では、アントロポゾフィー医学による治療のいくつかは、国の公的保険、あるいは民間の医療保険でカバーされている。

ヨーロッパで始まったアントロポゾフィー医学運動は、近年、さらにその広がりを見せている。アントロポゾフィー医学の中心的役割を担う専門的な医師（「アントロポゾフィー医学認定医」）は、正規の医学教育を受け、医師の国家資格を得たあと、アントロポゾフィー医学の一定の研修コースを経て、専門医として認定される。二〇一二年現在、世界中で約三、二〇〇人の認定医が存在し、ヨーロッパのみならず、アメリカ、オーストラリア、ニュージーランド、ロシア、ウクライナ、イスラエル、トルコ、ジョージア、ブラジル、チリ、南アフリカ、フィリピン、インド、タイ、中国、メキシコ等で活動している。[1]

日本でも二〇〇四年から毎年、認定医のための研修コースとなる国際アントロポゾフィー医学ゼミナール（ＩＰＭＴ）が開かれている。また二〇〇五年には、アントロポゾフィー医学を学ぶ医師、歯科医師、芸術療法士、看護師、薬剤師らが中心となって日本アントロポゾフィー医学のための医師会（ＪＰＡＡＭ）が発足し、専門分野の枠を超えて、日本におけるアントロポゾフィー医学の発展と普及のために尽力している。

では、このような世界的な広がりを見せるアントロポゾフィー医学とは、いったいどのような内容を持った医学なのであろうか?

アントロポゾフィー医学とは何か?

アントロポゾフィー医学の基本的な方向性は、補完的、統合的、全体的である。すなわち、アントロポゾフィー医学は、いわゆる「(オーソドックスな)現代医学」あるいは大学医学に代わる医学を目指そうとするのではない(それゆえこれは「代替医学」の一つではない)。そうではなく、現代医学を補完する医学を目指そうとする。つまり、その治療手技や治療方法は、現代医学のシステムの中に統合できるし、逆に、現代医学の手法をアントロポゾフィー医学の内部に統合することも可能である。その目指すところは、常に患者の全体性に向けられているからである。

人間を全体的に見る医学への要請は、一方では自然科学に基づく医学における人間の欠乏体験から生じ、他方では人間の本質そのものから論理的に導かれる。人間とは一個の全体である。それは常にその部分、その器官の総計より大きい。その細胞の総計、その分子の総計より大きい。だから、全体である人間を、器官、組織、細胞、分子、遺伝子といった部分に分けて分析し、その後これを再構成して理解しようとする試みは、常に、全体の中に内在する「何か」の欠落をもたらす。また、現代医学は、近代の自然科学的方法論、すなわち、数学的に計測し、数量化できる客体を対象とする方法論を中心に構築されている。いかなる方法論も客体に対する一つの「切り口」であるとすれば、その方法論によって客体に関するどのような認識が得られるかは、最初から、方法論そのものに内在する技術的前提によって制限されることを忘れてはならない。対象の認識において、万能を約束する普遍的方法論など、信仰の世界以外存在しない。

医学の目標が、最終的に病や健康に関する人間のあり方全体の認識に向けられているとすれば、私たちは、自分が今、どのような理論、どのような方法論に基づき人間にアプローチしているかという点について、もっと自覚的にならなければならないだろう。そして、万能の認識を約束する普遍的方法論など存在しない以上、私たちは、現存するさまざまな方法論に対し、もっと謙虚にならなければならない。

私たちが病の中で体験する人間は、炎症を起こし、腫脹し、硬化し、あるいは萎縮し、機能不全に陥った臓器や組織とともに、痛みを経験し、苦しみ、悩み、自分の病や存在について、あるいは自己の運命や神について問いを投げかける人間である。このような現実の人間に対し、自然科学的方法論が、中心となる問題をもっぱら解剖学的、生理学的、生化学的な次元に還元して、そこから可能な解決を図ろうとするものであるとすれば、病を体験している人間の主観的な側面、存在そのものについて問う超越的な側面に対しては、自然科学とは異なる方法論によるアプローチが必要となる。これらは数量的な方法論では把握できないからである。

このような現実に存在する人間の生き生きとした主観的側面、存在そのものに向き合う超越的側面を正しく認識するために必要な方法論を、シュタイナーは——人間の物質的側面を正しく認識する方法論である自然科学的方法論に対比して——精神科学的方法論と呼び、現実の人間に対する生きた認識を得るには、この二つの方法論の協働が必要であると述べた。アントロポゾフィー医学は、まさにこの二つの認識方法論から生まれたのである。

アントロポゾフィー医学　anthroposophische Medizin

=自然科学的医学　naturwissenschaftliche Medizin ＋ 精神科学的医学　geisteswissenschaftliche Medizin

人間とは何か?

人間とは何か、アントロポゾフィー医学を理解するには、この問いが中心的役割を演ずる。アントロポゾフィーという名称自体「人間 Anthropos に関する叡智 Sophos」を意味している。近代の自然科学に基づく医学は、人間を理解するため、もっぱら人間を細分化し、物質的次元にまで解体し、そこでその秘密を解き明かそうとする。だが、人間を理解する方法は、こうした微視化によるものだけではない。人間を、それを取り囲む自然や宇宙との繋がりにおいて巨視的に理解する方法もある。

今、生命ある存在について考えてみよう。人間であれ、動物であれ、植物であれ、生命ある存在は、すべて死と共にその身体は朽ち果て、生命なき物質へと解体し、地球の重力をはじめとする物理的・化学的法則の支配する世界（無機的世界）に服するようになる。だとすれば、生命ある存在とは、こうした物質的解体へと向かう無機的世界の力に対抗して闘う力をもった存在だ、と言えるだろう。植物は生きている限り、重力の法則に逆らって宇宙に向かって伸び、動物は生きている限り、熱の法則に逆らって一定の体温を維持する。このような死と解体に向かう無機的世界の力に対抗する力を、生命の力（生命力）Lebenskräfte と呼ぶことができる。生命力は、生命ある存在のもつ最も基本的な力であり、人間も生きている限り、この生命力に浸透されている。

次に生命力を備えた存在の中で、睡眠をとる特性をもった生物について考えてみよう。睡眠をとる生物は眠っている間、身体の基本的な生命活動（循環、呼吸、消化活動等）は維持されつつも、運動は止み、感覚は閉ざされ、意識は闇となる。このような純粋な身体の生命力だけが働いている状態は、植物的な生命のあり方に近い。だが、覚醒とともに、感覚は開かれ、意識が光り始め、感情が芽生え、意志が動き始める。この覚醒し、世界に開かれた生命のあり方は、閉ざされた植物的な生命のあり方に抗い、これを克服した姿と考えることができるだろう。このような無意識的な植物的生命に対抗する力を魂の力 Seelenkräfte と呼ぶことができる。魂の力は、植物的生命を克服し、意識、感覚、感情、意志を生み出す能力を備えた存在、すなわち動物と人間に与えられた固有の力である。

今度は、魂の力を備えた存在の中で、単に周囲の世界を知覚し、それに感情や意志の力で反応するだけでなく、その対象を正しく認識できる能力を備えた存在について考えてみよう。このような存在は、まず、知覚によって得た内容から、思考の力で内的な像である表象を作り出す。そしてこの表象を思考の力で抽象化することで、個別的な表象を超えた普遍的な概念を獲得する。そしてこの概念をさらに抽象化することで、最終的に概念の中で生きている法則性の認識へと至る。この法則性は、現実の中で客観的に働いている生きた理念 Idee である。それゆえ、この法則性の認識を獲得した存在は、理念の力により、新たな現実を創り出す能力を獲得した、と言えるだろう。つまり認識能力とは、「それは何か」と問うことで、与えられた現実を超越し、新たな現実を創造していく能力にほかならない。このような認識能力は人間にのみ与えられている。動物は現実を認識できないがゆえに、現実を変えていくことができない。人間はこの認識能力に基づき、動物的なあり方を克服し、現実を創造する独自のあり方に到達した。このような人間独自のあり方を可能とする超越的な力を、アントロポゾフィー医学では自我の力 Ichkräfte と呼んでいる。

それゆえアントロポゾフィー医学によれば、人間とは、その内部において、物質的世界を基礎として、その無機的世界の力を生命の力で克服することで生きた植物的世界を生み出し、その植物的世界の力を魂の力で克服することで魂を持った動物的世界を生み出し、そして、その動物的世界の力を自我の力で克服することで現実を創造する能力を獲得した存在である、と言えよう。これをシェーマで表すと図1（次ページ）のようになる。

シュタイナーは、このような人間の本質を構成する物質的な力、生命の力、魂の力、自我の力を担う媒体を想定し、これらをそれぞれ物質体（肉体）Physischer Leib、エーテル体 Ätherleib、アストラル体 Astralleib、

図1　人間を構成する無機的世界、植物的世界、動物的世界、そして人間固有の世界

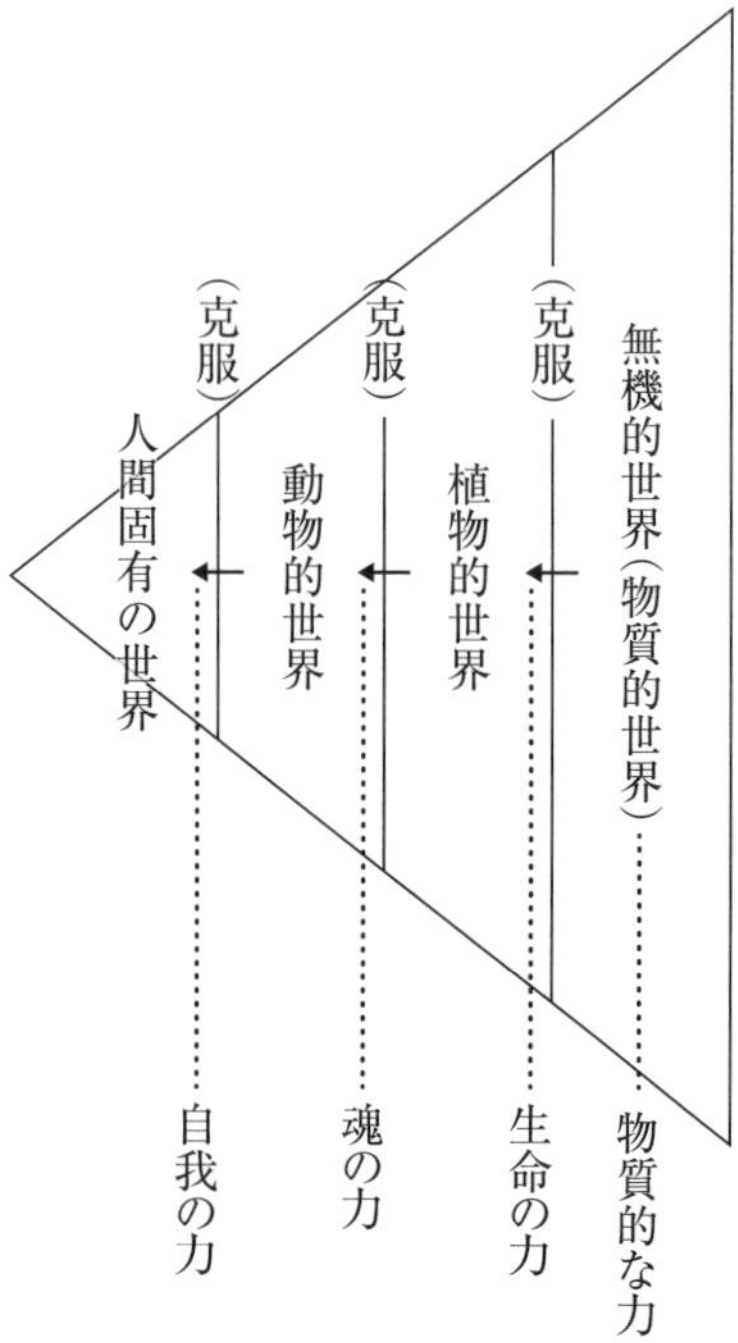

図2　自身の内部に自然的世界を包み込む人間の像

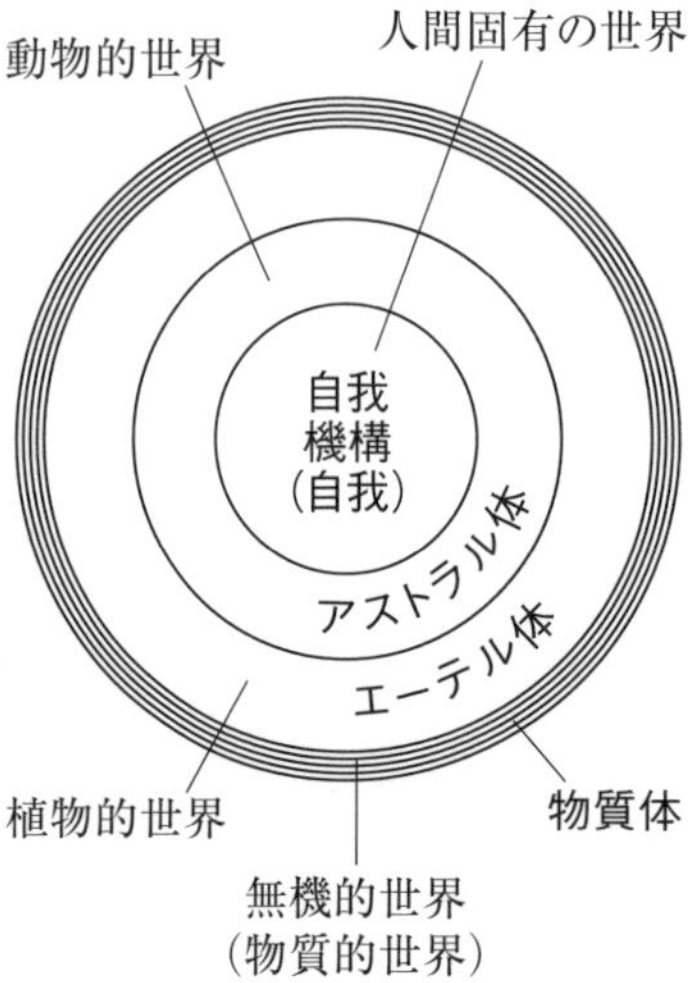

自我機構 Ich-Organisation（あるいは単純に自我 Ich）と名づけている。[2]

　図1の人間を構成する円錐を三六〇度に拡大して球状に立体化すると、図2のような、自身の内部に自然的世界を包み込む人間の像が得られる。

病とは何か？

　このような人間理解に立つなら、人間の内部には、特質も基本的な原理も異なる四つの次元の世界の力が階層（ヒエラルキー）性に働き、自我の力の支配を受けながら、人間として一個の全体の調和を維持していることが分かる。そして、このような四つの世界の力がすべて全体の調和の中に生きている状態こそが、まさに人間の健康な状態 Gesundsein にほかならない。とすれば、病の状態 Kranksein とは、人間

の内部で、健全な自我の支配の力が弱まり、全体の調和が崩れ、異なる四つの世界の力が、それぞれ自己固有の法則や力を主張し始め（自律化）、その影響が顕在化した状態と考えることができよう。それぞれの世界の自律化により、人間に次のような特徴や変化が現れる。

①無機的世界の自律：崩壊、萎縮、硬化、寒冷化、死滅 ―― 人間の鉱物化
②植物的世界の自律：合成、繁殖、溶解、温熱化、再生 ―― 人間の植物化
③動物的世界の自律：感覚、感情、意志の乖離、活性化 ―― 人間の動物化
④人間固有の世界の自律：過剰な覚醒、抽象的思考の活性化 ―― 人間の超越化

図2で描かれたような、自身の内部に自然を包み込む人間の像を考えたとき、その最も外側は、無機的世界、すなわち物質的な素材と力によって構築された「外皮」によって覆われていることが分かる。この外皮は内側から、生命の力、魂の力、自我の力によって浸透され、支えられているが、客観的に人間の感覚（視覚や触覚等）でこれを捉えた場合、人間の内部で起こる世界の変化は、すべてこの無機的世界（物質的世界）の層（次元）で、その固有の変化となって現れてくる。それゆえ、自然科学的な検査方法が捉える変化は、すべてこの内部の各次元で生じた変化が、この最も外側の物質的世界の層に反映されたものである。また、四つの世界の力がもつ階層的な特性により、物質的世界の層は、隣接した植物的世界の層と密接に結びつき、その生命的な力から直接的な影響を受ける。それに比して、魂の力や自我の力がこの物質的な層に及ぼす影響は、より間接的である。

それゆえ、人間の身体的な病の状態は、基本的に、この無機的世界の力と植物的世界の力の均衡の喪失として理解できる（病気の二種類のプロトタイプ）。すなわち、（A）無機的世界の力を克服すべき植物的世界の力

（生命の力）が弱すぎ、無機的世界の力が、その固有の法則性をもって自律化を始める場合（「人間の鉱物化」）、あるいは逆に、（B）無機的世界の力を克服する植物的世界の力が強すぎ、植物的世界の力が、その固有の法則性をもって自律化を始める場合（「人間の植物化」）である。（A）の場合は、有機体組織の分解や萎縮、寒冷化、鉱物化が促進され、人間の有機体全体の硬化性の変化が生ずる。このような変化は、例えば、動脈硬化症、高血圧、脳梗塞、心筋梗塞、認知症、悪性腫瘍、リウマチ、筋硬化症などを生み出す母胎となる。（B）の場合は、有機体組織の溶解や繁殖、温熱化、植物化が促進され、人間の有機体全体の炎症性の変化が生ずる。このような変化は、例えば、あらゆる形の炎症性疾患（肺炎、髄膜炎、腹膜炎など）、筋融解症などの発生を準備する。

（A）無機的世界の力の自律化—人間の鉱物化—**硬化性の変化**
（B）植物的世界の力の自律化—人間の植物化—**炎症性の変化**

では、このような人間の無機的世界の力と植物的世界の力が織りなす絶え間ない相互作用に対し、動物的世界の魂の力と人間固有の世界の自我の力は、どのような作用を及ぼすだろうか？

先に私たちは、植物的な生命のあり方を睡眠に、動物的な生命のあり方を覚醒になぞらえ、その対極的なあり方を考察した。その際、植物的なあり方は、意識や感覚を失いつつ、基本的な生命活動（循環、呼吸、代謝等）に没入する存在として描かれた。他方で、動物的なあり方は、感覚、意識、感情の芽生え、すなわち魂の体験を獲得した存在として、その本質を描いた。ここでは、夜と昼が交代し、睡眠と覚醒が繰り返されるように、**生命 Leben** と**体験 Erleben** が互いに対立し合い、互いに補い合っている姿を見ることができる。生命は、魂の活動によって克服され、体験へとメタモルフォーゼされる。魂の活動がわずかで、生命活動が活発であるほど、体験の生まれる余地は小さい。逆に、魂の活動が活発で、生命から体験へのメタモルフォーゼが強いほど、生命活動は減退し、多様な体験が可能となる。それゆえ、動物的な魂の力が生み出す体験は、植物的な生命の力と対極に位置し、両者は互いに拮抗的かつ相補的に作用するといえよう（図3）。

図3　植物的世界の力と動物的世界の力の相補的関係

植物的世界の力 ― 生命 Leben ― 無意識的（睡眠）― 成長、栄養、繁殖

← 対極性に作用 →

動物的世界の力 ― 体験 Erleben ― 意識的（覚醒）― 知覚、感情、意志

では、人間の自我の力は、無機的世界と植物的世界の力にどのように作用するだろうか。シュタイナーによれば、人間の自我は、二つの異なる経路を通って無機的世界に作用を及ぼす。一つは人間の自我から神経経路を通って、直接、無機的世界に至るもので、これは無機的世界のもつ鉱物化の作用を強める。二つ目は人間の自我から血液経路を通って、動物的世界、植物的世界を経て無機的世界へ至るもので、自我はこの場合、動物的世界の力を変容させ、植物的世界のもつ生命化のプロセスを促進するよう作用する。以上をまとめると、図4（次ページ）のような関係になる。

図４　病気の２種類のプロトタイプに対する自我の作用

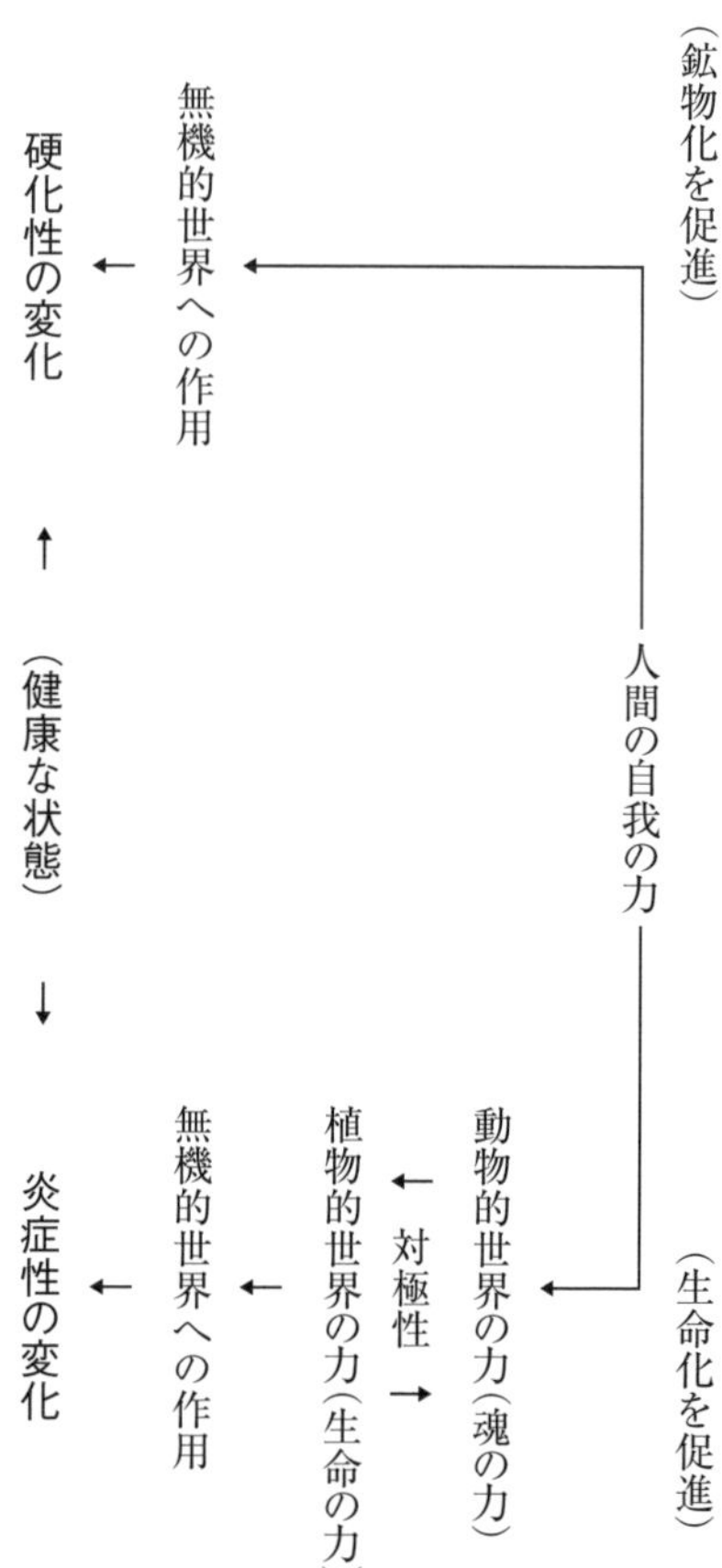

人間における三分節構造

ところで、これまで述べた人間を構成する四つの世界の力は、人間の有機体の内部で均等に働いているのではない。それらは人間の解剖学的、生理学的な特性に従い、不均衡に分布し、ある世界の力が他の世界の力を圧倒し、優位に働くいくつかのセクター（有機体領域）を形成している。

まず、無機的世界の力が優位に働く人間の領域はどこであろうか。この領域は物理的に最も鉱物化が進み、生理学的にも最も生命固有の活動（成長、増殖、再生）が抑制された組織が集まる領域である。人間の細胞の中で、最も分裂能力や再生能力が小さな細胞は、神経細胞であり、この意味で神経組織（およびその集合である脳や脊髄）は、人間の中で最も生命力を奪われた組織といえよう。また、感覚器官（眼球、水晶体など）や骨組織、歯なども、その物理的特性から最も鉱物化の進んだ組織といえる。それゆえ、硬い骨組織に囲まれ、おびただしい神経組織が集中し、多数の分化した感覚器官を包含する人間の頭部は、無機的世界の力が最も優位に働く領域といえよう（**神経感覚系**を中心とする**上部領域**）。

次に、植物的世界の力が優位に働く領域はどこだろうか。この領域は無機的な領域とは対照的に、生物学的に成長、増殖、再生といった生命固有の活動が最も活発な組織が集まる領域である。人間の細胞の中で、分裂能力や再生能力が大きな細胞としては、例えば、血液細胞、腸管細胞、肝細胞、筋細胞、生殖細胞などが挙げられる。それゆえ、これらの細胞が集まる代謝組織、運動組織、生殖組織、またこれらの組織に多く分布する血液組織は、植物的世界の力が最も優位に働く領域といえよう（**四肢代謝系**を中心とする**下部領域**）。

では、動物的世界の力が優位に働く領域はどこであろうか。動物的世界の力は、感覚や意識を可能とし、感情と意志を生み出し、体験をもたらす魂の力である。この体験をもたらす魂の力は、解剖学的に一つの領域に分属させることは難しい。感覚や意識の働きは神経組織の活動と密接に結びついている。それに対し、意志は、物理的な行動や作用を生み出す力として把握される。その際、意志そのものは、感覚や表象と異なり、明確に意識されることはない（書くとき、私たちは腕の筋肉の動きを意識しない）。意志はいわば筋肉の中に眠り込んでいる。それゆえ意志の働きは、無意識的衝動として、運動組織、代謝組織、生殖組織等の活動と密接に結びついているといえよう。では、感情の働きはどうであろうか。私たちは不安や恐怖に襲われたとき、呼吸は荒く、心臓は高鳴り、食欲が落ち、夜も眠れなくなる。つまり、健全な呼吸のリズム、心臓のリズム、腸管のリズム、睡眠のリズムが失われる。逆に気持ちが落ち着くと、これらの器官はすべてその最適なリズムを回復する。感情の働きは、心臓、呼吸器官を中心とする身体のリズム（律動）組織の活動と密接な関係があるといえるだろう（**リズム系**を中心とする**中間領域**）。

このように、動物的世界の力は、魂の働きを生み出すものとして、意識や感覚の働きは頭部を中心とする上部領域に、意志の働きは運動、代謝、生殖、血液器官を中心とする下部領域に、感情の働きは心臓、呼吸器官を中心とする中間領域にそれぞれ分属されると考えられる。以上をまとめると次のような関係になる。

図５　人間における３分節構造と病気の２種類のプロトタイプ

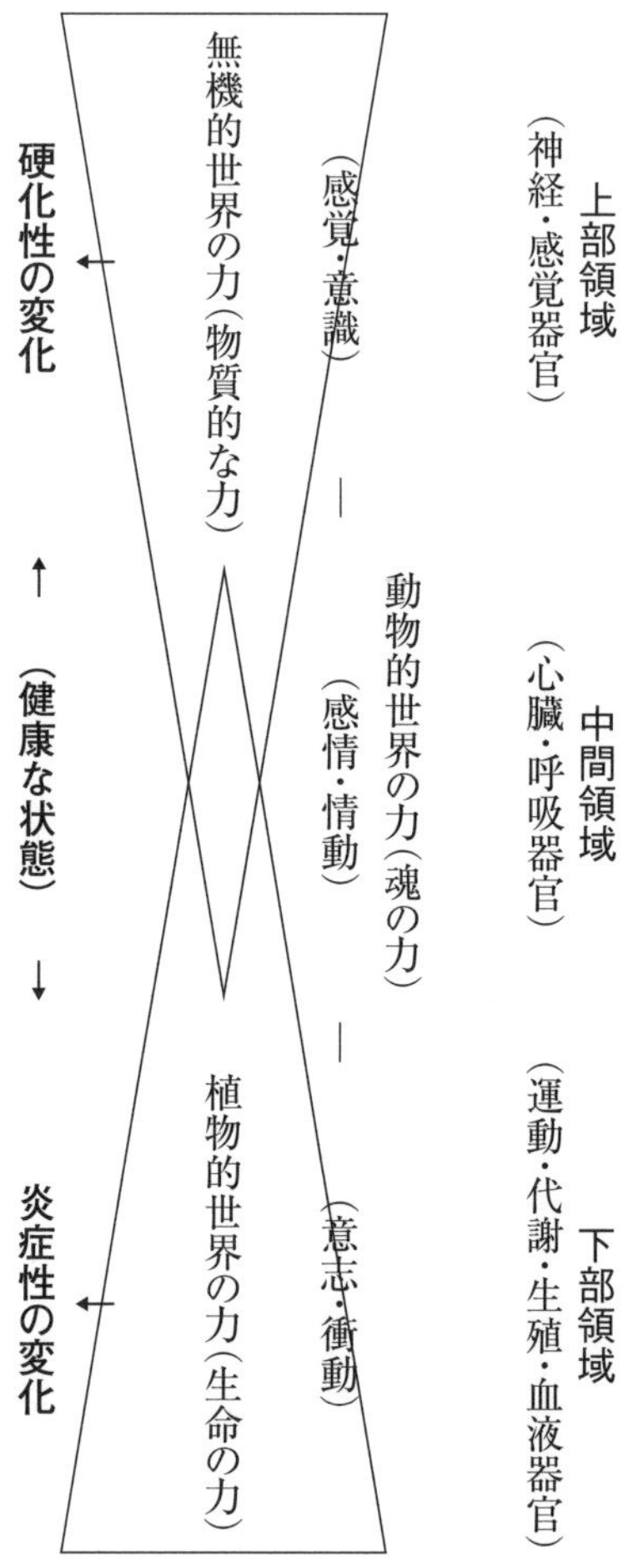

アントロポゾフィー医学の治療について

以上より、アントロポゾフィー医学の治療の基本的な考え方が明らかになったと思われる。まず、（A）硬化性の病変（動脈硬化症、悪性腫瘍、リウマチなど）に対しては、上部領域からの人間を一面的に硬化させる無機的世界の力が過度に強くなっていると考えられるため、下部領域からの力を活性化させ、両者の間に均衡を取り戻す必要がある。そのためには、下部領域に優位に働いている植物的世界の力（エーテル体のもつ生命力）を増強させる必要がある。アントロポゾフィー医学では、これは、エーテル体の賦活化作用を持ったアントロポゾフィー医薬品の投与、皮膚からの適切な刺激や温熱の付与によってエーテル体の働きを促進させる温湿布、温水浴、リズミカルマッサージなどを通じて行われる。また、動物的世界の力（アストラル体のもつ魂の力）のうち、下部領域に働く意志の力や中間領域に働く感情の力を活性化させて、植物的世界の力を促進させ、あるいは上部領域からの力にリズムと均衡をもたらすことも可能である。アントロポゾフィー医学では、これは、造形的な芸術や絵画、音楽を用いた芸術療法、オイリュトミー療法などを通じて行われる。さらには、自我の力（自我機構の力）を強め、自分の病や人生、世界に対する認識の地平を広げることで、治療に対する熱意や信頼を高め、下部領域の持つ生命力を賦活化させることもできる。アントロポゾフィー医学では、これはアントロポゾフィーに基づく心理療法に課せられた課題である。

逆に、（B）炎症性の病変（炎症性疾患など）に対しては、下部領域からの人間を一面的に生命化させる植物的世界の力が過度に強くなっていると考えられるため、上部領域からの力を活性化させ、両者の間に均衡を取り戻す必要がある。そのためには、上部領域に優位に働いている無機的世界の力（物質体のもつ物質的な力）を増強させる必要がある。アントロポゾフィー医学では、これは、鉱物化作用をもったアントロポゾフィー医薬品の投与、冷却作用により鉱物化の働きを促進させる湿布などを通じて行われる。また、動物的世界の力（アストラル体のもつ魂の力）のうち、感覚的・意識的な力を強めることで、下部領域において植物的世界の力を抑制し、上部領域において鉱物化の作用を促進することが可能である。アントロポゾフィー医学では、これは、彫塑的な芸術や言語造形、オイリュトミー療法などを通じて行われる。そして、アントロポゾフィーに基づく心理療法を通じて、自我の力（自我機構の力）を強め、他者との境界を明確にし、自己固有のあり方を確立することで、上部領域の持つ鉱物化の力を促進することも可能である。

おわりに

これまで述べてきたことは、アントロポゾフィー医学の基本となる考え方を、概略的に説明したに過ぎない。実際の治療の場においては、病気の現れ方、患者の体型や体質、遺伝的な素因、これまでの生育歴と生活史（バイオグラフィー）、現在の社会的状況、家族関係、今後の人生の夢や希望などが、さまざまな形で影響を及ぼしてくる。治療のガイドライン、治療薬剤の選択も、実際の患者―治療者関係に大きく依存する。アントロポゾフィー医学は人間の全体性を常に目指すがゆえに、その治療は、どこまでも個別的である。人間の自我の本質はこの「個性 Individualität」の中に輝き出るからである。

汝にとって健康とは何か。それを決めるのは、汝の目標であり、地平であり、衝動であり、力であり、誤謬である。汝の魂の理想であり、ファンタジーである。

――フリードリッヒ・ニーチェ

注

1　以上のアントロポゾフィー医学に関する統計ならびに世界的な展開については、Peter Zimmermann, "Die rechtlich-politische Situation der Anthroposophischen Medizin weltweit - eine Standortbestimmung," *Der Merkurstab* 66, 2013, pp. 96-103 に準拠した。

2　これら人間の本質を構成する四つの構成要素（媒体）のうち、「エーテル体」「アストラル体」という名称は、現代人には違和感を感じさせるものかもしれない。医学史的に見た場合、シュタイナーの提唱するエーテル体は、パラケルスス（一四九三—一五四一）のアルカェウス Archaeus、シュタール（一六六〇—一七三四）のアニマ anima、さらには、その後の生気論（ヴィタリスム）者のいう生命原理 principe vital の流れに与するものと考えることもできる。だが、アストラル体については、パラケルススの Ens astral（星因）との整合性は認められるにせよ、これを近代医学史に位置づけることは困難を極める。人類の文化のかなり早い時期に、人類の意識から失われた観念だと思われる。シュタイナーは、このような失われた観念を、現代に相応しい形で再び獲得することが、医学、さらには人類の発達にとって不可欠だと考えている。「自我」についても同様である。アントロポゾフィー医学におけるこの概念は、自我心理学や深層心理学が説く自我機能とは異なり、はるかに広い次元の内容を含んでいる。アントロポゾフィー医学において自我とは、どこまでも物質的（肉体的）であり、生命的であり、魂的であり、同時に宇宙的、霊性的、そして神的な存在である。

第Ⅲ章

アントロポゾフィー医学の実践

アントロポゾフィー医学の内科疾患における考え方と治療

安達 晴己

内科では、人間の身体の器官・臓器を扱うが、通常医学でそれらは、神経系、循環器系、呼吸器系、代謝・消化器系、腎・泌尿器科系などに大別される。また、内科的疾患には解剖学的・空間的器官を超えた、腫瘍やアレルギー疾患、自己免疫疾患、感染症などの分類も存在する。アントロポゾフィー医学にも、各専門科が存在するし、もちろん通常医学における諸検査や診察、そのうえでの診断は必要である。さらにアントロポゾフィー医学では通常医学をより拡張するために、アントロポゾフィー医学独特の観点による診断や治療を加えるのである。

三分節構造について

第Ⅱ章でも述べられているように、人間に働く異なる力の分布によって、機能的、解剖学的に区別できる三つの系統・システムで人間生体を診る。一つめは、頭部を中心とした、感覚器や脳神経系を含む、神経感覚系。

二つめは、食べ物を消化吸収する代謝系と運動する四肢を含む四肢代謝系。三つめは、その二つの極をつなぐ胸部領域、肺と心臓を含むリズム系である。

神経感覚系において、神経細胞は再生することがなく、外界からの刺激はシナプスを介して電位の変化で伝導する。感覚器官も例えば目は、網膜は血流が豊富で再生力もあるが、眼球そのものは血流が乏しく、その機能はカメラに譬えられるように機械的な器官といえる。動きでいえば、脳は動きに弱い。強くゆすぶれば脳震盪になる。全体に、意識の覚醒と関連し、生命力・再生力が乏しく、動きは少ない。静止時間が存在する。それ自身には動きのない、精巧な機械のような機能を有していることがわかる。

四肢代謝系は、消化器官においては食べ物を物理的に化学的に消化しそれを吸収する。そして肝臓などで体をつくる物質に再合成される。まさに体の成長や回復に密接に関わっている。四肢も含め、どの器官も血流は豊富で、ダイナミックな動きを伴い、完全な静止はないといえる。熱を生み出す器官である。消化吸収はもちろんほぼ無意識で行われるし、運動も最初の目的は意識されるが、そのためにどの筋肉をどう動かして目的の行為をするか、というのは意識されないのが健常な状態といえる。

その中間といえる、リズム系においてはどうだろうか。肺は外界から気道を通ってきた空気が心臓から送られた血流と出会う器官である。肺そのものは再生力は比較的乏しく、動きは胸郭の運動によってもたらされる。心臓は、不随意筋（無意識で作動する筋）である横紋筋を有し力強く動いている（ちなみに横紋筋は四肢では骨格筋として随意に働く。ここでも中間の立場であることが示唆される）。呼吸は意識的にとめることが可能であるが、心拍はできない。心臓は常に動いているわけではなく、動きと静止によってリズムが生まれている。まさに、神経感覚系と四肢代謝系をつなぐ領域といえる。

三つの系統は、それぞれの部位に限局しているわけではない。解剖学的にも分類が可能なその三つのタイプの機能は、全身の各器官においても細かい三つの系統が存在する。例えば、心臓は神経的な働きをするといえる洞結節があり、実際に血液の拍出という運動を担う厚い心筋をもつ心室があり、中間に静脈血と動脈血が混じらないようにする中隔や血流の方向性を決める弁が存在する。そのように、小さい三つの系統が全身に存在する。

また、身体的な系統ではあるが、人間の心の領域とも深い関わりがある。つまり、人間の心的活動を思考・感情・意志と大別した場合、神経感覚系は、やはり思考活動と関係が深く、運動や消化活動などダイナミックな動きをもつ四肢代謝系は意志と関わりが深いといえる。そしてリズム系は、不安や緊張などの感情的な変化で心拍数や呼吸数が変化することからも感情と関わりが深いことがわかる。私たちは、感動したときに胸を動かされたという言い方をする。頭で考え、胸で感動し、手足を使って意志を実行するということは、日本語の表現のなかにも顕われていると感じる。

疾患の二つのタイプ

第Ⅱ章でも述べられているが、それぞれの系統がその個人特有のあり方でバランスを保っている状態を健康と呼ぶことができる。もともと、動くことよりも神経感覚系を使う作業（思考活動や読書、ＰＣ作業など）が好きで消化吸収は強くない人や、じっとしているのは苦手で筋肉がよく発達していて、たくさん食べてしっかり消化吸収できる人など、個人によってバランスはさまざまである。しかし、あまりにも一つの系統の機能を酷使しバランスが崩れると、やはり病気になるといえる。

神経感覚系は、先にも書いた通り、再生力が低く、形態形成力は強い。液体成分は少なく、熱を生み出す力は弱い。ここが過剰に働くと、本来は再生力があり柔軟で熱を生み出す領域も、鉱物的な硬い生命の無いものへ変化する。その結果、過剰な硬化、液体の喪失、運動性や柔軟性の喪失などが生じ、例えば、変形性関節症や動脈硬化などに代表される変性硬化性の疾患が生じる。

また、四肢代謝系は再生力や成長力が盛んであるが、活動が過剰になれば過剰な熱や液体、形態の破壊（熱感、腫脹、溶解）が生じる。これは炎症の特徴である。また、本来の形態を破壊し成長し続ける腫瘍性の病変も生じうる。炎症は感染症で起きるのはもちろん、通常の免疫活動を超えて白血球の遊走・貪食活動、続くインターロイキンなどのサイトカイン連鎖反応が過剰に働けば、感染症後の臓器障害が生じ、また免疫反応が間違って起きれば自己免疫疾患、アレルギーなどとなりうる。これを広義の意味で炎症性の疾患と捉える。

リズム系が健常に働いていれば、二つの系統のバランスを取り戻そうと働くことが期待できる。しかしその負担が過剰であったり、また不安や恐怖などの感情的なストレスが強まると、二つの系統の極を調和させる機能が落ちる。その結果、どちらかの系統が強まり、結果的に発症したり、リズム系自体が弱まり不整脈や狭心症のような病態となりうる。

三つの系統のバランスは、疾患ごとに完全に分かれているわけではない。時間の経過も関与する。例えば、肺炎によって強い炎症が肺に起きる。免疫系が作動し、あるいは抗生剤などの対処で肺炎が治癒した後、炎症による硬化が残ることがある。また、気管支喘息は慢性の炎症であることが通常医学でもわかっているが、弱い炎症を繰り返す結果、気管支壁の肥厚など硬化性の変化を生じる。炎症は、正しく経過し治癒すれば炎症のみであるが、不適切な薬剤の使用や疾患の病質などから慢性化すると硬化性の器質的な疾患となりうる。

病状と病因、病状は抑えるだけでよいのか？

三つの系統があり、それぞれのバランスが崩れる形で発症するという一つの原理を述べた。しかし、バランスが崩れそれが症状として現れているケースもあれば、生体がもつ本来の回復プロセスを病状として見ている場合もある。

例えば、もともと神経感覚系が優位な人でも、ＰＣ作業が多すぎたり緊張やストレスが増えると、回復力がさらに落ちる。そのときに偏頭痛が起きることがある。偏頭痛は拍動性頭痛が特徴で、嘔気・嘔吐を伴うことも多い。通常医学では、頭部の血管拡張が原因とされているが、ストレスなどによりセロトニンという神経伝達物質が一時的に多量に放出され、一旦血管が収縮したあと過剰に拡張し、それにより炎症が起き頭痛が起きる、という説がある。発作前に前兆症状として閃輝暗点という、目の前がちかちか光り、視野の一部が見えにくくなる症状があることや、視覚や聴覚の過度な刺激が誘因となりうることが知られている。

アントロポゾフィー医学の観点で見てみよう。ここでは神経感覚系に過度な負担やストレスが加わって、嘔気などの消化器症状を伴った、血管の拡張という通常と異なる運動とそれによる炎症が頭部で起きている。これは、本来代謝系で見られるべき作用が頭部に起きているということができる。つまり、神経感覚系が過剰に働くことで代謝系を抑制し、それに対する反発として代謝系が神経感覚系の領域である頭部で過剰に働くといえる。神経系が過剰で代謝系が抑制されすぎているのはアンバランスであり、不健康な状態といえる。また、それが続けば別の硬化性の器質的疾患の発症も予想されることから、見方を変えれば、偏頭痛は一種の代謝系による回復プロセスともいえる。筆者自身も偏頭痛をもっているが、鎮痛薬で無理に頭痛を抑えることなく偏頭痛を経過すると、安静・休養の後とはいえ、発作後にはむしろ気分がよくなり、体調もよくなることを経験する。とはいえ、偏頭痛は日常生活に大きな支障を与えるのだから、発作の軽減や頻度の減少などを目指した治療が必要であることはいうまでもない。その際重要なのは、発作前の不均衡さを発作によらず改善することであり、均衡へと調和させるリズム系をサポートすることである。それを目指した薬物療法や各種療法が行われる。

日本の現状

ここで、日本のアントロポゾフィー医学をめぐる現状について、少し説明しておくと、アントロポゾフィー医薬品やその他の治療は日本では保険で認められていない。そのため、処方すれば全額患者さんの負担となる。それだけではない。日本では、保険が使える保険診療と保険が使えない自由診療を同時に行う混合診療が禁止されている。そのため、保険が使える治療や検査と保険が使えない治療を同時に受けると、保険が使える分まで全額自費となる。そこで、患者さんの経済的な負担を減らすため、現状では必要最低限の診療を自由診療で行うことが多い。医薬品は、医師が自分の患者さんの治療のために他に手段がないときのみ個人輸入できるので、現状ではそうして処方している。

アントロポゾフィー医薬品を製造する製薬会社は、WELEDA、WALAなどがある。ＥＵやスイスでは市販されている薬（ＯＴＣ）もあるし、病院で処方が必要な薬もあるが、各国で保険が適応されている範囲が異なる。またアントロポゾフィー医学の特有の治療として、その他にオイリュトミー療法や芸術療法、看護としての湿布やオイル塗布（アインライブング）があるが、これらも保険が適用されている国もある。日本では、患者さんの自己負担となる。

具体的な疾患と治療

◉上気道炎――炎症性疾患

炎症性の疾患の例として、上気道炎をあげる。上気道炎は、発熱、頭痛、鼻水、咽頭痛、咳などが症状としてあるが、炎症という本来は代謝系に属する病変が鼻やのどの上気道、頭部で起きている疾患といえる。いわゆる風邪であるが、寒さにさらされた後に風邪をひく、というのは典型的であり、外部の寒さが身体に侵入した状態ともいえる。冷たさがそのまま持続すると体は硬化性の別の病態を引き起こすかもしれない。しかしここでは冷たさに対抗して炎症が起きる。先ほどの偏頭痛と同じ、ある意味では回復のプロセスともいえるし、炎症という強い反発が必要なほど冷たさが侵入していた、ということもできる。ウイルスが引き起こした病態という観点はもちろん否定できないが、多くの人が同じウイルスに接してなぜ感染する人と感染しない人がいるのか。疲れや忙しさ、体調などによって免疫の状態が個人で異なっているからと一般的には考えるが、各個人の状態によってウイルスという外部の存在の侵入を許すかどうかが異なるという点では、原因がウイルスであれ寒さであれ似たようなことが起きている。外部に原因が存在すること、しかしその侵入を許す個人の状態があること、両方の要因が存在しているのだ。

また、もう一つの観点として咽頭炎などの炎症が、代謝系が原因で起きることがある。子どもはお誕生会など、特別なごちそうを食べてはしゃいだ後、高熱を出すことが時々ある。つまり、過剰な代謝系への負担（この場合は食べすぎ、はしゃぎすぎ）などが炎症を起こす原因となりうるのだ。余剰な熱が頭部まで上がってくるイメージだろうか。

実際の治療は、炎症に対して筆者がよく使うのは、アピスＤ３／ベラドンナＤ３（Apis D3/Belladonna D3〔WELEDA〕）、咽頭痛に対してエキナドロン（Echinadoron〔WELEDA〕）、悪寒をともなう急な高熱に対してインフルドロン（Infludoron〔WELEDA〕）などがある。これらは、アントロポゾフィー医学の考えによって製薬された医薬品である。

例えば、Apis D3/Belladonna D3は、ミツバチ（Apis）とベラドンナ（Belladonna）という毒性をもつ植物からつくられている。ミツバチは群れで巣をつくり繁殖活動をするが、女王蜂を中心とするその群れの叡智には驚かされる。彼らは群れで一つの生体として存在している。一匹のハチが死んで他のハチが生まれても、全体の生体は変わらない、人間という生体と細胞の関係に似ている。ハチは巣から遠心的な力で周辺に向かって飛び立ち、また巣へ戻ってくる。それは心臓が全身に血液を送り出し、また全身から戻ってくるのと似ている。ミツバチの巣は、中の温度が常に一定に保たれている。夏には熱が高くなりすぎないように羽根で風を送ったりして三七度に保ち、冬でも二五—三〇度に保つ。人間にも備わっている体温調節機構とよく似ている。またミツバチのダンスとしてよく知られている、コミュニケーション手段は太陽との角度を用いている。人間の生体の中心であり、また生体全体の恒常性や自律性と関わるのは、自我の力だということができるが、自我は器官でいえば心臓と強い関わりをもつし、太陽系でいえば中心である太陽と関わりがあるといえる。つまりミツバチは人間の自我と関わりが深い生物なのだ。上気道炎の際に、生体全体のバランスを回復し、炎症をコントロールするために自我の力を強めることが必要で、そのためにミツバチを薬剤として用いる。

また、ベラドンナは毒をもつ植物である。その毒は大量に摂取すると死に至ることもあるのだが、中毒症状としては散瞳、幻覚、興奮、嘔吐、頻脈などが知られている。ベラドンナを摂取することによって、人間は誤った意識をもち、誤った覚醒状態になるといえる。それは第Ⅱ章で述べられている、植物的世界の力であり生命力を担うエーテル体が、動物的世界の力であり魂の力を担うアストラル体に変容するといえる。炎症とは、四肢代謝系に働く力がコントロールされず過剰である状態といえるが、それは生命力の担い手であるエーテル体が、アストラル体や自我の力にコントロールされていない状態であるともいえる。ここで、生命力と魂の力が独特の仕方で結びついているベラドンナを薬として投与することで、無秩序な増殖や溶解が起きている炎症を正しく形成し、コントロールしようとするのである。

その他にも、熱に対して脚へのレモン湿布も行う。これは家庭での手当てとしても勧められる。詳細は後出の看護学に譲るが、レモンの収斂作用が、膨張し過剰となっている生命力を収斂させコントロールすることができる。解熱効果はそれほど強くないが、患者さんは明らかに呼吸が楽そうになり寝入ることが多い。高い熱が脚の方に引き寄せられ、頭部や胸部は楽になるイメージである。

◉気管支喘息――硬化性疾患

硬化性の疾患の例として、気管支喘息をあげる。前にも述べたように、喘息は慢性炎症だということが通常医学の知見からわかっている。それは生体全体ではどのようにして起きているのだろうか？　気管支喘息は、日常的には風邪を契機に悪くなることが多いが、その他にも強いストレスによって悪化することもよく経験する。一時期はメンタル的な要素が強調されていた時期もあった。実際は、ストレスだけで起きているわけではなく、遺伝や環境、風邪などの契機も関わる。またアレルギーマーチなどと呼ばれる一連のアレルギー疾患のなかにも位置づけられる。そのようなさまざまな観点があるが、喘息の症状を詳しく見てみると、初め息を吐くのが難しくなる。息を吐くときにぜーぜーいうようになり、呼気延長という、息を吐くのに時間がかかる状態になる。その次に息を吸うのも難しくなる。肺は通常の胸郭運動ができなくなり、いつもはほぼ無意識でできている呼吸が、努力性の意識的な呼吸になる。ここでは、頭部の意識の極の特徴が胸部にまで来ていることがわかる。意識は非常に覚醒し、夜はなかなか眠れない。食欲もなくなり、代謝系もうまく働かなくなる。

その場合、治療はどうするのか？　医師の指示のもとに行われる治療として、まず、胸の領域を温めるショウガ湿布がある。喘息は、頭部の極、冷たさが胸部に侵入してきているので、温めることが大切である。先ほど炎症性疾患のところで説明したことと逆のことがここでは起きている。つまり生命力を担うエーテル体を、形成する力・意識をもたらす力を担うアストラル体が圧倒しているのだ。意識過剰とともに、呼吸はスムーズにできず、痰は硬くなり息苦しくなる。このときの治療は、過剰な意識や胸部の緊張・硬化をもたらしているアストラル体を別の働きに調和させることである。それは例えば銅によって行われる。銅は金属のなかでも熱伝導の良い、柔らかい加工しやすい金属である。銅そのものも赤みを帯びていて、多種類の化合物を形成するが、その際緑や青といった多くの色をもつ。美しさ、温かさ、変化しやすさをもつ銅は、人間の心、特に感情と関わりがあるといえる。また人間の器官の中で呼吸を担うのはもちろん肺であるが、腎臓も深い関わりがある。なぜなら人間の血液のＰＨバランス、酸性とアルカリ性のバランスは恒常的に保たれているのだが、それを決めているのは呼吸と腎臓での尿への排泄であるため、腎臓の働きの影響で、呼吸が早くなったり遅くなったり調整されるようになっている。そのように、呼吸と腎臓は非常に深い関係があることがわかる。そこで治療として、銅を腎臓の部位に塗布する。これにより胸部で硬化や緊張として過剰に働いていたアストラル体を、調和的な働きへと取り込むのだ。もちろん、喘息発作の起きている急性期の治療は、通常医学における吸入や点滴、内服を第一とする必要がある。しかし発作を抑えるだけでなく起きにくくすること、発作の起きる原因である生体のアンバランスを回復させることがこの治療の目的である。

高血圧症

次に一般的な疾患として高血圧症をあげてみる。血圧とはなんだろうか？　一般的なイメージは心臓がポンプのように血液を全身に送り出す、その圧が血圧だというものだろう。実際には、通常医学の生理学において心拍出量（心臓から送り出される血液量：循環血液量と心収縮力、心拍数によってきまる）と末梢血管の抵抗性（収縮しているか拡張しているか、血管壁の弾性など）によって血圧が決まることがわかっている。走ったり強い運動をすれば、誰でもその間は血圧が上がっている。しかし、緊張すると運動もしていないのに血圧が上がることはよくある。運動すると血圧が上がるのは、血液の流れ・ダイナミズムが増し、心拍数が増え、心拍出量が増えるからである。末梢血管は拡張し、顔色は赤くなり、体温は上昇する。緊張すると血圧が上がるのは、自律神経が交感神経優位となり、末梢血管が収縮したり、心拍数が早くなったり心臓の収縮力が強くなるからである。顔色は青ざめ、手には冷や汗をかき、手足は冷たくなる。こういうふうに、私たちはふだんでも血圧の上がる二つのタイプを経験している。どちらも一時的な反応なので、高血圧という病気ではないが、これが常態化してくると高血圧症という病気が発症したことになる。通常医学では、高血圧症が発症するのは、塩分過多や運動不足、飲酒などの生活習慣と遺伝的体質がさまざまに絡み合っていると考えられている。では、アントロポゾフィー医学ではどうか？　二つのタイプの血圧上昇は、先ほど述べた二つの疾患の種類で考えることができる。

一つは、神経感覚系が強く働き、末梢血管が収縮し体が冷える、というふうに血圧が上がるタイプ。これは心や体が過剰な緊張をするわけだが、ここでは感情と関わるアストラル体が覚醒をもたらし、緊張や収縮をもたらす、という働きを強めている。本来、外界や内部を認識する自我が、強すぎる緊張をそんなに緊張しなくても良いよ、と調和させるのだが、自我のその働きはここでは弱っているといえる。それを白い高血圧と呼んでいる。もう一つは、四肢代謝系が強く働き、血液の循環量や速度・ダイナミズムが増し、末梢血管は拡張し赤ら顔になるというふうに血圧が上がるタイプ。これは、肉体（物質体）やエーテル体とともに働き動きをもたらすアストラル体の機能が過剰になっているといえる。ここでも本来は自我が適切なダイナミズムに導くのだが、それができていない。これを赤い高血圧と呼ぶ。それぞれのタイプで血圧を上げる要因が異なるので、当然治療も異なり、診断が大切になる。

白い高血圧の治療はどう考えるのか？　まずは、心や体の緊張をほぐすことが必要である。体を温めたり、本人が気持ちの良い運動をしたり、芸術療法では水彩などゆったり呼吸できるような療法を選ぶ。アントロポゾフィー看護で行われるオイル塗布（アインライブング）も効果的である。多くの患者さんは自分の心と体の緊張に気が付いていないことがある。医師との対話も必要である。薬物療法は、ルドルフ・シュタイナーが示唆した医薬品でスクレロン（Scleron〔WELEDA〕）と呼ばれる医薬品がある。これは鉛をポテンタイズ（リズム振盪・希釈）したものと蜂蜜、砂糖からできている。鉛は、高比重の重い金属であり、レントゲン撮影のときのプロテクターとして、つまり放射能の遮蔽に使われるのは有名である。自然界には硫黄との立方体の結晶で存在することが多い。これは割っても立方体に割れることが多い。また溶解しにくい性質である。つまり鉛の本質として、境界をもつこと、結晶化、硬化しやすいことがあげられる。また鉛は体内に摂取すると蓄積し鉛中毒を引き起こすことも知られているが、神経系に毒として作用する。体内に蓄積する部位は骨が多い。骨は人間の体の中でも硬く再生力の比較的低い器官だといえる。つまり、鉛は境界をもち硬化し再生力が少ない、まさに神経系の特徴的な性質と関わりが深い。また蜂蜜は植物性ではあるが、先にも述べた、ミツバチが集めるという動物性との関わりがある。砂糖は純粋に植物性である。二つとも糖分であることは共通している。シュタイナーは糖があるところには自我が働くといっている。実際、高血糖でも低血糖でも人は意識を失う。糖は神経系か代謝系かといわれれば、意識をもたらす神経系に関わることがわかる。これらを薬として投薬すると、白い高血圧の心と体の過剰な緊張・硬化を自我に導かれた正しい硬化、調和的な硬化へと導くことができる。高血圧症の合併症として動脈硬化があるが、これは明らかに過剰な硬化である。老化によって生理的な硬化はだれにでも生じる。その調和された、正しい硬化へと心と体を導くイメージである。

赤い高血圧の治療はどうか？　赤い高血圧は、四肢代謝系からの力が優位になっているわけだが、それは自我によってコントロールされていない。生体本来の構築力、再生力というものを逸脱して、心拍出量を増やして心臓や各臓器の負担となる。心臓のダイナミズムが上部に上がってきて、のどまで心臓が飛び出るようだと動悸で苦しむ患者さんもいる。ここでは過剰なダイナミズムを生み出しているアストラル体に働きかけたり、それをコントロールする自我を強めたりする。芸術療法では、例えば粘土による彫塑などを行う。一塊の粘土から形を作り上げていく作業の中で、自我が監督のように動きを導いていく。またオイリュトミー療法で、フォルムとよばれる幾何学の形態を動くこともある。これによって、無秩序な過剰な動きに形式を与えるのだ。薬物療法としては、鉄やリンといった金属を投与する。

その他にも、収縮と拡張を繰り返すリズム的な器官である心臓を支えるために、金やカルディオドロン（Cardiodoron〔WELEDA〕）という薬もよく投与する。

免疫と自我

ところで、感染症や自己免疫やアレルギー、最近はがんも免疫と関わる病気だということがわかっている。ここで免疫について考えたい。免疫システムの始まりは、自己か非自己かを認識することである。非自己と認識するからこそ、排除しようという作用が働く。感染症ではウイルスや細菌を非自己と認識し、白血球が貪食し抗原抗体反応が生じ、異物が排除される。炎症はその反応であり、発熱は免疫が活性化するためのシステムである。しかし、感染症の異物を排除しようとした反応が異物がいなくなった後も暴走することがあり、臓器を障害することがある。また、最近増えているアレルギー疾患は、本来外部から侵入しなかった異物が侵入しているといえるし、さらに排除する必要のない無害な異物を排除しようとして過剰に反応しているといえる。花粉もダニも本来は体内に侵入してくるものではなく、また侵入したとしても生命に危険はないので過剰に排除しなくていいものだ。しかし過剰に排除しようとする結果炎症が起き、アレルギー反応が起きる。自己免疫疾患にいたっては、自己を異物と間違って認識し攻撃する。一方、がんについてはがん細胞は常に体のどこかで生まれているといえるが、それを免疫が認識し排除しているので、病気として発症しないですんでいる。その監視がうまく作動せず、あるいは排除する作用が間に合わず、がん細胞が増えて一定の腫瘤を形成すると免疫の作用だけでは排除できなくなる。

つまり、非自己を正しく認識し、適度な対応をする、その機能が不足したり過剰になったりすることで多くの病気が生まれることがわかる。東日本大震災後は原発事故の影響で放射能による健康被害の可能性があり、免疫力を高める生活、などと紹介されていることがある。では、そもそも免疫とはなんなのか？　免疫力を高めるにはどうすればいいのか？

先に述べたように、免疫の始まりは自己か非自己かを認識することである。多くの疾患もここに原因の一部があることも述べた。自己か非自己かを認識するのは、本質的には、第Ⅱ章で述べられている自我の力だということができる。自我は精神的魂的領域で、これが自分である、という認識をもつ力であると同時に、世界や他者に対して、あなたは何か？と認識する力でもある。さらに身体的生理学的領域では、自己か非自己かを認識し、その認識に基づいて適度な反応が起きるように調整する力であるといえる。この観点は、疾患を精神的な理由だ、とか気のもちようである、と位置づけるものではない。身体的な原因で起きる疾患にも、局所的な病因だけを求めるのではなく、生体全体が関わっているという観点をもち込むことで、治癒の可能性を拡大することができる、と考えるのである。

つまり、身体的な免疫機能の低下に対し自我を強めることが重要であるということである。自我を強める方法は、考え方だったり、生活スタイルだったり、人間関係であったり、自ら行為する治療であったりする。通常医学でも、一般的によいとされる生活習慣の指導や、精神科での認知行動療法などがあるが、ここで大切なのは、自我を強める目的で行うので本人と一致していることが重要であり、一般論を適用するだけでは足りないということだ。そういう観点での生活指導や治療法の選択が必要だといえる。また薬物治療については、外界に人間の自我に相応する働きをするものを見出し、その本質を最も引き出す形で製薬し、人間に投与することができる。

健康生成論的な観方

ここで、健康生成論（サルートジェネシス）との関連について述べたい。健康生成論は、一九七〇年代にアーロン・アントノフスキー（Aaron Antonovsky 一九二三―一九九四年）によって提唱された健康生成モデルである。その理論のなかでアントノフスキーは、人がストレッサーに直面したときに、それをどう処理をするかによって病理的、中立的、健康的な結果を得るが、その処理方法が人によって異なっており、その処理能力、志向性をコヒアレンス感覚（Sense of Coherence 首尾一貫感覚）と呼んでいる。日常的に、私たちは病気になれば何がその病気の原因だろうか、と考える。疲労か、ウイルスか、免疫機能の異常かなど。しかし健康生成論では、何が病気にしないのか、を考える。つまり人が外部からの病因によらず健康な状態を保っていられるのは、何によるのか？と問うのである。その答えの一つがコヒアレンス感覚である。首尾一貫感覚とは何か。詳しくはアントノフスキーの著作[1]を読んでいただきたいが、（一）把握可能感、（二）処理可能感、（三）有意味感の三つからなるとされているコヒアレンス感覚は、何か心的身体的ストレスが加わったとき、起きている出来事を正しく認識し、対応できるという確信をもつことができ、行為をする意味があると感じる力である。心的なストレスはもちろん、生活習慣病のような場合でも、自分で生活を健康的に変容させていく力になると考えられる。自分が理解でき、自分で働きかけられるという信頼をもち、自分の行為に意味を見出せる力というのは、いい換えると、自分でいられること、自我の力といえるのではないだろうか。人間生体全体を調整する力でもある自我を強めることがコヒアレンス感覚を強めることでもあり、自ら健康になる力を強めるともいえるのだ。これは公衆衛生や社会医学の分野でもあるが、身体的な疾患である内科疾患にも適応できることである。アントロポゾフィー医学は、早くから自我と健康の関わりに注目してきた。異なる分野からも、それは証明されたということができる。

また、先ほど述べたアレルギーや自己免疫疾患、がんなどは近年先進国で特に増加している疾患である。先進国に見られる社会的背景、現代社会の課題と自我の関わる病気の増加は無関係ではない。これらは現代病ともいえる。つまり現代において求められる治療の一つの方向は、自我を強めることであるといえる。患者を治療を受ける対象としてだけみなすのではなく、自ら自分を健康にしていく、治療の協働者ととらえ、自己治癒力、自発性を十分発揮させる形での治療が必要になっている。医療者は、その道に寄り添うことで治療を行うのだ。

注

1　アーロン・アントノフスキー『健康の謎を解く——ストレス対処と健康保持のメカニズム』山崎喜比古・吉井清子監訳、有信堂、二〇〇一年。

【小児科】

子どもの健康と病気をどうみるか？

小林　啓子

子どもの健康とはなにか？

子どもの健康とはなにかと考えた時、内科の節でも述べられている健康生成論（サルートジェネシス）の考え方は小児科領域においても核となる。小児期の病気の予防というと、一般的には早期発見早期治療のためのスクリーニング検査、定期健診、予防接種、食事や栄養管理などに関わること、あるいは疾病からの隔離などとして理解されがちだが、加えて、どのようにすれば生体は健康を維持できるかという視点も本当は重要なはずである。単純な例では、インフルエンザに罹患した友人と遊んでいたとしよう。数日後にインフルエンザを発症する子と発症しない子がいる。免疫力の違いや、その時々の体調によって発症するかどうか変わってくると考えることはできる。また、いったん発症すれば少なくともその年は同じ種類のインフルエンザには感染しない。これは自分の力でそのインフルエンザを克服したということである。毎日の生活リズムが規則的であるかどうかも大きく健康に左右するし、毎日見たり聞いたり触ったり、感覚を通して外から取り入れる環境も子どもに大きな影響を与える。毎日の決まったリズムが健康を維持する。口から入ってくる食べ物だけでなく、周囲の環境から受け取るものも子どもの体を形成していく、これらはすべて健康にかかわるものなのである。

健康を維持するために必要なことは、病気にかからないということだけではない。逆説的になるかもしれないが、病気に感染しないことだけが本当に健康なのだろうか、病気にならないことが将来的な健康を維持することにつながるのか、ということに加え、なぜこの病気は今ここに起こったのか、病気にはなにか意味はないのか、などという視点からも病気および健康について考えることができる。

身体の発達・教育と健康との関連について

子どもの健康について考える時、子どもは成長発達段階の途上であるということが、大人とは大きく異なる。大人には、霊的魂的な発達という大きな課題があるが、少なくとも肉体の成長発達はほぼ終わっている。

まず、子どもの肉体の発達を見てみよう。別図に示したように、人間の発達は頭部を中心とした神経感覚系から下方向に発達していく（七五ページ、図1）。たとえば、生まれてから一歳前後の一人歩行までの発達の状況を見ていくと、視線が合わなかった赤ちゃんが微笑むようになり、追視が始まり、指しゃぶりをし、頸定、寝返り、お座り、ハイハイ、一人立ち、そして一人歩きという順番で、個々のバリエーションはあるものの、頭部から足先に向けての発達である。

次に、もう少し大きな時間枠で見てみる。アントロポゾフィー医学では、二十一歳までの発達を三つの時期に分けて考える。

最初の七年間は一番に肉体が発達する時期であり、この第一・七年期は、歯の生え変わりによって終了すると考えられるが、主に神経系と感覚系が発達し、ほぼ完成していく時期である。たとえば、聴力はほぼ四歳で大人並みになり、視力は六〜七歳ぐらいまでに大人と同様になる。脳重量は一歳までには成人の六〇％、四、五歳で九〇％に達し、脳波は六歳で八〇％、九歳までに九〇％が完成するといわれている。この時期の健全な発達を支えるのは、いわゆる早期教育や知的な教育ではない。子どもたちが自発的に活動することである。そこには意味があり、手先の器用さが求められるような活動である。

子どもたちは模倣を通して学んでいく。周りにいる大人が、いかに立ち、いかに歩き、いかに行動をするか、いかに明瞭でわかりやすく話すかが大人の課題である。メディアは生きた手本の代わりにはならず、少なくとも小さい子どもには、スマートフォン、タブレットが健康的な発達を促すものとはなりえないであろう。

歯が生え変わる頃、それまで身体の形成に関わっていた力の働きの一部が解放され、その働きが学習への能力へと変わっていく。この力をアントロポゾフィーではエーテル体と呼んでいる。その時期が小学校への入学の頃である。六歳を過ぎて小学校へ入学するというのは発達の観点から見れば理にかなっている。

第二・七年期といわれる小学校入学から十四〜十六歳ぐらいまでの時期には、呼吸循環系いわゆるリズム系が発達する。胸郭の発達とともに、肺胞の数、呼吸数、心拍数も成人とほぼ同じになっていく。副鼻腔の発達もこの時期に完成する。このリズム系臓器の発達を支え、健康を促進させる活動や学習は、模倣ではなく感情を通して、芸術的な体験を通してである。感情に訴えるものは、呼吸や心拍のリズムや質に直接作用し、そのことが呼吸器や循環器の発達にも影響を及ぼす。

性の成熟に至る時期でもある。この時期の後半には身体の成長過程、特に生殖器官の発達に関わっていたアストラル体が解放され、そのことで自分の心を扱えるようになり、自尊感情、そして判断力が育つ時期である。この時期に多いいわゆる自律神経失調症は、このリズム系の成熟の遅れによって現れてくる。

第三・七年期の二十一〜二十三歳ぐらいまでに、思春期のホルモン変化も完成し骨格もしっかりしてくる。四肢代謝系が発達し、肉体全体が完成する。ここで初めて自我が解放される。

このように三つの系、神経感覚系、呼吸循環系（リズム系）、四肢代謝系は発達し、それと共に四つの構成要素も解放されていく。

アントロポゾフィー医学では、子ども時代の健康な発達とは、親からもらった遺伝的な体を自分のものにしていくこと、自分の魂や精神という本質が、体の中に浸透し、道具としての体を自由に使いこなし、自分の中にいることを居心地良く感じるようになることと考えている。受肉という言葉を使ってこれを表現しているが、親から伝わった遺伝的な体を、発達過程の中で自分の体に鋳直し、個別の自我が自分の体に作り替えていくプロセスである。そのためには、自分の肉体形成に一番関わる七歳までの時期に、体験を通した意味のある感覚刺激や運動、教育が非常に重要である。また、発熱性の疾患も同様な役割を果たしている。

いわゆる「熱」といえば、通常はからだの熱であるが、この熱は体温計で測定される熱だけではなく、心の熱や精神の熱ともつながっている。感動した時に心が熱くなる熱、恐れや不安な時に感じる冷たい感覚、なにかに集中している時の生き生きとした熱、その源は同じものと考えられ、それら熱の総体をアントロポゾフィー医学では熱機構ととらえている。そう考えた時、発熱性の病気は、心や精神の力が弱まっている時に現れるとも考えられないだろうか。長時間のドライブ、はしゃぎすぎた誕生会のあとなどに病気になることが実際にある。体に負担がかかった時に現れる警告や代償作用ともいえる。

発熱、免疫、小児期の疾患

子どもの感染症では、咳、鼻水、発熱の他に、リンパ節腫脹、発疹を伴うことが多いが、これらは免疫能を高めて体全体が病原体と戦っている防御反応の現れである。特に発熱によって、白血球の細菌除去作用が亢進し、病原体の増殖が抑制され、また抗体産生能も亢進する。いわゆる免疫活動が活発化される。

保育園や幼稚園で集団生活が始まった特に最初の一年は、多くのウイルスや細菌に初めて接した結果として子どもに咳や鼻水、発熱などが頻繁に起こるが、これはウイルスや細菌に対して免疫を作る必要があるからで、通常そのほとんどのケースは、解熱剤や抗生物質を必要としない。重症化することはまれで、自らの力で感染症を克服していく。小学校入学前までに、熱を出す機会は徐々に減少していく。食べ物のアレルギーやアトピーも幼児期以降小学校入学までの間に克服していくことも多い。

以前から小児病といわれている水ぼうそう、おたふくかぜ、風疹、そしてこれらの疾患の中では合併症が多く一番重症化しやすいといわれる麻疹（はしか）も、一昔前までは当たり前のように小児期に感染し、ほとんどが自然治癒していた。確かに予防接種の普及によりこういった疾患の患者数は激減し、重症例や死亡者数も確実に減少した。ヒブワクチンや肺炎球菌ワクチンの導入により細菌性髄膜炎の発生は激減し、ロタウイルスワクチンの普及でロタウイルスの胃腸炎も少なくなった。ここでは、こういった予防接種の効果を否定するものでは全くない。しかし、抗生物質の乱用や、予防接種の普及によって病気に罹患し病気と向き合う機会が減少したことで、免疫力を高める機会も減っているとも考えられなくはないだろうか。

免疫とは、外から入ってきたものを敵かどうか見分けたり、あるいは体内にあるものを自己か非自己かを見分ける能力である。そして敵、あるいは非自己と認めた時には攻撃する。いったん侵入してきたものの情報は記憶し蓄えておくこともできる。

アレルギーとは、外から入ってくるが害のないものに対して攻撃をしてしまう反応である。自己免疫疾患も本来は攻撃する必要のない自己のものに対して攻撃をしてしまう。どちらも自分にとって悪いものかどうか区別がつかず、防御する必要がないものに対して過剰に反応してしまうことである。

外から侵入してきた異物に対し、まず知覚し、自分にとって悪いものか不利なものかを認識して初めて正常の免疫反応が成り立つ。免疫は一種の学習作業である。アレルギーはこの学習プロセスが正常に働いていない。自分にとって害のあるものかないものか、知覚することも認識することもできないのである。免疫力が増すということは健康が増すということともいえる。免疫は病気を通して発達させていくとはいえないのだろうか。免疫反応が正常に働くように、小児期の発熱性疾患は関わってはいないのだろうか。

子どものアレルギー疾患に対する大規模な研究がある。ヨーロッパ五カ国で、シュタイナー学校の五〜十三歳の生徒と公立校の同年代の生徒のアレルギー疾患の発症率を調べた。[1] この文献ではシュタイナー学校の子どもたちの生活スタイルをさまざまな角度から検討しているが、シュタイナー学校の生徒たちは抗生剤や解熱剤の使用が公立校の生徒に比べ少なかった。シュタイナー学校の生徒たちはアレルギー疾患の発症率が低く、特に生後一歳までの抗生物質使用が少なかった。生後一歳までの抗生物質の使用群では、アトピー性皮膚炎や喘息の罹患率は増加しており、MMR（麻疹、おたふくかぜ、風疹）ワクチンの未接種者は接種者よりもIgE高値関連の湿疹の発症率が減少していたという結果であった。種々の要因がからんでいるため一概にはいえないが、感染症に対する別の側面も示唆しているように思う。

年齢による病気の変化

次に、人生全体の病気の傾向を見てみる。いわゆる青年期、二十一歳から四十二歳ぐらいまでは肉体の病気は一般的には少なく、どちらかというと魂が関係する病気が多い。新しい職場でストレスを感じ胃炎、胃潰瘍といった病気になったり、不眠、食事がとれない、うつ状態などの魂の健康の問題が関わったりしてくる。四十代後半になると慢性の病気が増えてくる。病気と共に生きるのは精神的な要請であり、肉体は衰えていくものだと徐々に実感し始めていく時期である。

四十代から五十代にかけて衰えを感じるのは四肢代謝系であり、リウマチ性疾患、そして糖尿病などが代表的疾患である。その後肺や心臓の病気が増え始め、六十代ぐらいにかけてパーキンソン病やアルツハイマー病といった神経感覚系の病気が発症してくる。こうやって見ていくと、人生後半の病気は、二十一歳までの発達とは逆に、四肢代謝系から、リズム系、そして神経感覚系の順に疾患群が現れてくる[2]（図1）。

アントロポゾフィー医学では、小児期の発熱性の疾患の罹患や教育のあり方が成人あるいは人生の後半になってからの病気と関係があるのではないかと考えている。それを示唆するシュタイナー学校と普通公立校の卒業生の疾病頻度を比較した統計がある。シュタイナー学校卒業生の方が圧倒的に関節症や高血圧、関節リウマチ、がんの発症率が低いのは驚くべきことである。喫煙や肥満など他の要因は一切加味されていないので一概に結論付けはできないが、子ども時代のあり方が将来の病気にも関係しているのではないかという大きな問いを発していると思う[3]（図2）。

アントロポゾフィー医学は、教育との関連を重視する。教育は健康促進の基礎であり、予防医学である。子どもの成長発達にあった教育が健康を作るという考え方である。また病気と敵対し戦うだけでなく、自分で乗り越えていくにはなにが必要かという問いを発することでもある。医学と教育の課題は、可能な限り受肉のための条件を整え、促進することであり、それが健康であることにつながっていく。

アントロポゾフィー医学の子どもの見方

アントロポゾフィー医学は奥が深い。一つ一つの現象を正確に観察して検証していく。

この疾病の現れは硬化へ向かう傾向があるのか？　炎症が先か？　今現れているのは炎症性の病態だがそれは硬化に対する二次的な反応として起こっているものなのか？　など。眼の前にある現象に心を集中して患者

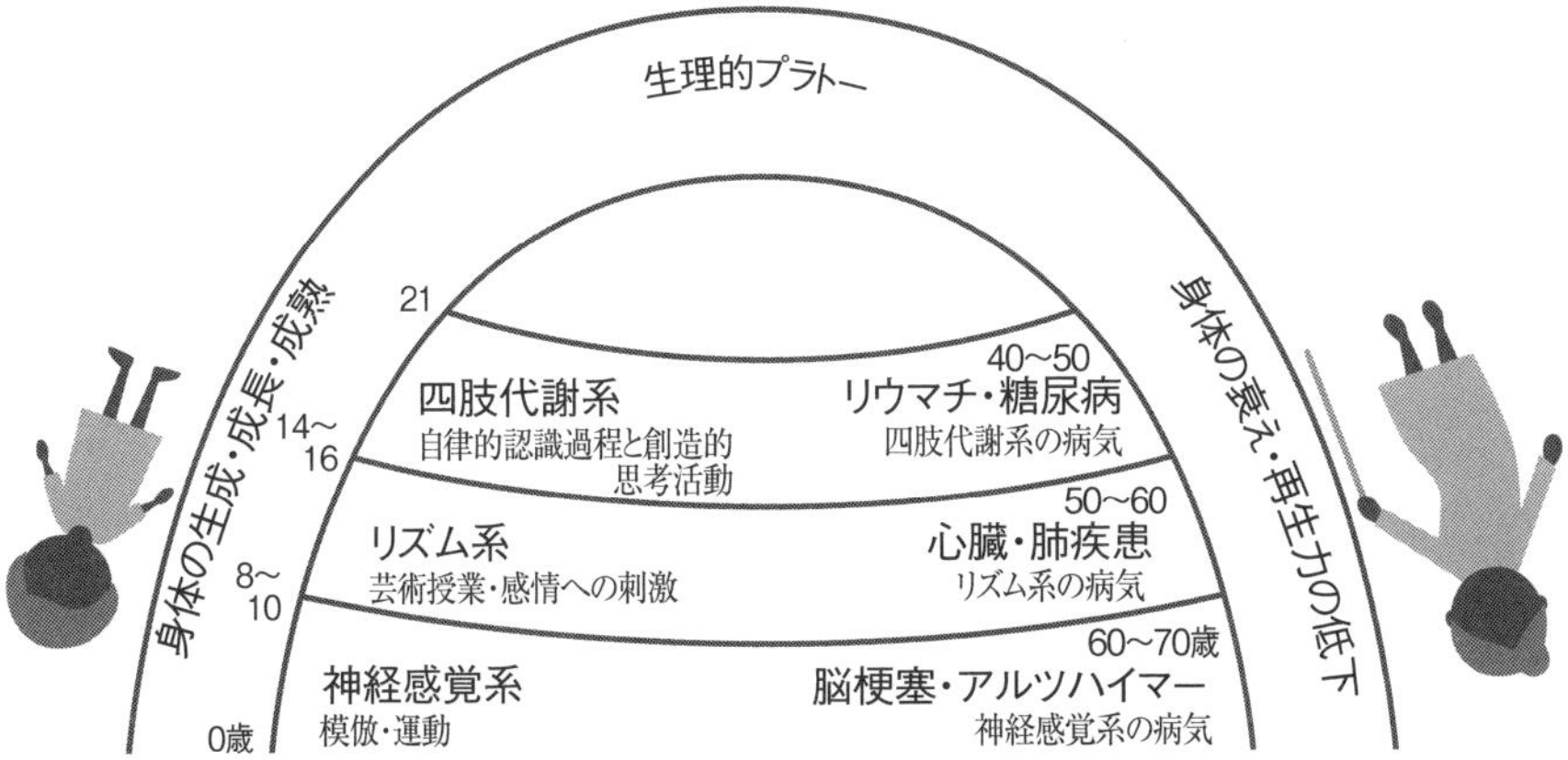

図１　身体の発達と病気（教育との関連）

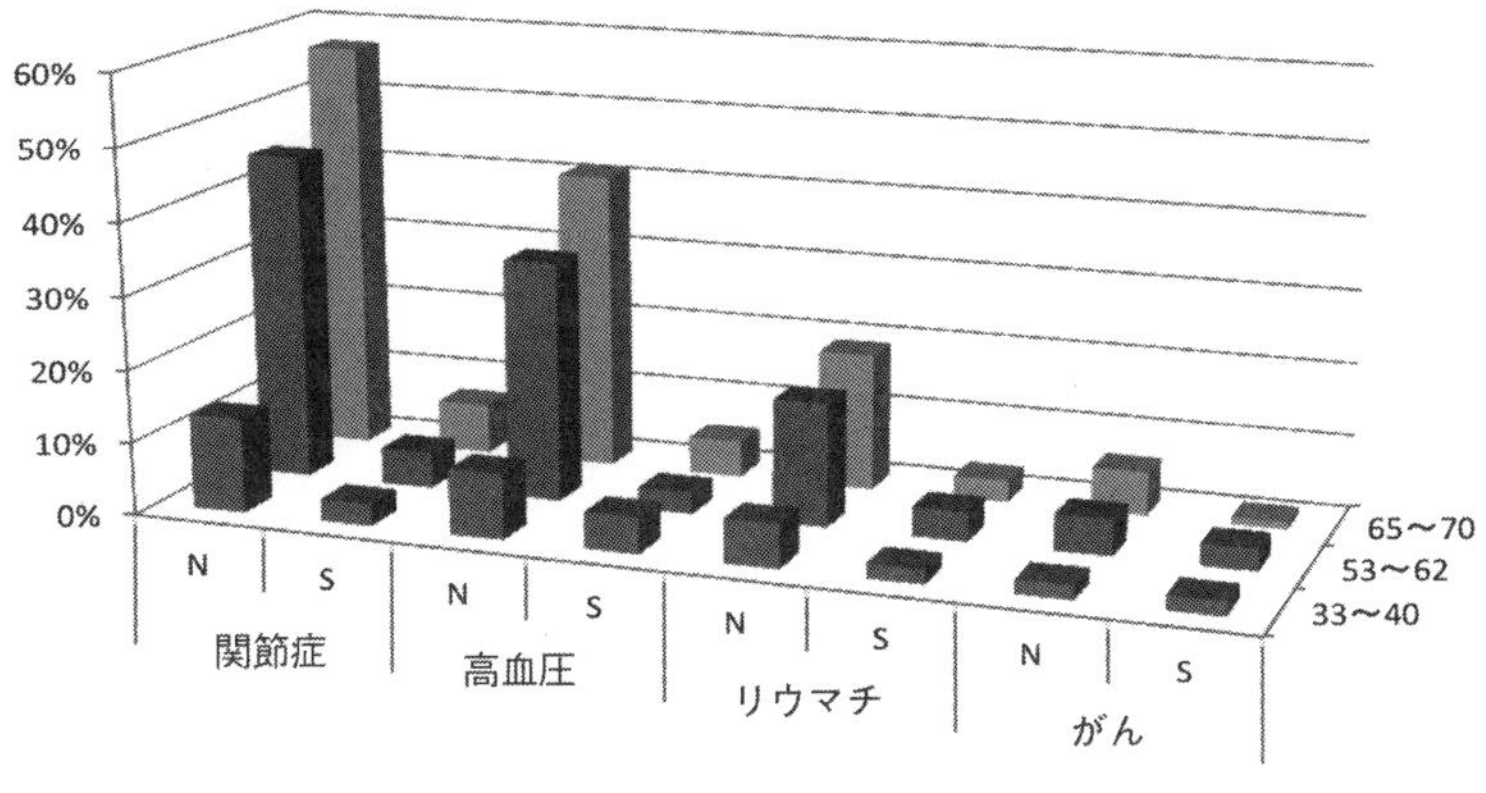

図２　シュタイナー学校（S）と普通校（N）の卒業生の疾病頻度

さんを全体から細部へと見ていく。入門段階の私には現象を正確に読み取る実力もまだまだではあるが、日々の診療でできる限り試みている。川の流れが川の形を作るように、ある流れが人間の形態を作っていき、それがある側面での事実を現している。たとえば、全体としてどのような体型か、頭が大きい傾向のお子さんか小さい傾向のお子さんか、神経感覚系（頭）、リズム系（胸）、四肢代謝系（手足とおなか）のバランスはどうか。どこが優位であるか。どのように立つか、まっすぐ立っているか、どのように歩くかなども診察のポイントである。

部分でも同様に見ていく。顔、手先、足先でも、どの部分が大きくてどの部分が小さいか、どの部分がしっかりしていてどの部分が細いのか。手足は温かいか？　体のどこが温かくて、どこが冷たいか？　排便は規則正しいか。便秘がちか下痢がちか。食欲はどうか。ゆっくり食べるか、よくかまず早く食べるか。寝起きはいいか悪いか。手先は器用か。大きな動き（粗大運動）は滑らかか、ぎこちないか。

魂（心）や精神のあり方も見る。外に関心がいきやすいか、自分の体に敏感か。どのような話し方をするか。大きな声か小さな声か。早口かゆっくりしゃべるか。自我のあり方にもつながっていく。項目を挙げるときりがない。そうやってある疾患を患っている一人の患者さんの中に現れる現象を正確に読み取り、紐解き、診断、治療を考えていく。同じ病気でも一人一人処方が違ってくる。

代表的疾患に現れる現象と治療について

疾患についても、現れる症状についても、同様に深く考察することもできる。たとえば *The Harmony of the Human Body*[4] に取り上げてある、小児科領域ではごく一般的な麻疹と溶連菌感染症を引用しつつ考えてみる。ウイルス感染と細菌感染という、全く違う原因のものを比較すること自体、対極のものかもしれないが、症状もある視点から見ると、対極の性質を持っているという。

麻疹の発疹は頭部（顔）から始まり末梢に下りていく。一方典型的にでき上がった溶連菌感染症の発疹は頭部には少なく、鼠径部と腋下を中心とした体幹に多い。麻疹の顔貌は、いわゆる「ただれ顔」。中等度の発熱と目やに鼻水で、顔はじゅくじゅくぐちゃぐちゃという印象がある。眼や鼻の粘膜の炎症であり、顔は湿っていて水っぽく腫れぼったい。一方溶連菌感染症は、急性扁桃炎で発症することが多いが、突然の高熱で始まる。眼や鼻粘膜の炎症は少なく、顔はどちらかというとはっきりとして乾いていて目覚めている。シュタイナーはこれらを、子どもの霊的魂的なものが遺伝的な体とどう取り組んでいるかを示していると説明している。子どもの受肉のプロセスの中で、麻疹は霊的魂的なものが物質体やエーテル体に対して弱い時現れ、溶連菌感染症は、アストラル体と自我が強すぎる時現れる病気であると。病気にもかかる理由や意味があるというのである。

現在では病気の症状一つ一つに現れている現象を細かく見る機会は少なくなっているように思うが、こうやって病気を深く見ていくことで、通常の医療現場でも役に立つことはたくさんある。

最後に、インフルエンザなど、高熱を伴うウイルス疾患の治療について簡単に述べる。アントロポゾフィー医学は、感染症に対しては、からだ自体の自然治癒力を刺激し促進することを目的とした療法を基本的に提供する。

インフルエンザは高熱を伴う代表的な発熱性疾患であり、脳症等重篤な合併症もあるが、基本的には多くは自然治癒する病気である。予防的対応も重要であるが、感染後もできる対応はいくつかある。

感染症の発熱は、外的な冷たさが私たちの体に侵入してきて、私たちの熱を持った体が調和を保とう、病気が悪化するのを防ごうとする反応であるため、通常の医学でもいわれているように解熱剤の乱用はかえって疾患を長引かせるだけでなく、合併症を増加させる原因にもなる。特にインフルエンザ感染時は、解熱剤使用は禁忌といってもいいぐらいである。

家庭での対処法としては、発熱性感染症の基本であるが、横になって安静にする。代謝系の働きを促進しないこと。発熱時は上部の活動である神経感覚系の働きが弱まっていると考えるので、代謝系を促進させるとさらに上部からの統治力が弱まるためである。一般的に、発熱時には消化に負担のかかるものは避けるように指導するのと同様である。また腸には免疫機構が体全体の六〇～七〇％存在するといわれるが、免疫活動が十全に働くように配慮する。足湯やハーブティは発汗による熱の作用を促進するため、自我がより体に働きかけるようになり、治癒の作用を高める。また、ふくらはぎと足へのレモン湿布は、熱をコントロールするのに有効である。解熱剤のように発熱を強く抑えることはできないが、緩和させることはできる。

インフルエンザなどのウイルス疾患によく処方される薬の例としては、インフルード（Infludo）やフェルム・フォスフォリクム複合剤（Ferrum phosphoricum comp.）（ともにWELEDA）がある。これらには、アコナイト（Aconitum napellus）、ブリオニア（Bryonia alba）、ユーカリの葉（Eucalyptus）、ヒヨドリバナ（Eupatorium）、サバディラ（Sabadilla）などが含まれている。これらの薬剤の詳細の作用は別書に譲るが、アコナイトは神経感覚系に生命力をもたらし、ウリ科の植物であるブリオニアの根はみずみずしく、熱を含んだ樹脂の作用が中枢神経系に及んだ炎症を押し下げる。インフルードに含まれるフォスフォラス（Phosphorus）は光をもたらし炎症作用を抑え神経感覚系を強める作用を持つ。

これらを、高熱時には一～二時間毎に服用し、解熱傾向が見られたらゆっくり漸減中止していく。

これらは医師の処方のもとに使用されるべき薬であり、インフルエンザの合併症は頻繁に起こるものではないが、医師が経過を見守ることは必要である。

最後に

アントロポゾフィー医学において、子どもの健康と病気をどのように見て、どう診断し、どう治療するかのごく一部を簡単に述べた。保険診療ができない中で診療を続けていく困難も大きいが、現代医学を基盤としつつ、子どもの健康について大きな視点で考えていきたい。

注

1 Helen Flöistrup, et al., “Allergic disease and sensitization in Steiner school children,” *Journal of Allergy and Clinical Immunology*, vol. 117, 2006. pp. 59-66.

2 ミヒャエラ・グレックラー、ヴォルフガング・ゲーベル『小児科診察室』小児科診察室研究会監修、入間カイ訳、水声社、二〇〇六年。

3 Michaela Glöckler, “Waldorf Education Program,” Reykjavik, Iceland, April 14-15, 2007.

4 Armin J. Husemann, *The Harmony of the Human Body*, Floris Books, 2007, pp. 39-41.

【皮膚科】

アントロポゾフィー医学からみた皮膚疾患について

山本　百合子

はじめに

私たちは毎日、顔を洗い、手を洗い、身体を洗う。その際私たちは皮膚に触れる。皮膚は時には柔らかく、時にざらつき、冷たかったり温かかったり、湿っていたり乾いていたりする。皮膚そのものも触れられた手のぬくもりや重さを感じ、吹き付ける冷たい風に切られるような痛さを感じ、また、恐怖に鳥肌を立てたりする。私たちは日々異なる自分の皮膚を体験しているのだ。このような体験以外にも日本語には皮膚（肌）を用いた表現が多数あり、例えば「あの人は職人肌だ」「職場が肌に合わない」「顔色を窺う」「肌で感じる」などと使われる。これらには皮膚（肌）を用いて人の性質や気分、感情が示されている。私たちは日常生活において人間の精神的な面と皮膚との関わりを知らず知らずのうちに感じているともいえるだろう。皮膚とは一体何なのだろうか？

皮膚は人にとって、眼に見える最大の臓器であり、無くてはならないものである。皮膚は人間の身体を形づ

表1　現代医学とアントロポゾフィー医学における皮膚の概念の違い

現代医学が考える皮膚	アントロポゾフィーが考える皮膚
体外からのさまざまな有害物質の侵入を阻止し、体内の水分や有用物質が外部へ漏出するのを防ぐ防壁（バリア）である。	外界からくる情報・刺激物質、その他に対して、境界として閉鎖している。
温覚、痛覚、触覚、圧覚を有する。	感覚の質と光を摂取する。
保温、保湿、免疫反応の機能を有する。	空気と光と熱の要素を有する。
人体の皮膜である。	対称性と形づくる力（形成力）により人体の形姿（フォルム）をつくる。
外胚葉から、脳神経と共に分化した臓器である。	神経感覚系の代表である。

くる。皮膚なしでは人間の形を保つことは困難であり、さらに皮膚は人体内部のさまざまな臓器や器官が外界からの脅威により傷つかないように守っている。やけど等で全身の皮膚の三分の一を失うと体液が流出してしまうため、私たちは生きていくこともできなくなる。皮膚は一枚の皮なのであろうか？　決してそうではない。私たちが人間として生きていく上で皮膚は大きな役割を果たしている。現代医学でも、人体における皮膚の役割は再認識されつつあるが、細分化された一分野としてではなく人間存在全体から皮膚を診ることは行われていない。それに対してアントロポゾフィー医学では、現代医学が用いる自然科学的な視点（解剖学・生理学・病理学など）を基礎としながら、さらに視点を拡大して皮膚病とその患者の人格との関係性や、その人が辿ってきた人生の軌跡との関係性を把握しながら治療を進めることになる。一人ひとりの人にとって、皮膚は自分と外の世界・他者との境界であり、同時に「自分」を表すものでもあるからである。自然科学的に見た皮膚の概念とアントロポゾフィー医学における皮膚の違いを表1に示す。

皮膚の役割と三分節構造

私たちは皮膚によって外界と出会い、皮膚によって外界から守られている。

　まず皮膚の役割を自然科学的に述べる。皮膚は外界からの情報に敏感に反応し、触れたものを、熱を、圧を、痛みを感じる（触覚、温度覚、圧覚、痛覚）感覚器官としての役割を果たす。この皮膚感覚は他の感覚である視覚、聴覚、嗅覚、味覚と比べて、私たちの周囲で起きた環境変化を素早く把握し、また眼に見えないような細かい変化までをも捉えることができる繊細で迅速な情報察知システムである。加えて皮膚は人体の表面に水を通さない膜（角層）をつくって体液の流失を防ぎ、保温の役目も果たし、外界からの刺激や細菌など人体に侵入しようとするものに対しては、防壁（バリア）となって侵襲を食い止める免疫器官の最前線となって働く。

　このような働きをもつ皮膚は成人では、大きさにしておよそ一・六平方メートル、畳一畳分ほどの面積をもつ。その重量は体重の一四％を有し、皮膚のみで平均三キログラム、皮下組織を含めれば九キログラムにもなる人体最大の臓器といえる。厚さは〇・〇六～〇・二ミリメートルの表皮と、その下の真皮、皮下組織に分かれる（図1、図2）。

　一番表面の表皮は前述のように大変薄い層で、四層に分かれている。この最下層の基底層で角化細胞（ケラチノサイト）が生まれ、成熟しながら上層へと押し上げられて有棘層、顆粒層と形を扁平に変えながら表面に向かい、細胞内の核を放出して角質層の細胞に生まれ変わる。細胞分裂による生まれたての角化細胞は、非常に強い生命力をもっているが、表層に近づくにつれて生命の力は失われて、死んだ角質細胞となり角質層にしばらく留まったのちに、剥がれ落ちていく。正常な皮膚では角質成分と、角質をつなぐ役割をする角質間の脂質が皮膚全体を守る防壁（バリア）機能を果たしている。基底層から角質層にいたり剥がれ落ちていく細胞のサイクルを皮膚のターンオーバーと呼び、そのリズムは月の公転サイクルと同じ二十八日となっている。

　真皮上層では表皮のすぐ下まで無数の神経の末端が張り巡らされており、眼に見えないような微細な刺激さえ非常に薄い表皮を介して感じることができる素晴らしく繊細で敏感な状態になっている。中層から下層にかけては汗腺、脂腺が位置し、皮膚を支える結合組織が存在する。血液で満たされた血管は体内深くから皮膚をめざし、細かく枝分かれしながら表皮直下にいたる。

これらを三分節で考えれば、表皮内でも下層は細胞分裂が盛んな生命力にあふれた下部領域（四肢代謝系）、細胞が硬くなり死んでいく角質層は上部領域（神経感覚系）、それをつなぐ部分が中間領域（リズム系）となる。

皮膚全体では、皮膚の表面に位置する表皮は張り巡らされた末梢神経により非常に敏感な状態にあり、まさ

図１　皮膚の構造

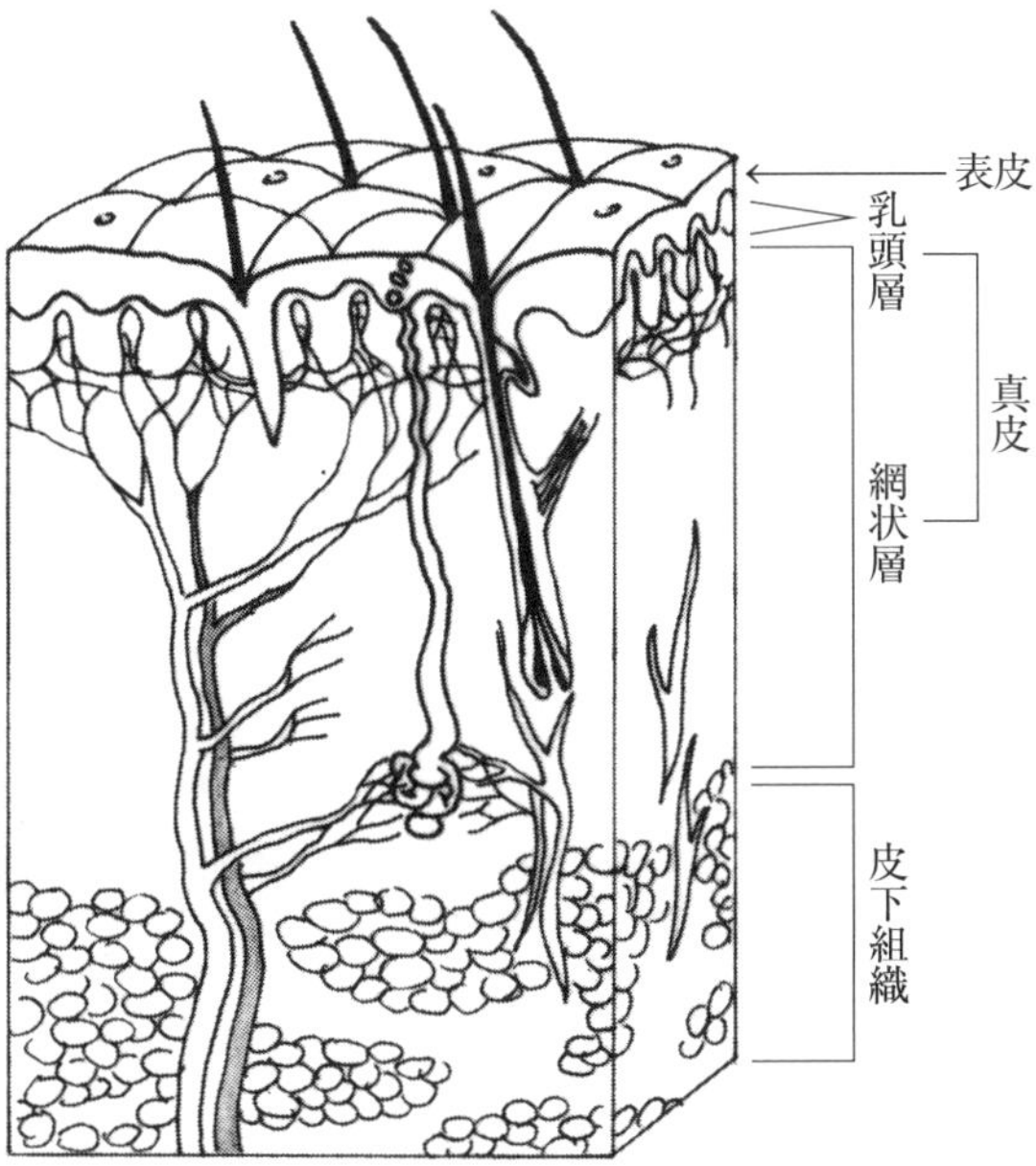

図２　表皮の構造

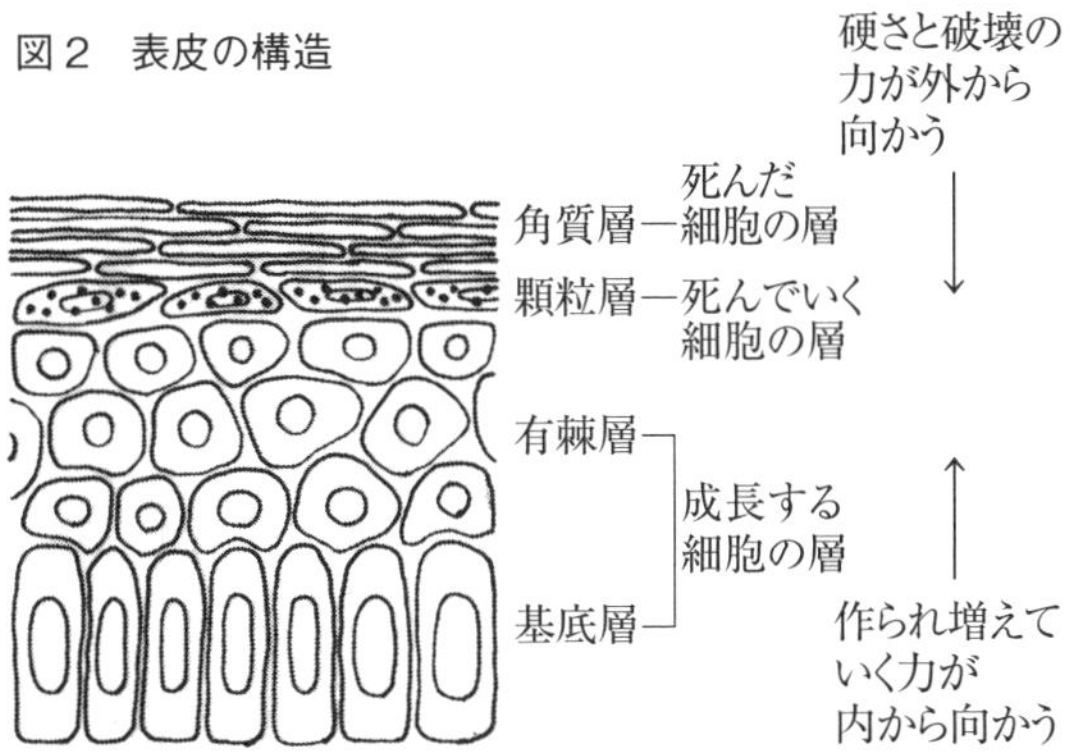

に神経感覚系としての上部領域を示している。真皮下層の汗腺や脂腺は汗や皮脂を分泌し、皮膚組織を支える結合組織は栄養を補給したり老廃物を運搬拡散させたりする働きを行っている。図1に示すように真皮の下には皮下組織があり、たくさんの脂肪が網の目のように連なっている。この脂肪は体内に一定の熱を保つ働きがあり、内臓から熱が失われると、この皮下脂肪が内臓へ運ばれ、熱の生成が行われる。このように真皮下層と皮下組織が下部領域として代謝の働きを担っている。その両者の間を毛細血管が枝分かれして体内の奥から表皮へと向かうと前述したが、ここが中間領域といえる。これらの毛細血管は感情の動きにより収縮したり、拡張したりする。たとえば不安や恐怖に襲われたときには、顔の血管は収縮し血流量が減るため顔は蒼白となる（青ざめ血の気がひく）。また怒りの感情が強いときには血管は拡張して顔は赤くなる。このような情動刺激が働くのが中間領域である。

人間全体を見たときに、頭部は意識し覚醒し、感覚する上部領域（神経感覚系）であり、消化器官に連なる内臓と、行為するための四肢は、代謝と運動のための下部領域（四肢代謝系）、その両方の領域をつなぐ心臓、呼吸器といった律動する部分は中間領域（リズム系）という、三分節からなると考えたが（第Ⅱ章参照）、皮膚においても表皮内で、また皮膚全体でも三分節は繰り返され、皮膚の構造は人体構造の縮小版（小さな人間）ということができる。ここでも人体全体を貫いて働く力の存在が見て取れるのである。

皮膚の病気

前項で皮膚は小さな人間でもあると述べた。よって、皮膚の病気もまた第Ⅱ章で述べられたように、大きく分類すれば、（A）健康な状態から硬化性の変化へと進む病気（上部人間の病気）と、（B）健康な状態から炎症性の変化へと進む病気（下部人間の病気）の二つに分類される（図3、表2）。

図３　上部人間と下部人間

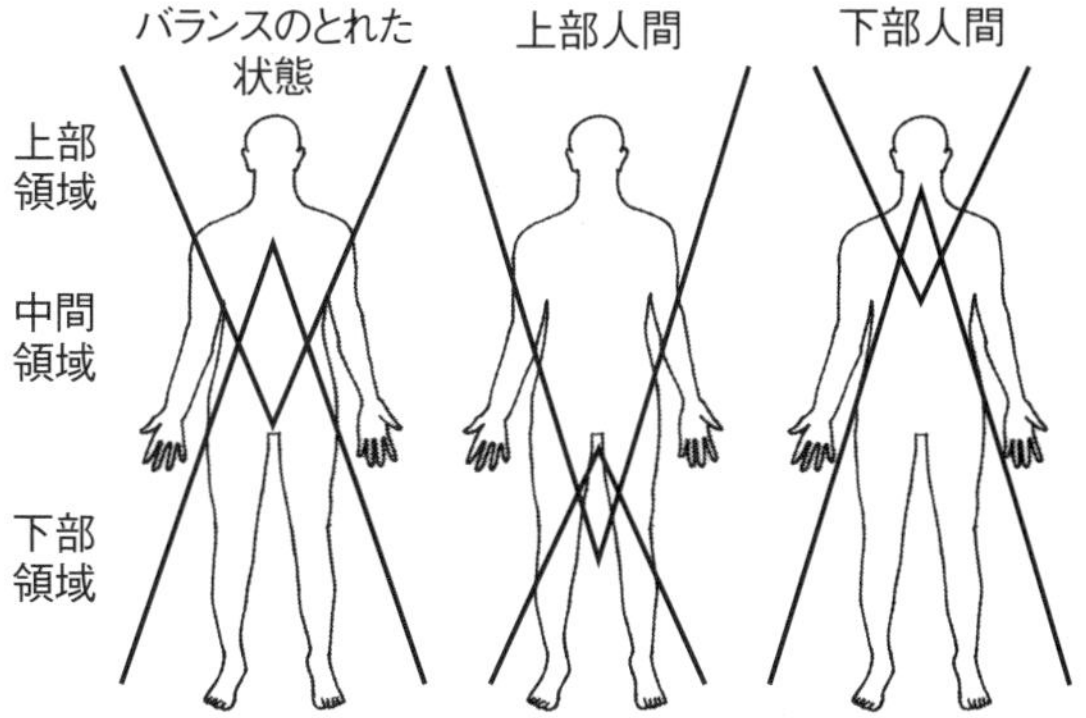

表２　皮膚の病気の分類

働きが過剰になる領域	症状	代表的な病気	
上部領域	皮膚が硬くなる 乾燥	アトピー性 皮膚炎	硬化性 ⇧
中間領域	膨疹 （反応により出て消える）	じんましん	
下部領域	皮脂の過剰 顔面紅斑	痤瘡（ニキビ） 酒皶	⇩ 炎症性

（A）の病気の場合、皮膚は硬くなり、乾燥し、脆くなる。進行すれば末梢血管も収縮し、血流は減少し、皮膚の再生（表皮における細胞分裂）が行われにくくなる。

　皮膚のみならず、全身の硬化傾向をみる。

（B）の病気の場合、皮膚は赤く、腫れて熱をもち、じくじくと湿り、周辺へ拡大していく傾向をもつ。皮膚のみならず、全身性の代謝増強状態をみる。

　この二つの大きな流れの間にさまざまな条件が付加されて数限りない病態が生じる。それらの条件のうちのいくつかを挙げてみる。

①内臓（肝臓、腎臓あるいは消化器官など）の眼に見えないほど微細な機能低下〜明らかな機能障害
②精神的な問題
③多忙・疲労
④遺伝による体質

などである。

次に具体的な病気の例として、二つの典型的な皮膚病を示してみたい。一つは上部人間の代表例であるアトピー性皮膚炎であり、もう一つは下部人間の皮膚病の代表例としての乾癬である（実際の臨床では、病状は複雑であり経験ある皮膚科医の診断を要するが、典型例として簡潔にまとめた）。

アトピー性皮膚炎

アトピー性皮膚炎（欧米では neurodermatitis とも呼ばれる）は近年世界的に増加傾向を示しており、わが国でもここ最近二十〜三十年の間に急激な患者数の増加をみている。初めてアトピー性皮膚炎が報告されたのは一九二三年ころであるが、当初、幼児の疾患であったこの病気は近年徐々に思春期を過ぎても難治である患者が増え、最近では成人になってから発症する人も多くなってきている。成人では電子機器中心の仕事や、ノルマに追われるストレス過多の職場や人間関係、疲労など、小児では早期教育や受験、ゲーム機器の多用など、夜中まで煌々と明かりがともる感覚刺激過剰の日常生活が生んだ現代病だといえる。

発症に性別の差はなく、発症年齢も前述のごとく、小児から成人まで拡大傾向にある。

その症状は、顔面とくに眼の周囲、頸部、項部、肘の関節の内側、手首の内側、膝の裏側に現れる痒みの強い皮疹である。赤く細かい皮疹の境界は不鮮明で、掻き壊しにより皮疹は周囲に広がっていく。体内から湧き上がってくる痒みが特徴である。患者の皮膚は乾燥しやすく、表面は硬く厚くなっているのに、脆く、角質層がバリアとしての機能を果たしていない。多くの場合、物理的なストレスのみならず精神的ストレスの存在により、痒みはエスカレートして、掻破により悪化を繰り返してしまう。痒みにより睡眠障害が引き起こされることも珍しくなく小児では学習困難という弊害を生むことになる。この悪循環により、抑うつ傾向を表すことも少なくない。患者は小児・成人ともに人目を避けて引きこもりがちにさえなる。このような人たちは自分の周りの状況について常に注意を向けていることが多く、対人関係にも繊細であるので、精神的ストレスを常に受けている。身体は緊張して固くなりやすい。小児では親や先生のいうことをよく聞く良い子であることが多い。成人ではコンピューターを多用するビジネスマンや頭脳中心の仕事をする人が多い。また体格としては長身細身の人が多い。アトピー性皮膚炎が併発しやすい病気は、喘息、消化器潰瘍、アレルギーなどである。

これまで述べたよく見られる事柄について、アントロポゾフィー医学の考え方で説明してみよう。まずは発症しやすい部位である眼の周囲を見てみる。眼は私たちにとって重要な感覚器官である。そして前述したように、現代生活において最も酷使されている器官でもある。この感覚刺激が集中する器官の周囲に発疹が現れている。他の部位についても、首、関節の内側を見ると、そこは皮膚感覚が敏感である部位であることに気づくだろう。首には頸動脈が皮膚のすぐ下を走っている。肘の内側、膝の裏側にもそれぞれ四肢を動かすために必要な太い血管と腱が皮膚の下を走っている。これらの重要な器官を守るために、この部位で皮膚は感覚の繊細さと敏感さを要求されるのである。アトピー性皮膚炎はこのような傾向をもった部位に発症する。

アトピー性皮膚炎になりやすい人の傾向を調べるために「皮膚描記症」という検査がある。腕の内側あるいは腹部の皮膚を自分の爪で軽くひっかいてみると、普通は赤い線になるが、白い線になってしまう人がいる。これは皮膚において過敏になった神経の活動が、ごく軽い刺激で過剰に反応して血管を収縮させ、その部位の血流を減少させたために白い線になったのである。このような反応を起こす人は、神経はいつも張りつめていて強い活動性をもっているのに対して、生命力は微弱で代謝の力が弱いといえる。精神的ストレスを受けやすいのに、そこから回復する力がたりないのである。

◉アトピー性皮膚炎における痒み

日中、私たちは生活の中でさまざまな情報や刺激（感覚印象）、ストレスを受けるが、これらに対応するために神経は活動を強める。そのために体の中でも神経の働きの方向である組織を硬化させ、破壊する力が強まり、組織をつくる代謝の力が抑えられる。

夜間になると、日中破壊された組織を修復するために、代謝の力が血液を通して細胞の再生を促進する。しかしアトピー性皮膚炎を発症する人たちは、この代謝の力がはじめから弱い人たちが多いといえる。このような人たちは上部領域の神経が強く働いているために、外界からの刺激を強く皮膚に受けるが、それを日々修復するために必要な再生力がたりない。そのため皮膚は硬く脆い構造となっている。角質層はバリアとしての機能を果たさず感覚はさらに過敏となり、対応する神経の活動は過大となる。同時に体内での組織に対する硬化、破壊へと進む神経の過程も強まることになる。アトピー性皮膚炎の痒みが夜に強くなるのは次のような理由による。日中受けていた刺激やストレスが夜間になり遠ざかると、神経も日中ほど働かなくてもよくなり、代謝の力への抑制がゆるむ。すると、日中に起きた精神的および肉体的な損傷を修復するために、組織をつくる代謝の力が今まで続いた神経の強い抑制に対する反動で、過剰な血液の流入という形で流れ込んで皮膚での活動を開始することによりアトピー性皮膚炎の皮疹が生じ、頑固な痒みとなって現れることになるのである。

◉アトピー性皮膚炎の増悪因子

アトピー性皮膚炎の増悪因子としては以下のような事柄が考えられる。

○多忙、不眠
○人間関係などの精神的ストレス
○汗、入浴、衣服などの物理的ストレス
○冬の寒冷
○乾燥
○食物アレルギー、吸入アレルギー

表３　アトピー皮膚炎における成人と小児の違い

成　人	小　児
ストレスの影響が強い	緊張したあとで起きることが多い
乾いて厚くなった皮膚の痒い丘疹	激しい炎症 じくじく広がっていく皮疹
内因性	外因性
慢性の経過をとる	急性の経過を繰り返す
冬に悪化 乾燥性皮膚炎の形をとる	夏に悪化 遺伝的要素のある接触性皮膚炎の形をとる

○体質

小児および成人型アトピー性皮膚炎のタイプ別分類を表３に示す。

◉アトピー性皮膚炎の治療

外　用：過敏に反応する皮膚に覆いをかけ、神経の緊張を和らげる。痒みを鎮める。

内　服：上部領域の破壊力を緩和して全身の、特に皮膚においての修復する力を強める。

弱い消化力を強化して代謝の力を強める。

オイリュトミー療法：生命力を強化し、代謝の力を増強する。

絵画療法：抑圧された情動を、抑圧から解放する。自分の真の感情に気づく。

音楽療法：響きやリズムを通じて、中間領域から上部・下部領域を修正する。

アインライブングやリズミカルマッサージ：自分自身の生命の流れを体感する。

乾　癬

乾癬は前述のアトピー性皮膚炎とは患者の体質、皮膚炎の様相とも対極にある。本項では特に尋常性乾癬について述べる。この皮膚病は、わが国では江戸時代の浮世絵にも描かれているほど、古典的な疾患である。症

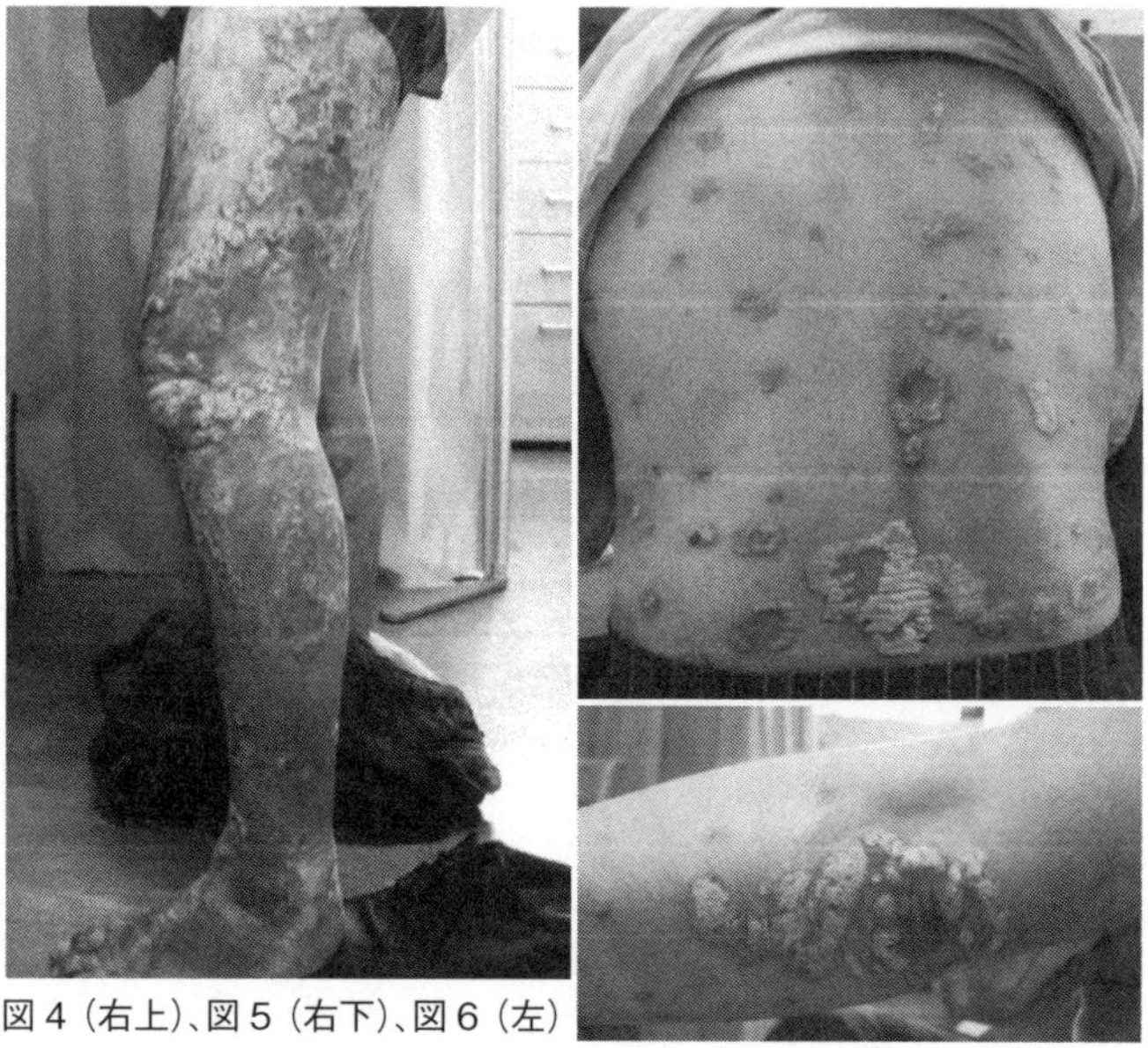

図４（右上）、図５（右下）、図６（左）

状として頭皮から足部にいたるまで、擦過部を中心に散在性に広がる境界のはっきりした大小さまざまな類円形、淡紅色の皮疹が見られる。それぞれの皮疹は雲母状の薄い層をなす皮に覆われており、容易に剥がれる皮をとりのぞくと点状出血が現れる（図4）。はっきりした皮疹にも関わらず、ほぼ痒みがないというのが特徴である。性差はやや男性に多く、成人になってから発症する。全身に散在するが、皮疹が出現しやすい部位は、毛髪部、肘の外側、腕や脚の伸側、膝の外側、などである（図5、6）。夏に軽快、冬に悪化することが多い。体格は中肉中背か、またはがっしりしていることが多い。性格的には社交的であり、積極的だが、やや短気で、つぎつぎに多数のことを処理しようとする傾向がある。併発しやすい疾患としては、糖尿病、高血圧、高尿酸血症、心臓病、メタボリックシンドローム等があげられる。

乾癬の病態の特徴は、皮疹の部分における表皮のターンオーバーの速さにある。前述したように、正常な場合、皮膚のターンオーバーは約二十八日の周期を有しているが、乾癬の病巣においては基底層で新生した皮膚細胞が表皮の表面にいたるまでの時間は、その半分の十四日ほどになってしまう。そのために、皮膚細胞は成熟するための充分な時間を与えられないまま表層に押し上げられることになり、未熟な状態で、外界と接することになってしまうのである。

乾癬はアトピー性皮膚炎とは異なり、皮膚における下部領域の代謝の力（構築力）が過剰となり、表皮では基底層での細胞分裂が盛んになるため、新生の細胞は上へ上へと押し上げられる。正常な状態では上部領域の力（形成力）が皮膚細胞を本来の角化への過程へと導き形を与え、成熟した角質細胞を形づくるが、乾癬ではこの上部領域の力が弱いために細胞は成熟しないまま皮膚表面にいたり、バリア機能をもたない未熟な若い皮膚となって不完全な覆いをつくる。ここでは表皮は分厚くなり、加えて成熟を待たないで進行した経過により角質細胞間に貯蔵される脂肪量も多くなる。このため病変部では鱗できたような層をなした薄皮を一枚一枚剥がすことができる（鱗片現象）。

さらに真皮上層では代謝の力の過剰により、血液で満たされた拡張した毛細血管が認められる。この毛細血管から白血球が表皮まで遊走して微小膿瘍（マンロー微小膿瘍）をつくる。ここでは体内からの強い代謝の力により、血液が表皮直下にまで突き上げられているのが見られるのである（図7）。

図7　乾癬の皮膚組織

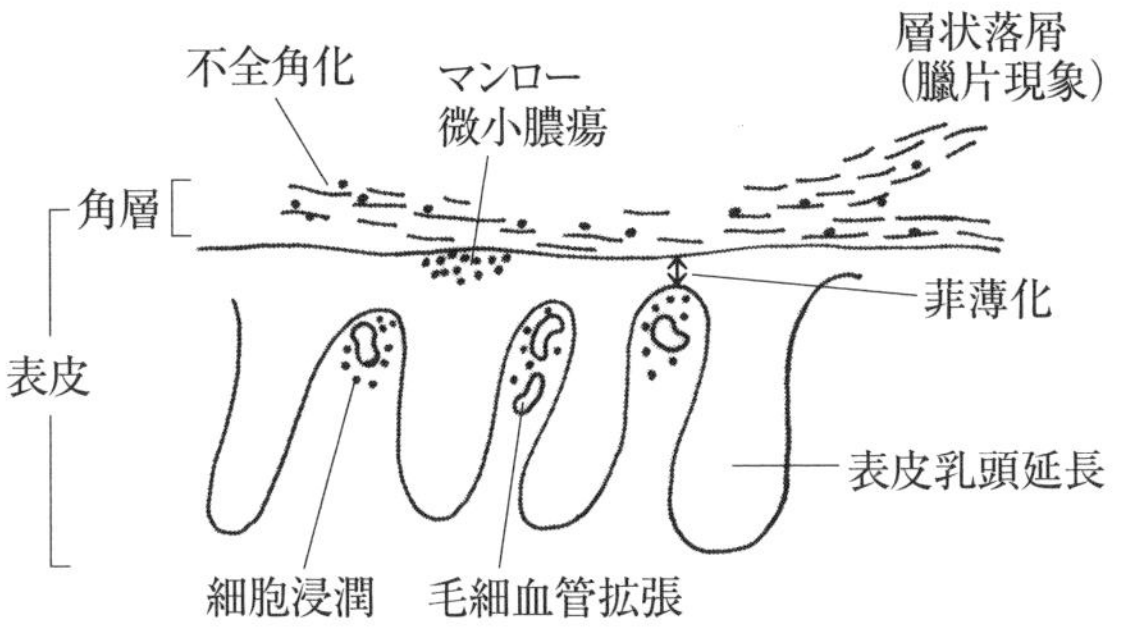

◉乾癬の増悪因子

乾癬の増悪因子として次の事柄が挙げられる。

○外傷などの物理的刺激

○冷たい水、冬

○アルコール
○煙草
○体重増加
○咽頭扁桃における連鎖球菌感染
○精神的ストレス
○薬剤

◉乾癬の治療

過剰になった「下部領域の身体を構築する力」をなだめ、弱い上部領域の力を強化して皮膚に形を与える。
○外用および外的な治療：未熟な皮膚に形を与える（光を用いて形成力を高める）。
・外用剤
・紫外線療法
・光化学療法
・ビタミンD誘導体
○内服：体の中の形成力を強化して細胞に働きかけ皮膚に形を与える。
○オイリュトミー療法
○彫塑

以下にアトピー性皮膚炎と乾癬の比較を示す（表4、表5、図8）。

図８　アトピー性皮膚炎と乾癬における人間に働く力と好発部位

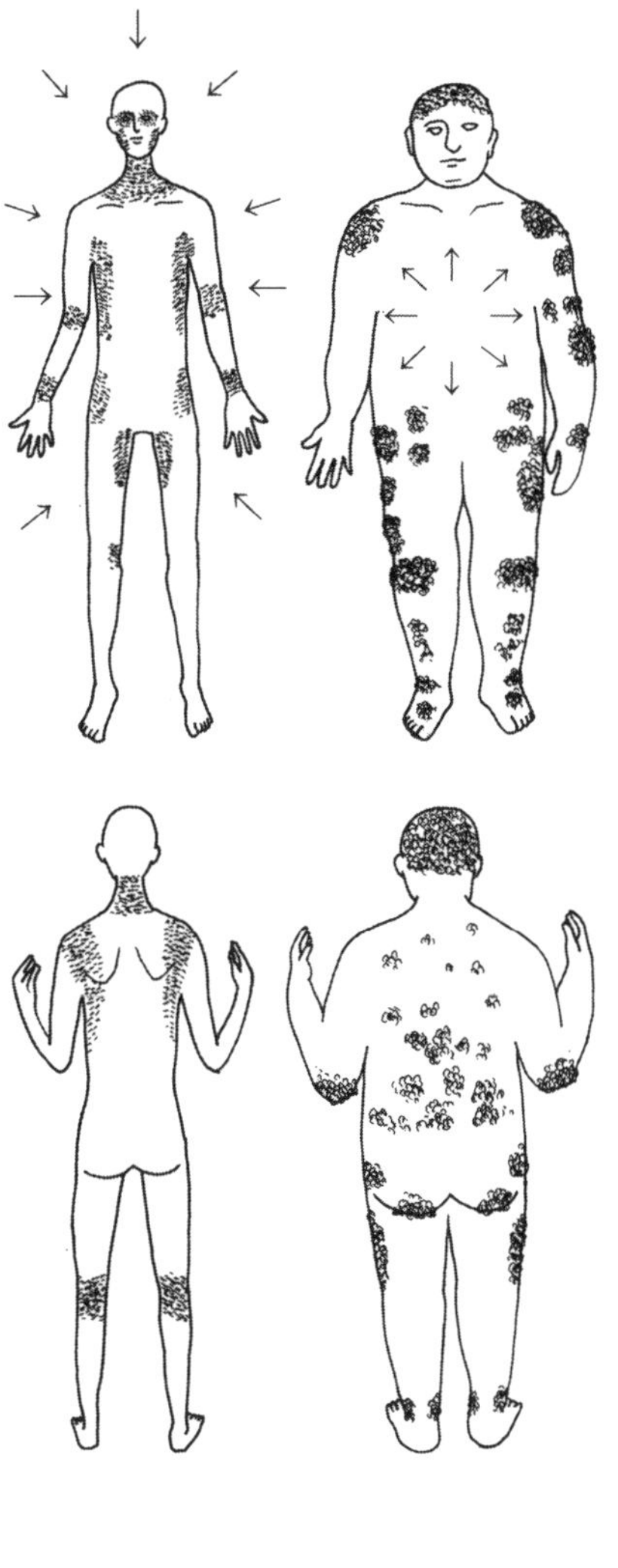

表４　アトピー性皮膚炎と乾癬の比較（性格）

アトピー性皮膚炎	乾　癬
融通がきかない	融通がきく
思考的	行動的
過去にとらわれやすい	先のことばかりに目がいく
消極的	積極的
老成傾向がある	いつまでも若者のようなふるまいをする
もの事を深刻にうけとめやすい（悲観的）	楽観的
内向的	外向的

表５　アトピー性皮膚炎と乾癬の比較（人間に働く力と好発部位）

アトピー性皮膚炎	乾　癬
過剰な上部領域の働き	過剰な下部領域の働き
強すぎる内側へ向かう力	強すぎる外側へ向かう力
硬化と破壊の力が強く増殖と再生の力が弱い	硬化と破壊の力が弱く増殖と再生の力が強い
全身の皮膚が乾燥傾向で硬い	皮膚は病巣を除いてみずみずしい
皮疹は顔面、特に目のまわり、首、四肢屈側（肘の内側、膝の裏側）などに現れる	皮疹は頭部、四肢伸側（肘の外側、膝の外側）などに現れる
痩身の傾向	肥満の傾向
皮下脂肪が少ない	皮下脂肪が多い
表皮内脂肪成分の減少	表皮内脂肪成分の増加
太陽光、紫外線により悪化する	太陽光、紫外線により軽快する

まとめ

皮膚とは、身体の中からの生命の力が全身に広がるため外へと向かう遠心性の力と、周囲から人間の形態をつくるため内へと向かう求心性の力が出会う場であり、両方の力の均衡が取れなくなった時、人は皮膚疾患を生じてしまうことになる。このためアントロポゾフィー医学における皮膚疾患の治療は、外用・内服といった通常医学の方法論のみでなく、各人の病態また人生の段階に合わせて、患者の自己治癒力を発現し、患者自らが自身の人生を創造するための補助として看護をはじめオイリュトミー療法、絵画・造形療法、音楽療法等の各種療法を併用したチーム医療が行われるのである。

参考文献

1　Lüder Jachens, *Dermatologie: Grundlagen und therapeutischen Konzepte der Anthroposophischen Medizin*, salumed, 2012.

2　リューダー・ヤッヘンス『アトピー性皮膚炎の理解とアントロポゾフィー医療入門』山本百合子、石川公子監修、竹下哲生訳、SAKS-BOOKS、二〇一三年。

3　マイケル・エバンズ、イアン・ロッジャー『シュタイナー医学入門』塚田幸三訳、群青社、二〇〇五年。

4　ルドルフ・シュタイナー『秘されたる人体生理』森章吾訳、イザラ書房、二〇一三年。

5　傳田光洋『賢い皮膚』ちくま新書、二〇〇九年。

6　川島眞『皮膚に聴くからだとこころ』ＰＨＰ新書、二〇一三年。

耳鼻咽喉科

中耳炎を例とした耳鼻咽喉科の疾患の新しい理解への試み

堀　雅明

はじめに

耳鼻咽喉科の開業医として、今まで多くの感染症の治療に当たってきたが、その間に病気に対する私自身の理解や治療の内容が少しずつ変化してきた。特にアントロポゾフィー医学を学び始めてからの変化が、最も大きかった。そして、病んでいる子どもたちを連れて当院を訪れてくれるお母さん、お父さん方にこうした新たな理解をうまく伝えられないものかと日々格闘している。アントロポゾフィー医学の視点は、確かに難しくわかりにくい。しかし、一方で、今日普及している医学や医療に関する「わかりやすさ」は、本当の意味で真に裏づけのある「わかりやすさ」なのだろうか？　現代の日本の、東京という大都市で、アントロポゾフィー医学に基づいて診断と治療を実践しようとすることは、まるで荒れ狂う嵐の中でロウソクの炎を守ろうとするほどに困難なことだと感じる。だからこそ、慎重に丁寧に根気強く、「本当のわかりやすさ」をしっかりと伝える責任を感じる。

子どもの中耳炎の多様な原因に注目する

さて、病気は、そもそもなぜ生じるのだろうか。病気には、何か意味があるのだろうか。今日、どんな医師、医学研究者に聞いても明確な答えは得られないだろう。ましてや、一般の親たちは、そんなことは考えたこともないと答えるのがほとんどだろう。医学的には、さまざまに説明できる。遺伝子の異常が原因だとか、免疫の異常が原因だといった説明は、誰しも納得のいきそうないかにもわかりやすい説明だ。「しかし、ちょっと待ってほしい。改めて、ごくありふれた日々を送っている常識的な感覚に沿って、見直してほしい」。私たちは、疲れやストレスがたまると体調を崩し、これが継続すると病気に至ると感じている。こうして、誰しもが何気ない理解力をもって病気を定義して対応し、そこに意味と役割を発見している。

本論では、子どもたちの感染症の一つ、中耳炎を例に考えてみることとする。ここでは、今述べた病気の意味は、どこかに消えてしまってまったく通用しないのだろうか。いや、「子どもに、寒さから守れる暖かな服装をしてあげなかったから、風邪を引かせて中耳炎になってしまった」というのは、よくあることだろう。周囲の温度の影響を受けやすい乳幼児では、特に頭部の冷えにも注意がいる。また、よく見落とされているのは、誤った鼻のかみ方の習慣だ。鼻をかむ時には、口をしっかり閉じて下を向き、片方ずつおちついてかませる必要がある。口が開いたままかんでも、鼻汁は鼻の奥に残ってしまい、無意識に鼻をすすることになり、この繰り返しで中耳炎は誘発される。これは繰り返し正確に指導し続ける必要がある。また、乳児なら、添い寝した姿勢で授乳すると、鼻と耳をつなぐ耳管の構造の特異性から、母乳が中耳に逆流しやすくなり中耳炎を引き起こす。こうした例では因果関係がはっきりしている。この三つの例では、暖かい服を着せる、鼻のかみ方に注意を払う、添い寝の姿勢での授乳をやめるといった対策で、中耳炎の発症や再発を減らすことができる。

ただ、私のところに「何とか鼓膜切開や抗生物質の繰り返しからぬけ出せないか?」という切なる思いで来院される親子に対しては、こうした単純な指導のみでは不十分なことも多い。そこからさらなる原因の探索が始まる。

こうした場合、まず、どんな食生活をしているか、探っていくことから始める。私は、「単に薬の種類を増やしていく」足し算の治療に対比して「引き算の治療」と呼んでいるが、とりあえず怪しい原因を取り除いてみるという治療をする。大人でも食べ過ぎれば胃がもたれるし、時にはおなかを下すこともある。ましてや、消化機能が発達途上にある乳幼児は、母の食事を介しての母乳の成分や、離乳食の内容や日々の飲みものや食物などの影響を大きく受ける。実際に、最近、成人と同じように乳児でも逆流性食道炎と中耳炎の関連性も指摘されている。

しかし、常に詳しい食事内容を聴取することは、忙しい診療中では難しい。そこで、今までの経験に基づいて効率よく探ろうと試みる。その場合、まず確認するのは、「牛乳を飲むか飲まないか」とその量と頻度だ。実は、この質問に対して「毎日たくさん飲んでいます」という答えを聞いた時には、正直なところホッとする。なぜなら、単純に牛乳をしばらくやめるか、あるいは減らすだけで、がんこな副鼻腔炎や中耳炎が改善する例をたくさん目にしてきたからだ。残念ながら、多くの小学校や保育園では、牛乳をほぼ毎日、画一的に給食やおやつとしてあげている場合が多い。

牛乳摂取と中耳炎の関係性のメカニズムについては、正直なところ、明確な答えはない。最終的には、今までの私自身の臨床経験に基づく判断だ。多くの牛乳に関する問題提起もきっと正しいだろう。今のところ、子どもは、それぞれ独自の消化機能を持っており、日本人は、特に牛乳の消化酵素を遺伝的に持っていないか、あるいは消化しにくい体質(不耐症)が多いことなどが考えられる。

あるいはアレルギー体質も関係あるだろう。単に牛乳のみではなく、肉食の増加や、糖分の過剰摂取、食物繊維の不足、揚げたり炒めたりする調理による高脂質（高糖化度）の食品を摂取することも増加している。添加物や保存料の多いコンビニ食も多くなりがちだ。実際、アントロポゾフィー医学では、乳幼児期に高タンパク、高脂質の食事を与えることは、将来の硬化性疾患、すなわち高血圧や心疾患や脳血管障害や認知症などにつながるとして警鐘をならしている。我が国において、健康面からの世界中の注目とは裏腹に、伝統的な食習慣が急速に崩壊している。その影響を最も激しく直接的に受けているのは、とりもなおさず、乳幼児、子どもたちである。乳幼児期から、高タンパク、高脂質の栄養が与えられると、まさに「風が吹くと桶屋が儲かる」の譬えのごとく、中耳炎の原因の大部分を占める副鼻腔炎が発生しやすく治りにくくなる。

しかし、食事のみがいつも直接の原因であるわけではない。最近、小児科学会からも、小児に対してのメディアの影響を危惧する声が上がっている。アントロポゾフィー医学やアントロポゾフィー教育では、かなり前からこの問題に注意を払ってきた。乳児や小児に対するスマホやタブレット端末やテレビの画像や、スピーカーからの音響の影響は、感覚器官を通じて、慢性的な脳の興奮状態を引き起こす。最近、大人でも、睡眠前のスマホはブルーライトと呼ばれる刺激の強い光により入眠を妨げることも判明した。同時に、都市部では共働きの家庭も多く、相対的に夕食の時間が遅くなりがちである。結果として、睡眠も遅くなったりする傾向がある。乳幼児では、成人以上に睡眠が健全な成長に必要であることを考慮すれば、これらの影響の深刻さは容易に想像できる。

三分節から見た乳幼児の心身アンバランス

次に、今日の乳幼児の心身に生じているアンバランスについてより詳しく解説してみたい。

この分野の人体の仕組みの基本的理解の一つに、「三分節」という視点がある。人体には、主に三つの機能的な分節が存在すると理解する。まず、頭部とは対極にある、横隔膜から下方の腹部臓器と四肢を含めた部分を「四肢代謝系」と呼ぶ。この領域からは、生理学的に成長したり、生命物質を構築したり熱の産生を促進したりする作用が全身へわたって働きかけられる。この領域は、睡眠中に最も盛んに活動し疲労を回復させ、健康を促進する。一方、対極の「神経感覚系」と呼ぶ頭部の領域からは、体内で生理学的に作られた生命物質を分解したり排泄したり、熱の産生を抑制し体を冷やしたりするような作用が全身にわたって働きかけられている。日中の活動中に最も盛んに活動し、目覚めた意識を支えている。両者の中間には、「心臓による血液の循環」と「肺による呼吸」に見られるようにリズム的な運動を特徴とする臓器が存在する。この部分は、体の上下の両極、体の中心と末梢、外界と内界などを仲介し「リズム系」と呼ばれる。この三つの領域のそれぞれに対応して、「行動を起こす時の意志の活動」、「思考の活動」、「感情の活動」といった三つの心の機能が関連する。そして、生体はこれらの領域の動的なバランスの中で健康が維持されている。

病的な状態とは、この三つがバランスを失った状態なのである。「頭寒足熱」ということばがある。文字通り、健康状態では頭部は冷たく腹部と手足は温かい。病気では逆転する。中耳炎になると頭部が熱くなり手足が冷えるのがこの例だ。こうした三つのそれぞれの要素は、全身にくまなくさまざまな強さで作用しており、例えば、頭部の神経感覚系の作用は、腹部の四肢代謝系の領域でもさまざまな強さで機能しているし、またその逆もある。

乳幼児・小児期には、基本的には、下部の四肢代謝系が活発に活動して、吸収した栄養分を自らの血肉へと変容しつつ急速に成長していく。例えば、胎内での胎児の「手のひらと指」の作られ方を例にとる。まず、胎児の肩の部分に丸い突起ができる。ここでは、四肢代謝系からの作用が主体であり、血管を介して多くの栄養分が集められ細胞分裂と細胞増殖が盛んになって、将来の手のひらと指の元となる粘土の塊のような丸い突起のような構造が作られる。さて、次が神経感覚系の出番である。頭部からのさまざまな神経作用やホルモン作

図　耳の3分節

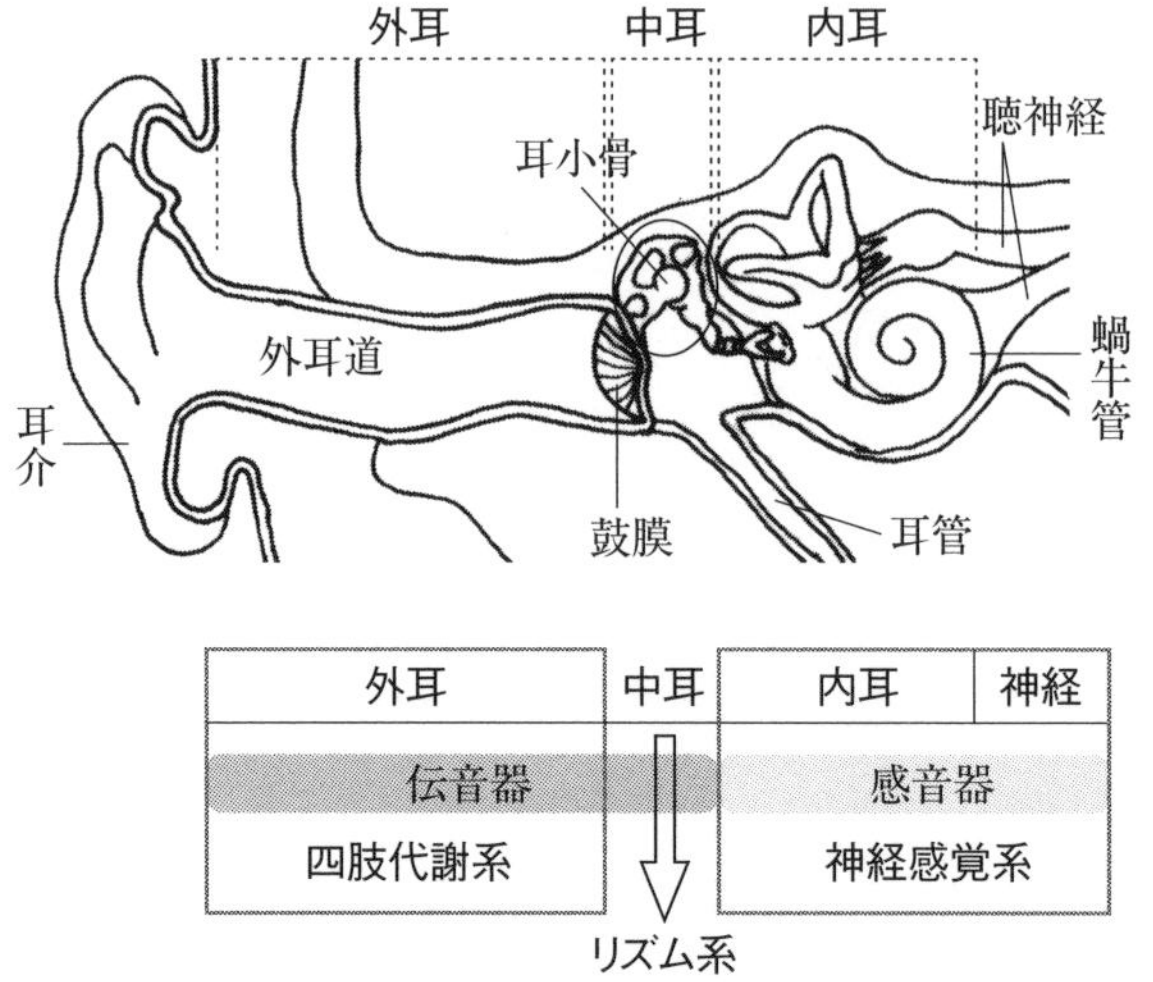

用などを介して、先ほどの丸い突起の部分で、まとまった細胞死が生じることで「刻み」が加えられる。「四つの刻み」が入れば、結果として五本の指の形態が現れることになる。このように、四肢代謝系からは、生体を成長させ空間における生体の容積を増やすような作用が働きかけられる。一方、神経感覚系からは、まるで人体の外から庭師の枝きりのような作用が働きかけられる。小児期の生体内でも、もちろん頭部の神経感覚系からの作用も働いているが、常に四肢代謝系からの構築作用の方が相対的にまさるので、結果的に急速な成長が実現できるわけである。

　副鼻腔炎や中耳炎は頭部に発生するので、部位的には「神経感覚系」に生じる病気であると誤解されがちである。しかし、全身的には中耳腔（鼻の後ろから耳管でつながる鼓膜の後ろにある空間）や副鼻腔の空間も気管や肺と同じ呼吸器官の一部であり、人体の下部と上部の中間の「リズム系」という器官群に属する。最近明らかになった次のような事実は、まさにこれを裏づけている。すなわち、中耳腔でも、血管を介して肺と同様に酸素と二酸化炭素のガス交換が行われていることが確認されている。

乳幼児期に副鼻腔炎や中耳炎が生じる理由の一つとして、まだ、身体の上下の両極のみ強く働くため、この中間にある未発達な「リズム系」には、さまざまな負担が生じることが関係しているという。副鼻腔や中耳は、本来は呼吸器官なので、代謝四肢系に属する消化管のように分泌活動はあまり盛んではないのが正常である。ところが、ここまで紹介してきた食生活やライフスタイルの乱れになどより三分節がアンバランスになり、そこに感染も加わって、本来は呼吸器官である中耳や副鼻腔で病的な分泌活動を伴った炎症が生じてしまう。

また、人間は、呼吸器官によって単に酸素や二酸化炭素の物質的なやり取りのみを行っているわけではない。先ほどすでに指摘したように、乳児といえども感情の動きは呼吸運動と密接に関連している。したがって、中耳炎や副鼻腔炎でも、例えば、両親の人間関係は安定しているかといった、精神的な環境も十分に配慮される必要がある。この影響は、先ほど指摘したような視覚や聴覚を介したメディアによる神経感覚系の興奮状態と相まって、睡眠過程を阻害し、四肢代謝系の活動を妨げ、三分節のアンバランスを助長することになる。

まとめ

ここまで、詳細に探ることで因果関係が推察され、実際に鼓膜切開の繰り返しや抗生剤の頻回投与を減らせる可能性が高い多様な問題点と理解を紹介してきた。こうしたことに配慮した耳鼻咽喉科の診療がほとんど行われていない現状は残念なことだ。その理由は、本論の冒頭で述べたように、西洋医学的な中耳炎の診断と治療は、何よりも「細菌感染としての中耳炎」という一見とてもわかりやすいが、実際には不十分な説明に基づいているからだ。ここでは、「原因が細菌で、結果が中耳炎」である。したがって、原因菌を明らかにして適切な抗菌剤を選択することのみが最も重要とされる。

しかし、アントロポゾフィー医学では、これまで具体的に紹介してきたように、侵入してきた細菌がどのような原因で体内に侵入することになったのか？　さらに踏み込んで、背景となるさまざまな原因を探る努力もおしまない。基本的には、中耳炎の真の原因は一方的に細菌のみにあるわけではなく、細菌感染を誘導するようなトータルな体内環境（免疫状態もその一つに含む）にあると考える。さらに、こうした体内環境を取り巻く、食生活を含めたライフスタイル全般と精神面を含めた外的な環境にも可能な限り注意をはらう。感染症は、いわば原因菌にとって魅力的な患児の体内環境に誘導されて侵入してきた細菌によって、最終段階としての中耳炎にいたる。かつ、その過程自体が、免疫系の訓練という合目的な側面も担っている。したがって、基本的には、突然降ってわいた事故のような意味のない偶発的な事件とは考えない。内外のさまざまな要因が関係して、ある意味では当然の結果として、生理的で自然な成長過程をはずれて生じた結果であると理解する。

今回紹介した視点に立つとき、中耳炎ひとつを例にとってみても、医師の多角的視点と教育的な能力が、とても重要となってくる。さらに、医師には社会改革の一端を担う覚悟も求められる。なぜなら、病いを抱えてやってくる子どもたちや家族は、ライフスタイルに関連した社会のひずみをさまざまに抱えている側面があるからだ。医師が、こうした社会のひずみやゆがみを敏感に察知し、適切にフィードバックできるような社会を築いていきたいと考える。より個別性に配慮できる柔軟な社会システムを構築し、結果としてより健康促進的な社会を実現する上で、ここで紹介したようなアントロポゾフィー医学の多角的視点は今後ますます重要になってくると考える。

注

鼻洗浄液の利用を簡易型の鼻汁吸引機とともに薦めている。この簡単な処置のみで、中耳炎の原因となる副鼻腔炎の悪化も防げることが多い。重層食塩水（食塩五グラム、重層二・五グラム、水五〇〇ミリリットル）五〇〇ミリリットルペットボトルに入れ、小分けして使う。スプレーに入れ、使用時に温めて使用。

耳鼻咽喉科

耳鼻科疾患におけるアントロポゾフィー診療訪問記

福元　晃

私は十カ月ほどドイツに滞在し、アントロポゾフィー医学の基礎を学ぶコースに参加した。そして、ドイツでアントロポゾフィー医学を実践しているいくつかの診療所、病院などで見学をさせていただいた。そこで、この節では耳鼻科疾患の治療を中心に、実際、ドイツのアントロポゾフィー医学を実践する医師たちがどのように診療を行っているのか、またそこで教えていただいたいくつかの基本的な考えなどを一部ではあるがご紹介したい。

はじめにシュヴァルツヴァルト南部の温泉町、バーデンヴァイラーで開業している呼吸器内科の医師のもとで見学をした。喘息など呼吸器疾患の根として、鼻や副鼻腔の治療も彼が行っていたからである。

彼の診療で印象的であったのは、触診で患者さんが痛みを感じるところ、敏感となっている部分、いわゆるトリガーポイントに薬を皮下注射することであった。例えば喘息の患者さんの背中、肩甲骨の内側に、肥料に銅（Cuprum）を混ぜて育てたタバコから作った製剤、タバクム・クプロ・クルトゥム（Tabacum Cupro cultum）、水晶（Quarz）、クリスマスローズ（Helleborus niger）から成る注射用製剤をそれぞれのアンプルから少量ずつ注射器にとり、三〇ゲージなどの細い針で皮下注射をしていた。ある患者さんは打った数分の後、呼吸が楽になったと言っていた。タバクム・クプロ・クルトゥムは気管の狭窄を和らげることを期待して、水晶は粘膜、皮膚など外界との境界、外界を知覚するところの過敏性に対して、またクリスマスローズは心理的な要因も強いと考えられる患者さんによく使用していた。

喘息の患者さんは、主に右肩甲骨の内側、前胸部の右上方、胸骨の下方を触診すると痛みを訴える方が多く、同部や、また頸切痕のあたりに彼はよく注射をしていた。

彼は患者さんに、「喘息もアトピー性皮膚炎と同様である。アトピー性皮膚炎は掻くことによりどんどん悪化する。喘息でも中途半端な治療で気管が拡張したり、収縮したり、咳が続いたりすると粘膜を傷つける。なるべく粘膜に傷をつけないよう症状を安定化させることが重要だ」と説いていた。彼は患者さんにアレルギー日誌をつけさせ指導した。ある患者さんはステロイドとβ刺激薬（気管支拡張剤）の合剤の吸入だけではピークフロウ（気流制限を客観的に評価する方法）が安定していなかったが、彼の治療を受け始めてからピークフロウが一定になっていた。彼の指導の効果もあったのであろうが。

副鼻腔炎の治療で抗生剤を使用すると、鼻は一時的には改善するが、その後喘息が悪化するので注意が必要だと彼は言っていた。副鼻腔炎の治療にはよくアルゲントゥム／ベルベリス（Argentum/Berberis）の注射剤を眉間、鼻翼の両わきに皮下注射していた。患部の近くに打つのはより局所に効かせるためである。アルゲントゥム／ベルベリスは銀（Argentum）とベルベリス（Berberis vulgaris）からなる製剤である。銀は感染症に対して使用され、ベルベリスには粘膜の収斂作用が期待される。

先ほどのタバコについてであるが、アントロポゾフィー医学のある勉強会に参加したときのことをご紹介したい。そこではある医師がタバコについて調べ発表していた。タバコは生長力が強いが、多くの水分と熱を必要とするそうである。タバコは毒性植物で、葉や、また花にもいくらか毒がある。ニコチンである。しかし種には毒がない。毒性植物というと、例えばベラドンナのようにある種奇抜な形態をとっているものが多いように思われる。ベラドンナは葉の下の影になって花を咲かせるのも印象的だが、その花をつける部分の葉序もまた特別である。対となる葉が上方へ向かい、下に残った葉と同じ方向を向く。[1]ある医師はこれを水銀の変形（merkurige Deformierung）と呼んだ。タバコはそれに対し、その葉序は非常に美しく秩序だっており、外観はあまり毒性植物を思わせない、原植物的な形態をしている。ある意味、その毒性、変形を克服しているかのようである。タバコの製剤は気道の変形（リモデリング）をともなうような疾患、喘息、また慢性閉塞性肺疾患などにも用いられるようである。

次にベルリンで開業している耳鼻科医の診療所に伺った。まずそこでご指導をいただいたのは色を意識するということであった。鼻の粘膜の色を朝から晩まで観察してみなさいと言われた。粘膜の色で、そこでのアストラル体のかかわりをみる。アストラル体とはアントロポゾフィー医学で考える人間の構成要素の一つである。蒼白になっているときはアストラル体が離れているのである。ある一歳半の女の子の診察を見学した。彼は彼女の鼻粘膜が蒼白であることと、腹部を打診し、鼓腸があることを指摘した。その子にはタンポポ（タラキサクム〔Taraxacum〕）から作られた製剤を処方していた。肝臓の機能を刺激するためである。また彼らは体の熱の状態、冷えなどを重視する。話を聞くだけでなく実際足を触ってみるよう言われた。

最後に伺ったのはノイミュンスターで開業している耳鼻科医の診療所である。そこでは、ほとんどアントロポゾフィー医薬品だけで治療がなされていた。

アントロポゾフィー医学では通常の医療の診断だけではなく、人間において、神経感覚系、四肢代謝系、またその二つの対極のバランスをとるリズム系の三分節をみて、その相互関係を評価する。この三分節は解剖学的な分節ではなく、あくまで機能的な分節である。気道、消化管は全て粘膜で覆われているが、彼らは粘膜を代謝系として一体のものと考えていた。例えば副鼻腔炎では、副鼻腔の治療だけでなく代謝系の中心器官としての肝臓の治療も重視していた。代謝系の働きが整うと粘膜の働きも整うというわけである。問診では、食欲はどうか、何を好んで食べるか、腹痛が生じるかなどお腹の調子も聞いていた。

食後に採血をすると脂肪や糖が上がる。しかし、それだけではなく、白血球数が増え、赤血球沈降速度も上がり、血液の温度も上昇する。これは炎症でもみられる所見である。消化過程では食事とともに異物が入ってきて、それらが克服されていく。消化器系においてこれが生じれば生理的であるが、それが誤った場所、誤ったタイミング、誤った程度で起これば、病気、すなわち炎症というわけである。消化器系を適切に働かせようとするのは、例えば頭部という誤った場所で起きている過剰な代謝、消化活動、すなわち炎症を、正しい場所に戻そうという意図もある。

アントロポゾフィー医学では人間を物質体だけではなく、さらにエーテル体、アストラル体、自我の四つの構成要素からなるものとする。エーテル体は生命あるいは造形力体とも呼ばれ、植物界と共有する。生きているものは全てエーテル体を持つ。アストラル体は感情体とも呼ばれ、動物界と共有する。アストラル体により、例えば、喜び、痛みなどの感情を内的に感じる。自我は唯一人間が持ち、自己意識を与え、それぞれの個性を刻む。そして自我は熱と、アストラル体は気体と、エーテル体は液体と、身体は固体と関係がある。自我機構は固体、液体、気体、熱機構のすべてに介入するが、それは熱機構という回り道を通してのみであり、同様にアストラル体は直接は気体機構のみに、エーテル体は液体機構のみに介入する。

その診療所の医師は熱はαとΩと言って、治療において熱を重視した。また彼は気道に十分に空気が通っていることを治療の目標としていた。鼻、のど、また九〇度の硬性鏡を用いて上咽頭と喉頭を確認、中耳や副鼻腔もティンパノグラム（耳鼻貯留液の有無をみる検査）や超音波を用いて検査し、常に十分に含気化されているかどうかを確認していた。「mehr Luft（もっと空気を）」と言っていた。

彼は頸部の筋の緊張も診た。今、多くの人がコンピューターを用いた仕事などで頸部の障害を持っているそうである。筋が硬くなっているところはアストラル体が強く介入しすぎていると言っていた。筋の緊張がみられる部分にアルニカ／レヴィスティクム（Arnica Levisticum）という薬剤を皮下注射していた。大まかにアルニカは筋の外傷に、レヴィスティクムは痙攣に対して効果がある。また頸部を温めるよう指示した。

副鼻腔炎の治療に戻りたいと思う。彼は「何かを排出しなければならないというのが炎症であり、炎症はすでに治癒のはじまりである。それを支えなければならない」と言っていた。副鼻腔炎に関しては、代謝プロセスと関連し、その排泄を促す目的でヘパ・スルフューリス（Hepar Sulfuris）という硫黄（Sulphur）とカルシウムからなる製剤を中心に治療していた。そして先ほどの肝臓などを刺激する目的で、成人ではコレオドロン（Choleodoron）、ヘパトドロン（Hepatodoron）という製剤を処方した。ドロンとは贈り物という意味があるそうである。コレオドロンはクサノオウ（ケリドニウム〔Chelidonium〕）などからなる製剤で胆嚢への贈り物、ヘパトドロンはブドウとエゾヘビイチゴ（ワイルドストロベリー〔Fragaria vesca〕）の葉からなる製剤で肝臓への贈り物というところである。消化活動が高まる朝と昼にコレオドロン、構築へと向かう夜にヘパトドロンを内服するよう指示した。消化に負担をかけないようにするために、動物性蛋白に関しては豚よりも鳥や魚を、牛乳よりもチーズを、朝にはあたたかい食事をとるよう指導し、足の冷えがある場合は足浴を勧めていた。

耳鼻科疾患にはさまざまなものがあるが、メニエール病もその一つである。メニエール病の患者さんにはゲンチュード（Gencydo）というレモンとマルメロからなる製剤で治療をしていた。患側の肩のあたりに、その注射用製剤を皮下注射する。その患者さんは難聴のみを反復するタイプであった。今まではどの治療でも発作が多かったが、この注射を始めてから発作がだいぶ少なくなったと言っていた。

植物にも花、葉、根の三つの分節がみられる。花においては、におい、甘味、色などの動物性、アントロポゾフィーではアストラル性といわれるものとの関わりがみられる。

レモンは、その葉をちぎるとレモン特有の香りが漂う。レモンは花だけでなく果実や葉においてもにおい物質の形成がみられる。レモンはこのように――ここでは香りであるが――アストラル性をより強く自身に受け入れている。レモンの果実を見てみよう。果実を切って、その断面をみると、本来、香りは外に向かって広がっていくものだが、そのにおい物質は黄色い皮にとどめられており、その皮が破られたときにはじめて香りを感じる。黄色い皮の下にはスポンジ様の厚い層があり、その下に果汁の層がある。果汁は毛状体という棘の袋のようなものに包まれている。この果汁を含む毛状体は、スポンジ様の層から内へ、中心へ向けて生長する。レモン果汁は酸性である。[2] 酸はアストラル性に関連するとされる。レモンにおいてはアストラル性の内に向かう、求心的な傾向がみられる。

意識が周囲へ、外に向かいすぎると、内への、エーテル体への精神的（自我）、魂的（アストラル的）な活動は弱まる。すると、液体有機体の管理が低下し、組織が緩み、液体有機体が膨張する。[2] メニエール病では内耳の浮腫、むくみが生じる。レモンは厚い皮で気体と液体の境界を作り、酸はアストラル性を強める。シュタイナーとイタ・ヴェークマンの共著では、ゲンチュードによりアストラル体がエーテル体の方向に向かうよう刺激することができると記載されている。[3] このような刺激がこの患者さんには効果を生じさせたのかもしれない。ゲンチュードは花粉症の治療にも用いられる。

注

1 Friedwart Husemann, *Anthroposophische Medizin*, Verlag am Goetheanum, 2009.
2 P. A. Pedersen, "Pharmazeutische Betrachtungen zu Gencydo," Weleda. Korr.bl. f. Ärzte 129, 20-33, 1991.
3 Rudolf Steiner und Ita Wegman, *Grundlegendes für Erweiterung der Heilkunst*, (1925), GA27, Rudolf Steiner Verlag, 1991.
ルドルフ・シュタイナー、イタ・ヴェーグマン『アントロポゾフィー医学の本質』浅田豊、中谷三恵子訳、水声社、二〇一三年。

歯　科

歯・口腔からみる三分節構造と四つの構成要素

山本　勇人

はじめに

人間の身体はたくさんの要素が幾重にも影響し重なり合って、ひとつの生命体を構成している複雑系である。私たちは経験的に、身体のある部分の健康状態が体全体の健康に互いに関わり、影響しているフラクタルな存在であることを知っている。それでは果たして、私たちの臓器に何か目には見えない共通原理が働いているのだろうか。そのような問いかけに対して、アントロポゾフィー医学的な観点で口腔から全身を観察すると、これまでの医学体系を越えた歯と身体との新しい相互関係が拓けてくる。

人間にとって口腔は、原始的な生物とは異なり、単に食物を外部から取り入れる消化器の入り口というだけではなく、さまざまな機能と役割を担う器官として進化を遂げた。例えば口唇や前歯による食物の知覚、そして歯と舌によるリズミカルな咀嚼に始まり、舌では味覚を、歯は歯ごたえを感知して、食物として適するものかどうかを経験的に感知する。また唾液腺からは唾液が分泌され消化が始まり、舌と頬粘膜は食物を効率的に咀嚼しやすいように、上下の歯の咬合面に誘導する。下顎は咀嚼筋群による咀嚼運動をもって消化しやすい状態にまで噛み潰す。

人間特有な口腔の機能としては、咀嚼をしながら鼻呼吸し、さらに自我の発露として会話をする能力も備わっている。人間は進化の過程で口を用いて、複雑なコトバを表現するまでにいたり、その経験を言語として蓄積することで文明を創造してきた。このように人間は複雑な機能と役割を、口腔という狭い空間で見事に協調させている。

ストレスが多く体調のすぐれない時には、舌や頬粘膜が荒れて口内炎ができ、歯肉が腫れ、歯も浮いた感じになることは誰でも経験する。また口が渇き口臭を自覚し、歯を「食いしばる」傾向を認めることもある。まさに口腔は、全身と精神状態を映し出す鏡である。

このように人間の口腔は、地球上の生物の進化の頂点として、さまざまな機能的要素が複雑に重なり合っている。それでは、これらの高度に分化した口腔機能と全身との関係性を、アントロポゾフィー医学的な視点で、どのように解明することができるだろうか。

口腔系の機能的三分節化

シュタイナーは一九一七年に『魂の謎』(*Von Seelenrätseln*)という著作の中で、人間の機能の「三分節化」という法則性について初めて提唱した。機能的に人間を見た場合に、頭部領域における「神経感覚系」、腹部・四肢領域の「四肢代謝系」、そしてこの二つの間にあってバランスをとっている「リズム系(呼吸循環系)」の三つのシステムの分節化が認められる。

ここで重要なのは、「全身をこの三分節化の視点から観察すると、機能的な三分節化は全ての臓器に認められると同時に、空間的な中心も形成し、各中心はひとつの機能が他の機能よりも相対的に優位に働いている」

ということである。そして口腔も、この三分節化におけるさまざまな要素が重なり合った場所である。以下、口腔のそれぞれの器官を三分節化という視点から観察していく。

歯と歯周組織の三分節

まず歯の解剖学的な位置的関係から機能を見ていくと、前歯部は嗅覚と共に、まず食物を噛むことが可能な硬さかどうかを瞬時に確認する「神経感覚系」としての働きがある。小臼歯は舌の運動と協調して咀嚼のリズムをつかさどる「リズム系」の働きを担い、さらに大臼歯は食物を小さく咀嚼して唾液と共に消化を開始する「四肢代謝系」の役割がある。

一本の歯を観察すると、歯冠部は口腔に萌出してその内部には歯の神経（歯髄）がある。歯根部は歯の代謝と支持を担う骨に支えられているが、歯根と骨の間には歯根膜という組織があり、歯根は歯根膜の支持組織に繋がっていて、リンパ液の中に浮いている状態である。咀嚼の際には、歯は安定位である部位を中心に上下にリズム運動する。噛むことで、歯は歯根膜空隙にあるリンパ液を圧縮し、支持繊維が伸張する。一見強固に見える歯は、実際には歯周組織の中で、微少ながら上下に揺れ動く浮いた状態である。このように歯と周囲組織の構造を見ても、三分節構造が存在する（一一四ページ、図1）。

歯列形態との関係

人間以外の動物との比較解剖学的な観察により、哺乳類の歯列はそれぞれの動物で優位な部分により、神経感覚系では前歯、四肢代謝系では大臼歯、そしてリズム系ではその中間部が発達している傾向が認められる。

人間の成長を観察すると、子どもの身体的な発達において、最も早く発達をとげるのは、頭部を形成する神経感覚系である。躯体部の固有の発達は、誕生後に開始され下肢の領域では思春期に始まる。つまり子どもの身体の成長運動は、頭部から四肢に向けて放射状に進む。

永久歯列の発達過程では、最も早期に生え変わりを始めるのは前歯であり、それに第一大臼歯、犬歯から小臼歯へと続き、最後に現れるのが第二、第三大臼歯である。最初に前歯とともに歯の神経感覚系の極が現れ、その後に、リズム系と四肢代謝系に対応する部分が現れる。従って機能的に前歯は神経感覚器的な要素が多く、小臼歯には咀嚼のリズムを助ける役割、臼歯は食物をすりつぶす消化器として四肢代謝系の働きを担う。つまり歯列の発達における時間的なプランにも、人間的な構成プランが反映されていることがわかる（一一四ページ、図2）。

舌の三分節

舌診は中医学の診断では部位診として用いられ、舌のどの部位に現れるかによって主病変を特定する方法である。一般に舌の前方部（上焦）は心と肺：リズム系、中央部（中焦）は脾・胃、舌側は肝・胆、後方部（下焦）は腎：四肢代謝系、といわれている。中医学の分類には含まれないが、舌尖部は神経分布からも特に敏感な神経感覚器であることを考えると、舌においても三分節化が認められる（一一四ページ、図3）。

摂食・咀嚼・嚥下

摂食から嚥下へいたる機能的な側面から口腔を見ていくと、まず口唇・前歯・舌先部により食物を感知し噛み切る。舌が味覚により摂取可能な物かどうかを判断した段階で、咀嚼というリズミカルな運動が始まり、咀嚼運動は四肢代謝系からの唾液の分泌と共に、下顎の上下回転運動により進行する。舌の運動はその複雑な動きを制御して、タクトを振る役割を果たしている。そして噛み砕かれた食物は、舌と口唇により口腔が閉鎖され、咽頭部から食道に吸い込まれていく。咀嚼力を担っているのは、下顎を支える咀嚼筋群である。このように食物の感知から咀嚼、嚥下にいたる過程においても、機能的な三分節構造による見事な協調が行われている。これらの過程をまとめると以下のようになる。

①外界に向けられた口唇・前歯・舌先部：感覚の極。

②味覚とリズム性の咀嚼。

③食物は嚥下反射により消化・代謝が行われる無意識の領域へ入る。

歯の生え変わりの過程

歯の生え変わりの現象を考察してみよう。人間の永久歯列は他の哺乳類と比較して、均整のとれた放物線を描いている。人間の歯の生え変わりは前歯から始まるが、これは乳歯期において、永久歯が上下顎骨内で形成される際の順番に関わっている。そして三歳から七歳の間に第二大臼歯までの歯冠部が完成するが、この期間中、子どもの身体は神経感覚系からリズム系、四肢代謝系にいたる人間の体の全体の基本構造を、ほぼ完成させる。永久歯の歯冠部形成は、身体内の成長過程と同時に行われているのである。それに続く歯根の完成と共に、歯の生え変わりの過程は、目に見えない子どもの内部成長を映し出す鏡でもある。永久歯の美しい放物線のアーチの形成は、人間の成長過程における神経感覚系からリズム系、四肢代謝系にいたる均整のとれた身体の成長過程の記録として現れる。

口腔の機能的三分節

口腔全体の機能を空間的に考察すると、口蓋と歯および舌に囲まれた上部領域は、口腔内では神経感覚系が最も優位に働いている。上顎の歯は歯根膜により支えられ、これは非常に鋭敏な圧受容器でもある。この感覚により、初めて食べる物が咀嚼に適した物であるかを瞬時に判断する。

口腔系の3分節構造

図1

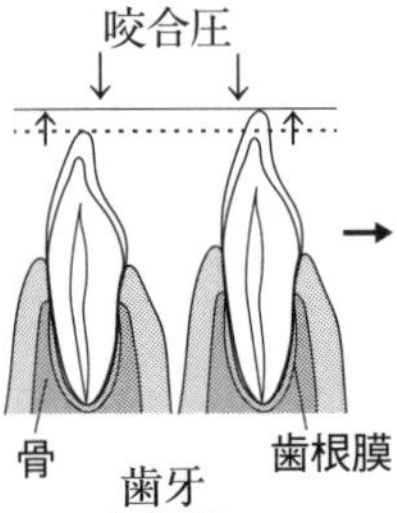

歯牙
歯根膜
骨

図2

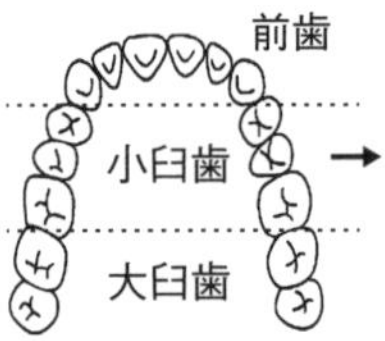

前歯
小臼歯
大臼歯

図3

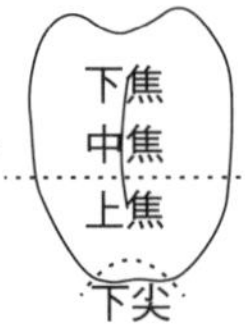

下尖
上焦
中焦・下焦

図4

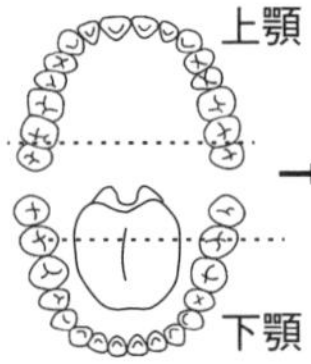

上顎
下・空間
下顎

図5

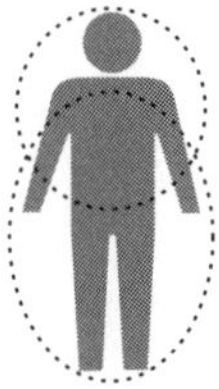

神経感覚系
リズム系
四肢代謝系

図6

〔上部領域〕
上口唇
口蓋
上顎歯
舌（感覚機能）

〔中間領域〕
舌（運動と感覚機能）
咀嚼運動
嚥下機能
発音
顎関節

〔下部領域〕
舌（運動機能）
口蓋
下口唇
咀嚼筋
唾液腺
下顎骨

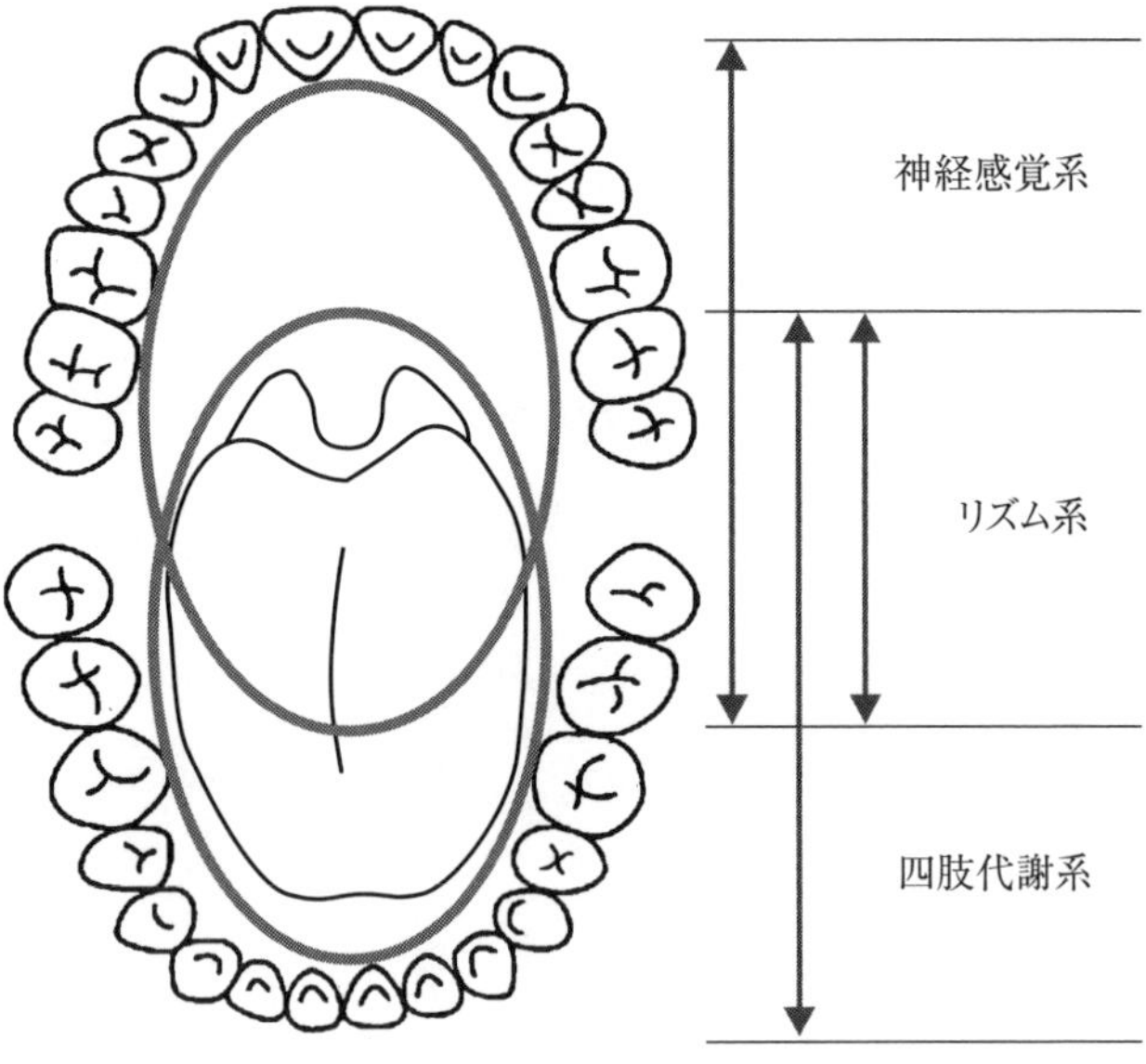

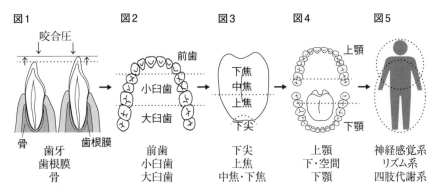

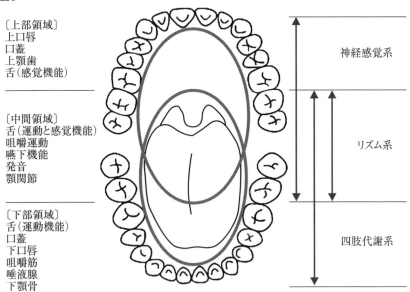

舌は非常に敏感な触覚受容器である口蓋に、食物を擦り付けながら温感や味覚を感受する。人間の味覚は単に甘い・辛いといった単純な味覚の区別だけでなく、「旨み」という精妙な味覚も非常に発達し、その時の感情や記憶にも影響を与える。

口腔の中間領域は舌と口唇・頬粘膜および下顎の咀嚼運動によるリズミカルな動きが支配する空間である。そして人間特有の発声や複雑な言語の発音は、この舌の自由なリズム運動によって可能となる。

さらに下部領域では下顎骨が咀嚼筋の力を伝達し、唾液腺が唾液を分泌し消化を助ける。一番外側には頬粘膜と咀嚼筋群および口唇が取り囲んでいるが、これにより食べた物は口腔内に留まっている。そして口唇や下顎の「物をくわえる機能」は、時には手の代用としても用いられる。これらは明らかに四肢代謝系としての機能である。

このように口腔を機能的に見ていった場合に上部・中間・下部領域では三分節においてそれぞれの機能が優位に働いていることが理解できる（図4、図6はその詳細図）。図1から図5までの連なりは口腔から全身への三分節構造と各部位との関連性を示す。

四つの構成要素

シュタイナーは生命を肉体（物質体）、エーテル体（生命体）、アストラル体（感受体）、自我機構（自我）の四つの構成要素で成り立っていると捉えた。これらの区別は、ふつう五感では感知できないので、直ちに理解し難い考え方であるが、超感覚的能力に優れていたシュタイナーは、自身で感じとったこの生命の実相を、多くの講義の中で述べている。

エーテル体は物質に「いのち」の流れと成長をもたらすものである。例えば、植物は物質体とエーテル体から成り立っている。これは人体において成長や生殖をつかさどる力である。そして肉体とエーテル体に加えてアストラル体が加わると、哺乳類に見られるような意識や感情といった精神活動の影響が加わる。さらに地球上の進化の頂点である人間には、自我機構が備わっている。これにより、人間は単なる動物の本能を超えた自由な個性・意思を持つことになった。それでは、この人間の四つの構成要素と口腔はどのように関わっているのだろうか。

肉体（物質体）

物質的に見ると、歯のエナメル質は人体で最も硬い組織で、水晶とほぼ同じ硬度に相当し、自立的な再生力を持たない組織である。しかしながらこの再生力がないという特性により、歯の萌出から一生に亘って外部から取り入れた食物に含まれる元素が、加齢と共にエナメル質によって吸収され、化学的な記憶として蓄積される。

日本国内で歯科治療に用いられる金属については、全身にどのように影響しているのか、今後アントロポゾフィー的な研究の待たれる分野である。特に異種の金属が口腔内に用いられている場合に、溶出した金属イオンが口腔や消化管粘膜から吸収され、金属ナノ粒子になることで金属アレルギーの発症につながるが、アントロポゾフィー医学では、金属製剤は重要な薬剤として用いられることからも、口腔内金属との相互作用も考慮に入れる必要がある。

エーテル体（生命体）

エーテル体は物質体の建築家としての役割を果たしている。乳歯や永久歯が顎骨内で形成される時にその形成力、歯が生える時の萌出力として働く。また口腔粘膜、象牙質、骨の修復と再生も担う。唾液の分泌や流れをもたらし、血液、呼吸を通じて熱の交換を行う。そして咀嚼運動により一連の消化吸収過程の最初の部分を担う。その根本的な性質は、変容能力（メタモルフォーゼ）である。

もうひとつ大切な役割として、身体の時間係りを担っている。乳歯がある一定の年齢で永久歯に生え変わるのは、エーテル体の働きがあるためである。シュタイナーはエーテル体のことを時間的身体（Zeitleib）と呼んだ。これをバイオグラフィー（二三七ページ参照）との関連で見ていくと次のようになる。

第一・七年期（誕生から七歳）身体の成長期：乳歯列

第二・七年期（七歳から十四歳）魂の成長期：歯の生え変わり（混合歯列）

第三・七年期（十四歳から二十一歳）思考の成長期：永久歯列

アストラル体（感受体）

エーテル体の働きに加えて、アストラル体が空間的な位置に加えて内部から働きかけ、エーテル体の数を数えて、個人の固有の歯列・口腔を形成、発声を担いコントロールする。つまり歯の生え変わりにおける指揮役を果たす。シュタイナーは一九二一年にこう述べている。

「アストラル体は区別しながらエーテル体の数を数えながら形づくる。アストラル体とエーテル体のあいだには数があり、この数は生きている私たちの内部で働いている[1]」

身体の中で、例えば脊柱では、形態的に「五の数」は外に開かれ自由に動き流れる部分に現れ、「七の数」は自己の内に閉じた組織分化された部分に現れる傾向がある。

乳歯列は片側ずつ五本の歯を基本としており、歯列全体の形態も円形のアーチをしており、歯と歯の間には空隙があり外に開かれた空間を形づくっている。これに対して、永久歯列は片側七の数を基本とし、歯列のアーチは放物線を描き、空隙もなく閉じた空間を形づくる。

歯の生え変わりを、「五から七の数への移行における内部意識の変化」という視点から見ると、幼児の「眠るような」意識状態から、大人の「自己に目覚めた」意識レベルへの移行の過程を意味する。これは音階の性質と共通性がある。五音階性の音楽は古い民族音楽やグレゴリオ聖歌の旋律のように、聞く者の意識を眠れるような状態に導き、七音階性の音楽は、近代の音楽のように人々の好みに合った、意識の覚醒へと導く。

歯の生え変わりは、バイオグラフィーにおける第二・七年期（七歳から十四歳）の開始とほぼ一致し、これは第一・七年期から第二・七年期への移行期にあたる。そして五（乳歯列）から七（永久歯列）へと移行するステップでもある。また小臼歯の萌出期は、気管支分岐の成長が完結する時期（九歳から十歳）に相当する。これは呼吸システムの成熟を意味する。呼吸と血液循環を通じて、感情システムが独立して働くようになり、これは固有の内面性（自我）を備えた存在となることも意味する。

こうして両親から譲り受けた遺伝的な影響を受けた発育から、その人自身の個性（自我）を作り上げる成長へと移行する。つまり歯の生え変わりの過程は、その子どもの内面的な移行過程を映し出しているのである。

子どもの精神発達期において特に大切なのは、子どもの乳歯と永久歯の数が同じになる期間で、これは「霊的な休止期」と呼ばれ、子どもの個性と遺伝による身体の戦いが均衡に達している時期を表している。つまり口腔は歯の生え変わりにより、子どもの魂的・霊的な発達のなりゆきを直接観察できる場所なのである。

アストラル体はそれ自身が空間的なものではないが、空間的なものに働きかけ、上下の歯の噛み合わせを完成し、口腔を形成する。こうしてエーテル体（生命体）の内部に深く響きわたることで、アストラル体は生命の空間化をもたらす。永久歯列を作り出す成長には、次の二つの流れの方向性がある。

①身体のかたちの成長方向：上から下へ向かう「生命の造形・空間化の流れ」

②魂化の流れ：夢見る、開かれた下部領域から、目覚め、自己の内に閉じた意識の領域へ上昇する「意識化の流れ」

この二つのプロセスは、互いに向き合うエーテル体とアストラル体の流れとして、相互に浸透することで永久歯列が完成する（この二つのプロセスについての詳細は他節を参照されたい）。

自我機構

エーテル体とアストラル体の共同作業により、顎骨内部での永久歯成長は、歯冠部形成と乳歯根の吸収により、造形芸術のように行われる。乳歯根から吸収されたエーテル体の成長力は変容・解放され、アストラル体と自我機構の構築へと向かう。成長過程において、植物や昆虫など物質とエーテル体で構成されている生物では、哺乳類のような吸収を伴った成長は認められず、新しい組織を増殖させることによってのみ組織形成が行われる。

こうして構築された自我機構は言語の発声・発音を担い、舌の動きにより口腔という固有の空間に働きかける。また個人特有の味覚を感受する。そして第三大臼歯の萌出により、自我機構は約二十一歳でほぼ完成し、バイオグラフィーにおける第三・七年期から第四・七年期へ移行する。一般的に人間以外の哺乳類には歯列不正や噛み合わせの異常がほとんど認められないことは、自我機構が人間の咬合に関わっている、一つの根拠になるのではないだろうか。

日本語の表現には、「喜びをかみ締める」「歯が浮くようなお世辞」「歯がゆい」など、歯と自我機構との関係を連想させる表現がある。これは噛み合わせの感覚が、自我機構と深く関係していることを暗示している。その理由としては、この噛み合わせという感覚が、生命維持のために最も必要な摂食行動と深く関わっていることにより、進化の過程でその時の感覚と記憶を自我機構が大きく担うようになったから、と考えられる。そして正しい噛み合わせ感覚は自我機構の情報（記憶）を最適化している可能性が考えられる。

就寝中のブラキシズム（歯ぎしり・食いしばり）については、現代医学ではストレス説とストレス解消説があるが、アントロポゾフィー医学の観点から見ると、覚醒時に噛み合わせ感覚と共に経験した情報は、ブラキシズムにより自我機構へとフィードバックされ、情報整理が行われている可能性がある。

自我機構は口腔でエネルギー変換されて「コトバ」となる。自我機構はその「コトバ」を生み出すために身体の成長に必要な力（エーテル体）を犠牲にする。このことは他の哺乳類に見られるような顎の前方への成長を抑制し、歯列の狭窄化や不整をもたらす。現代人の口腔の狭窄化は自我機構の強すぎる介入によるものである、と考えられる。

食物の摂取から消化の段階を四つの構成要素から見ていくと、咀嚼は食物としての物質を消化開始によりエーテル体の素材として変容させ、その際の味覚はアストラル体により感受され、さらに自我機構が咬合によりその時の感覚を脳にインプットする。

また人間の口腔はアストラル体の働きにより、その人固有の歯列形態を完成させ、その内部空間において発声が可能となる。ここまでは他の動物と同じであるが、さらに自我機構が働くことにより、言語という自我の表出が行われる場が口腔であり、人間はこの空間がなければコトバを操ることはできない。口腔は、自我やアストラル体という目に見えず音もない存在が、声や言語という形に変容し、エネルギー変換される聖なる空間である。つまり人間にとって口腔は、自我を表現し響かせる「魂の神殿」なのである。歯はその聖なる空間を支えるたいせつな感覚器官であり、口腔が健全に保たれることによって、人間は自我の発露である言語や声を、その空間内部で自由に響かせ、固有の精神性を開花させることが可能となるのである。

まとめ

以上のように人間の口腔は、三分節構造：「神経感覚系」「リズム系」「四肢代謝系」と四つの構成要素：「肉体（物質体）」「エーテル体（生命体）」「アストラル体（感受体）」「自我機構（自我）」によるフラクタルな入れ子構造になって、身体全体の構造と要素がいくつも重なった形で存在している。さらにそれぞれが全身的に他の臓器と共通する分節構造・構成要素と共鳴し、ひとつの「いのち」を構成している複雑系である。口腔は身体の中で、形態的・機能的・魂的に自ら直接観察しながら諸機能を体験できる部分であり、アントロポゾフィー医学的な基本的身体観の理解を深めるためにも、最適な場所といえる。

今後、歯科領域でのアントロポゾフィー医学の応用分野としては、歯の生え変わりの過程を、幼児の発育段階に対応した教育の指標として活用すること、歯列矯正の治療期の診断への応用、幼児の咬合育成における芸術療法やオイリュトミー療法との共同作業、歯列形態および咬合状態の精神疾患・発達障害の診断への活用、などが期待される。

注

1 Rudolf Steiner, *Allgemeine Menschenkunde als Grundlage der Pädagogik*, (Vortrag, 23. April, 1921), GA293, Rudolf Steiner Verlag, 1979.

参考文献

1 「特集アントロポゾフィー医学」『地球人』一五号、ビイング・ネット・プレス、二〇一〇年。

2 Armin J. Husemann, *Der Zahnwechsel des Kindes, Ein Spiegel seiner seelischen Entwicklung*, Verlag Freies Geistesleben, 1996. アーミン・フーゼマン『子どもの歯の生え変わり――魂の発達を映し出す鏡』本田常雄訳、涼風書院、二〇一六年。

精神科

アントロポゾフィーの観点からみた精神医学

塚原 美穂子

市井のさまざまな現場で精神衛生に携わっていて、常に感じることがある。それは、「自分を知る」ということの困難さである。その人が一見欲しているように見えるものが、実は外部の要因に左右されている。これが、精神医学の今日的な課題であると筆者は考えている。

今ほど情報が氾濫している時代はかつてなかった。メディアの記事や番組や広告、インターネット上の情報が、ある商品が便利である、好ましいのはこういう生き方である、など、さまざまな価値観を喧伝する。選択肢がかつてなくたくさんあり、どれもが「正しい」と主張してくる。その中で自分は何を信じ、どのような生活をすると幸福感を感じられるのか、それを知るだけでもとても大変である。

現代では幸福への決まった道のりは、もはや存在しない。ひとりひとりが自分に合った生き方を考え、選ばなければならなくなった。自分とはどのような存在なのか、と深く自我を問われる時代になってきている。そして、従来の価値観と、真の自己のありかたとの開きが大きいほど、葛藤が生じやすく、精神疾患への傾向が生まれやすい。

アントロポゾフィー医学の基本概念

アントロポゾフィー医学を学ぶ際の基本概念に、①四つの構成要素、②三分節、③七年周期のバイオグラフィー、④四つの臓器がある。

①②④は身体の構造とはたらきに関する概念であり、③は心身の発達過程である。以下総論として、精神的な問題が生じる過程を理解するための身体的な基礎として①②を、心理的な基礎として③を述べる。また個々の精神症状と臓器との関係を④として述べる。

四つの構成要素

アントロポゾフィー医学では、人間の体の構成要素を四つに分ける。

一番目は物質体であり、これは目に見えて触ることのできる、体を構成する物質部分である。現代医学が焦点を当てるのは主にこの物質部分である。物質体は地の要素と関連する。

二番目は、エーテル体である。いわゆる生命力、細胞が分裂したり、成長し拡大し構築する、生命に秩序を与える力と考えてよいと思う。エーテル体は植物の成長する力になぞらえられ、時間の流れや水の要素とも関係づけられる。

三番目がアストラル体である。外界の知覚を担い、動きを与えるといってよい。体外に存在しているアストラル体は、外の感覚刺激、光や色や音や触感などを知覚する。体内に存在しているアストラル体は、器官に動きを与える。つまりアストラル体のあるところでは、場は内と外に分けられるのである。アストラル体は空気の要素、および動物と関連づけられる。動物は身体の中に内部空間を持ち、外に対して「閉じて」、個体となっている。また、外界の状況を感受して、それを好んだり、または回避して逃げたりする。動物はそれぞれ固有の動きを持っている。これらの質がアストラル体の質を表す。

四番目は自我である。これは人間にしかないもので、「私」という個人の個性を担う。この自我が、体に（すなわち前述の三つの構成要素に）しっかりと浸透することで、「ほかでもない私自身」の固有の健康がたち現れる。自我は私が個人として達成したい欲求を担っており、それを地上の生活で達成するために体を使って行動したいと思っている。

健康な状態では、より上位にある自我とアストラル体が、エーテル体と物質体を制御し、調和のとれた活動となっている。

自我は、私という個性を担う。通常は栄養になる食べ物が糖尿病の人にとっては良くないように、健康のありかたは個々人によって微妙に異なる。「他でもない、この私に必要なこと」を見分け、ふさわしい活動をする能力が自我である。あたかも自我は手綱をとる騎手、アストラル体は馬のようなもので、自我が自らの意図をアストラル体にうまく伝えられていれば、心身のありかたは、馬術のように整然と調和がとれたものとなる。一方で、自我がしっかりと浸透せず、自らの意図をアストラル体に伝えることができなくなると、主人を振り落として暴走する馬のように、アストラル体が暴走しはじめる。ひいてはエーテル体や物質体にも悪影響を及ぼす。

三分節——人体の機能的な単位

シュタイナーは人間の心身を、神経感覚系・リズム系・四肢代謝系の三つの機能に分ける。これを三分節という。

神経感覚系は、人間の頭部に代表される。外界の刺激を知覚し、情報を伝達し、中枢へ伝える。思考の力であり、情報を統合してまとまりをつくるようなはたらきを担っている。

四肢代謝系は、人間の腹部、そして四肢に代表されるはたらきである。代謝系は外界から栄養を取り入れ、消化分解し、また自分の体へと構築する。また四肢は自分を行きたいところに運び、自分の行動をその場で行う。これらは意志のはたらきを表す。

その間で調整的な役割を行うのがリズム系であり、胸部に位置する。胸部には循環を担う心臓と呼吸を行う肺があり、収縮と拡張、吸気と呼気のように、活動と休息を規則的に繰り返すことでバランスをとる。これがリズム系の活動であり、頭部と四肢代謝系のはたらきのどちらかが行きすぎないような調整を行っている。

情報社会の現代では、神経感覚系が優位になりすぎていることが多い。また物質的な情報に振り回され、自分にほんとうに必要なものを知る自我の機能が失われがちである。これらの時代的な背景から来る疾患が増加しているように思われる。

発達における課題――七年周期のバイオグラフィー

昨今は「発達障害」という診断名が何かと注目されている。現代医学的な診断概念とは別に、すべての精神疾患は、身体的・心理的・精神的発達の、ある時期における挫折から生じている。臨床で患者さんを診ていても、ある面では成熟しているのに、別の面においては子どものように無力な反応をしたりする。そのギャップが葛藤を生じるほど大きいときに、精神に不調が生じるように思われる。

それでは、人はどのように発達していくのだろうか。シュタイナーは、子どもから大人への発達の段階を七年の周期で三つに分けている。バイオグラフィーとは自分の人生の軌跡のことである。

◉〇歳から七歳まで——第一・七年期「世界は善である」

生まれてから七歳までを、第一・七年期と呼ぶ。この時期、子どもは外界の情報に触れ、自分の中に取り込み、著しい成長をとげる。生後まもなくの乳児は、一日に何度も眠り、何度も起きる。まだ目もよく見えていないため、触ったり、口に入れてなめたりすることで、外界の事物と出会う。そして横になっていた子どもは、やがて寝返りをうち、座り、はいはいし、歩くようになる。ぎこちなくよちよち歩いていた子どもは、やがて走り、行きたい方向に進み、自分の意志を発揮するために体をコントロールできるようになる。「歩く、話す、考える」ことの基本的能力は、この時期に、特に三歳までに獲得される。

子どもはこの時期、周囲の大人の模倣をしながら、外界の感覚情報を膨大に取り込み、神経感覚系を発達させていく。そのため、この時期はどのような感覚刺激や情報に触れるかが重要となる。

この時期に繊細な感覚に触れた経験は、大きな財産となる。たとえば、木製に見えるように色づけされているが、材質はプラスチックのおもちゃは、視覚の情報と触覚の情報が異なるため、子どもの神経を無意識に混乱させる。見た目と内容が一致するほうが、神経感覚系に優しいのである。また、この時期に知的な記憶をさせすぎると、のちの考える能力の発達に支障が出てくる。

この時期に、その子どもにとって身体的・心理的に安心し満足できる感覚情報が得られなかった場合、不安感が残る。それがのちの体験で補われない場合、依存症への傾向が生まれる。アルコールや薬物、過食などの依存症は、幼少時に感覚的・感情的に満たされなかったことに端を発している、というのは臨床的にも納得がいく。アルコールや薬物依存は、身体的にも社会的にも大きな問題を引き起こすが、使用の直後は、刹那的に身体的な快と安心感、リラックス感をもたらす。それは本来、幼少時に周りの環境や、養育者からその人が得たくても得られなかったものであり、その代償として物質や行為に依存するのである。依存症の治療は困難であるが、何らかの安心感が必要となることがわかる。

◉七歳から十四歳まで——第二・七年期「世界は美しい」

七歳頃に神経感覚系の基礎が発達し、永久歯への生え変わりが起こり、エーテル体を記憶に使えるようになると、子どもは学習することができるようになる。知的な学習を始めるのはこの時期からが望ましい。そして循環や呼吸系に発達の主座が移る。シュタイナーは胸部の領域の機能を、リズム系と呼んでいる。

子どもはこの時期感情に目覚め、いろいろなお話を聞いて「胸を弾ませる」。呼吸は深くなり、声によるコミュニケーションの基礎が整う。心臓は一定の鼓動のリズムで血液を送り出しつつ、感情に合わせて柔軟に変化もできるようになる。不満があるとぐずったり暴れたりしていた幼い時期に比べて、自分の感情を言葉に置き換えることができるようになる。外の世界と呼吸するように自分の内面を表現し、また他者の考えや気持ちを受けとり、人にはそれぞれの内面があるということを知っていく。

この時期に感情を抑圧する習慣がついてしまうと、言葉によるコミュニケーションが発達せず、幼い子のように行動で表現することしかできなくなってしまうことがある。

◉十四歳から二十一歳まで——第三・七年期「世界は真実である」

この時期、性的な成熟とともに、個性が現れてくる。背が高くなり、手足が伸び、体型の違いもはっきりしてくる。運動が得意な子や、知的能力の高い子などの個性が明らかになる。代謝系が発達し、食べる量も増える。外界から取り入れた食べ物を消化し、活発に自分の血肉にしていく。

思考についても、既存の知識をかみ砕きながら、借り物でない自分自身の意見を確立していく時期である。思考と消化は密接に関係している。食べ物を丸飲みしても消化できずに排泄されてしまうように、単に知識を覚えこませるだけでは、知識の消化不良を起こし、自分の意見に基づいて行動することができない。

若者は次第に権威や規範への反発を感じ、新しい理想を胸に抱く。この時期の若者はある意味エゴイスティックであり、年長者の助言をお節介または権威的と感じ、激しく反発する。しかし、古い規範に従うだけの人間になるのではなく、新しい価値観に沿った社会を創造する人間になるには、自分の意見をきちんと主張することは、健全なプロセスなのである。若者は、目標となりまた乗り越えていく対象となる大人を必要とする。周囲の大人がそれを理解し、頭ごなしに叱るのではなく、自分の生きてきた経験に基づいた知恵を語るなら、彼らの成長を大きく助けることになる。これらの過程を健全に通っていると、社会に出てのち答えのない難題に出会っても、創造的な思考と柔軟な対処ができるようになる。

精神的な問題を抱える人たちの生い立ちを聞くと、どこかの過程を健全に通ることができなかったことがわかる。たとえば、幼い頃から睡眠が安定しない人は、先天的な体質の影響や、もしくは第一・七年期で「守られている」安心感が持てなかったと思われる。感情的に不安定で落ち込みやすい人は、第二・七年期において受けとめてくれる大人がおらず、十分に自分の感情を感じて表現することができなかったことが多い。また、社会に出てから自分のやりたいことを見失い、引きこもってしまうような人は、第三・七年期にただ周囲の人の意見を従順に受け入れ、違う意見を持っていても十分に自己主張することができなかった経験を持っている。その人が何に悩んでいるのか見ると、どの段階に問題があったかがわかる。

治療においては、うまく通過することができなかった段階をサポートする必要がある。そこでの挫折が現在において再現されていることが多いため、治療者はその人の問題がどの段階にあるかを考える。それに応じ、体調の改善や安心を与えたり、あるいはあたたかく共感したり、時には本人が依存せずに自分の力を引き出すためのチャレンジを促す。そうすることで、越えられなかったものは何なのか、そしてどのように対処すればよいのか、その人が理解することを助ける。

逆に考えれば、子どもの発達の各段階を助けることで、成長後の病気への傾向を減らすことができるといえる。

シュタイナーは「医学は自己教育であり、ほんとうの医学は教育である」といっている。医学は、ある人の特定の病気への傾向をその人が理解することを助け、自分なりの健康的な生活に注意できるようにさせる。良い教育は、子どもをさまざまなストレスに対して強くさせ、創造的に対応できるようにしていく。臨床家としてはうなずける言葉である。

四つの臓器――精神症状と臓器の関係

「いわゆる精神疾患の原因は身体にあります。身体疾患は、逆に精神的、魂的な要因と密接な関係を持っています」[1]

アントロポゾフィー医学における精神医学の本質は、シュタイナーがいったこの言葉に最もよくいい表されている。

アントロポゾフィー医学では、こころの状態と臓器のはたらきを関係づけている。東洋医学でも、臓器と感情は密接な関係があるとされている。五臓（肝・心・脾〈消化器〉・肺・腎）のそれぞれに、怒・喜・思・悲・恐の感情が割り当てられており、感情が過剰に蓄積すると対応する臓器に問題を起こし、また臓器のはたらきが不調になると特定の感情に固執するとされる。最近の科学でも、体の反応が先にあり、それを脳が察知して感情を生じているという説もある。

アントロポゾフィー医学においては、肝臓・心臓・腎臓・肺の四つが重要な臓器とされており、やはり感情と結びつけられている。それぞれの臓器が病むと、病気への傾向が生じる。

◉肝　臓

口から胃、腸へ送られた食物はそれぞれの部位で消化され腸から吸収されたあと、門脈を通じて肝臓へ集められる。肝臓ではタンパク質や糖質など、物質の分解と合成が行われる。外界から来る栄養や物質を一度小さく破壊してから、自分の体に必要な素材を作り上げるはたらきをしている。

肝臓は水の要素と関連づけられる。肝臓はもっとも体液に富む臓器であり、動脈血・静脈血・リンパ液・胆汁が流れ込む。これらの液体が澱まずに流れることで、肝臓のはたらきがスムーズに進行する。また、肝臓は意志の臓器と考えられている。外界の食物を消化分解して自分の体にしていくように、こころにおいても外界から入ってくる情報や感覚刺激を「消化」して、自分の独自の考えを作り出していくことが必要である。その際に情報や感覚刺激が多すぎ、どう対応してよいかわからなくなり「消化」できなくなると、悲しみや意欲の低下が起こり、ひどくなると動けなくなる。これがうつ病のプロセスである。文字通り、うつ病では「うっ滞」している。

◉心　臓

心臓は自らのリズムと拍動を持ち、全身に血液を送り出す臓器である。心臓は体の状態に合わせて循環を調整している。たとえば出血したときなど、心臓は拍出量を増やし、拍動のリズムを速めて循環状態の変化に対応する。体の状態だけでなく、たとえば緊張したときに鼓動が速くなるように、こころの状態を反映して、はたらきを調整している。

東洋医学では、心臓は喜びの感情を司る。心臓は全身の状態とこころの状態に常に「耳を傾けて」いる。「胸のつぶれる思い」「胸が痛む」「胸が躍る」など、胸のつく慣用句は、感情の状態を表すことが多い。

心臓は火の要素と関連づけられる。体の隅々まで血液を巡らせ体温を保つことに加え、「こころ温まる」などの表現にもあるように、魂の情熱も担っている。自分が良いと思ったこと、既存の慣習ではなく自分の道徳に照らして正しいと信じることにおいて、熱い思いで行為に支えを与える。しかし、情熱も行きすぎれば熱狂となり、熱に浮かされた躁的な過活動になることもある。一方で、過度な良心の束縛は、罪悪感の感情を生む。うつ病では、何かがうまくいかなかったのは自分のせいだ、という自責感が生じることがあるが、それは心臓と関係するといえる。

◉腎　臓

腎臓は体の水分および電解質の調整と、タンパク質の分解産物である窒素の排泄など、血液の濾過を行っている。腎臓の血流量は毎分一リットル程度あり、濃縮される前の原尿は一日二〇〇リットルも作られる。これが腎臓の尿細管中を上昇しまた下降する中で、水分が再吸収され、一・五リットル程度まで濃縮され、尿として排泄される。わずかこぶし大の腎臓の中で、血液はダイナミックな上昇と下降の動きを繰り返している。

腎臓はある意味体を「乾かしている」と考えることもでき、空気と関連づけられている。空気、すなわち風は、水のように一定に流れることはほとんどなく、常に加速と減速を繰り返している。東洋医学では、腎臓は恐れの感情を司るとされるが、アントロポゾフィー医学では、「拡散」と「収縮」の臓器とされる。「拡散」はすなわち興奮や外に向けての衝動であり、収縮は萎縮やすくみ、疲労を表す。気分がくるくる変わる人、急に軽やかな気持ちになったかと思うと、すぐに勢いがなくなり感受性が鈍くなるような人は、腎臓のはたらきの調整が必要と考える。たとえば統合失調症で見られるような、精神運動興奮と、それが去ったあとの鈍さ、などである。

◉肺

アントロポゾフィー医学では、肺は地の要素と結びつけられている。肺の構造は、大きく分けて気管支と肺実質（肺胞）に分かれる。気管支を見てみると、軟骨に取り巻かれており、さまざまな臓器の中で最も硬い構造をその中にもっている。気管支は二本に分かれ左右の肺に入り込んだあと、さらに細かく分かれていき、あたかも木の枝のようである。肺胞は酸素を吸収し二酸化炭素を放出するガス交換に関わるが、これは植物の葉が夜に行っている活動と同じである。

東洋医学では、「悲しみは肺を破る」とされる。肺の内腔では外界と体の組織がじかに接し、空気を吐き出し、また吸うという運動が行われている。「息を吹き込む」という言葉は、天の気が吹き込まれて、地上における生命の活動が生じることを指している。呼吸とは、環境との相互コミュニケーションであり、肺はコミュニケーションが生じる場なのである。

アントロポゾフィー医学では、肺は「強迫性」と関わる。強迫思考または行為は、自分でもおかしいと思っていても、不安のためにひたすら繰り返してしまう思考や行為のことである。強迫的な人は、外から襲って来るもの（不潔さや地震、泥棒など）を恐れ、ひたすら手を洗ったり鍵の確認をしたりする。「こうでなければならない」という「固さ」は、肺のはたらきに問題があり、正しい呼吸ができなくなっていることから生じていると考える。

これらの精神症状は、どの臓器から治療をアプローチすべきかの手がかりとなる。たとえば、うつ病のような悲しみの気分や意欲低下が見られるときは、肝臓の治療を考慮する。療養の方向性としては、「うっ滞しているものを流す」ことが必要となる。まずは消化不良になっている諸々の活動から離れ、休み、体力の回復を待ちながら、治療者と話し合い、問題の整理をする。

ここでいう臓器の問題とは、現代医学的な検査で異常が生じる前の段階であり、異常は目に見えない。したがって治療も、現代医学的な薬物による治療ではなく、アントロポゾフィー医学的な、生活習慣の修正も含めた繊細な調整が必要となる。

治療法について

アントロポゾフィー医学の治療の三つの柱は、医薬品、看護療法、芸術療法／オイリュトミー療法である。医薬品は、植物や鉱物、時に動物由来の素材から、自然のリズムと呼応するような製法で治療の力を引き出したものである。東洋医学と共通する薬用植物も多く、前述した臓器のはたらきなどを調整したりするが、ここでは紙幅の関係で詳しく述べない。

看護療法は、アインライブングと呼ばれるマッサージと、さまざまな湿布療法からなる。アインライブングは撫でるような繊細なタッチのマッサージで、状態に合わせた治療用のオイルを使用する。精神の不調のある人たちは、常に意識が苦痛に満ちた思考や感情に向けられており、自身の体の感覚を感じにくくなっていることが多い。看護者に皮膚に繊細に触れてもらうことは、リラックスの効果ばかりでなく、意識を身体に向けなおし、他でもない自分自身を慈しむ、という感覚を取り戻すのに有効である。

芸術療法には、多くの種類がある。代表的なものは、音楽療法、アートセラピー（絵画および彫塑）があるが、他にも歌唱療法や作業療法などがある。

音楽療法は、さまざまな療法用の楽器を使って行う。楽器は特にライアーという竪琴がよく使われるが、これにはさまざまな大きさや種類がある。音楽療法は、コミュニケーションが苦手だったり、発達の問題がありうまく自分の内的欲求が表現できない場合に助けとなる。その人の問題に合わせて楽器の種類も変える。たとえば自分のペースを崩しやすい人は打楽器でリズムをとる練習が助けになる。弦楽器は、たとえば繊細に自分の感情や欲求を表現できず、いらいらしたり乱暴になってしまう人に向く。

絵画療法においても、どの画材を選択するかによって効果が異なる。水彩は、萎縮し引きこもるような、こころの状態が「固く」なりがちな人をゆるめ、柔軟にする作用がある。それに対し木炭やパステルのような広がらず線で描くメディウムは、他人との境界がなくなりがちで混乱しやすい人の境界を作ることに向く。彫塑も同様に、自分自身の「かたち」、すなわち自己像をしっかり把握し、自己を作り上げていく力を得るのに向く。テーマについては療法士と患者が話し合いながら、自由に描くこともあれば、使う色を設定したり、何か特定のモチーフを描くこともある。その人に合わせて柔軟にやり方を変えていくことが特徴である。

芸術療法の特徴は、患者が主体的に、能動的に活動に取り組むことで、自分自身でも気づかなかった、こころの中のくせに気づき、それを修正していくことができることである。

オイリュトミー療法は、アルファベットの母音と子音を元にした「動き」を行う運動療法である。医師は患者のこころの身ぶり（たとえば不安のためひきこもりがちである、など）に合わせ、オイリュトミー療法士とともに「音の動き」を処方する。患者は療法士の見守りの中で、それらの動きを練習していく。

精神を病む人は、ストレスのために一部の筋肉に過度の緊張があり、動きがこわばり、ぎこちなくなっていることが多い。オイリュトミーのゆるやかな流線的な動きを体で行ううちに、自分の中にあるこわばりに気づき、それらがゆるんでくることで、精神状態も変化する。「体の状態を変えることで、こころも変わる」ということが実感できる。また、体にはたらきかけて動きをよくすることで、行動への意欲も現れてくる。

診察室の中では、言葉によるコミュニケーションが主であり、言葉にできないこころの動きについては、気づいたり受け入れたりすることが時に困難である。しかし、こころの中の、言葉にできない部分のほうが、むしろ私たちの悩みに直接関わっているものである。

芸術療法、およびオイリュトミー療法は、言葉にならない奥底の思いを、感覚でとらえられる表現にすることができる。それは、こころの中を直接話すことより、実は容易であり、また受け入れやすいことが多い。自分自身の中の、言語化できる部分以外の衝動、悩みの種であったそれが実は創造的なかたちで使えるのだと知ることは、真に癒しにつながる。

以上、アントロポゾフィー医学における精神疾患の基礎的な考え方について述べてきた。重要なことは、これらが従来の精神医学と両立しうることである。それぞれの段階に応じ、従来の精神医学の薬物療法・心理療法とアントロポゾフィー医学的なアプローチを使い分けることで、よりきめ細やかな、その人のニーズに応じた治療ができると考えている。アントロポゾフィー医学のアプローチは、その人に相応しい生き方をその人自身が見出すことを支援する。その人が自分自身でその人なりの健康を創り出すことを助けること、それが本来的な医療の目的であると筆者は考えている。

注

1 Rudolf Steiner, *Geisteswissenschaft und Medizin*, GA312, Rudolf Steiner Verlag, 1999.

がんと緩和ケア

がんと早期からの緩和ケア

浦尾　弥須子

我々医療者が現在最も頼りにしている西洋医学の発展の歴史は、言ってみれば直接目に見える世界から、それまでは目に見ることのできなかったミクロの世界（即ち細胞、組織や細菌をはじめとする微生物など）に視野を広げてきた歴史であった。それによって今まで死病とされてきた数々の急性疾患で亡くなる人は著明に減少した。その中にあって慢性疾患の中には未だにコントロールの困難なものも多く、特に悪性腫瘍は医学技術の進んだ今でも根治治療が困難な疾患群のひとつであり、今や日本人の二人に一人がこの疾患にかかり、三人に一人が亡くなる、というように日本人の死因の首位になっている。何故、医学技術の進んだ現代においてこのような結果に甘んじることになるのか。

現代医学におけるがん治療の限界は医療技術のみにあるのではなく、がんという疾患に対するまなざしの狭さにもあるように思われてならない。がんは決して発症したその部位のみの問題ではないだろう。現在私たちは躍起になってがん局所のコントロールを目指して医薬品を開発し、技術を高める努力を行っている。しかし疫学的に同じような環境下にある人間が皆同じように発癌し、同じように治療をした患者さんが同じような経過をたどるのではない、という事実を医療者は常に目のあたりにする。それを単なる個体差として片付けてしまってよいのだろうか。

がん治療における「健康生成論」という視点

他節でも述べられている「健康生成論」はさまざまな事実を明らかにしている。創始者であるアーロン・アントノフスキーはユダヤ系の医療社会学者である。今まで私たちは「病因論」即ち、〝どうして病気になったのか〟に注目し、治療を行ってきた。しかし、この「健康生成論」は逆に〝通常、人間はどうして健康を保てるのか〟、という視点から予防や治療を考える。

第二次世界大戦中、ヨーロッパに住むたくさんのユダヤ人たちが強制収容所に収容され、その多くが命を失った。アントノフスキーは戦後そこから生還したユダヤ人たちについて調査し、興味深い研究を行った。収容所での生活は常に死の恐怖と隣り合わせで、いつ解放されるというめどもなく、激務や寒さ暑さ、あるいは不潔さ、飢え等に耐え続けなくてはならず、誰もがその中で絶望し、心身ともに消耗して亡くなったり、ガス室に送られたり、自ら命を絶ったりした。しかしその中で、心身ともに病むことなく解放されるに至った人々もいた。アントノフスキーはそれらの人々に共通する心的特徴を調べ、「コヒアレンス感覚（首尾一貫感覚）」と名付けた。それを細かく見てみると「把握可能感（人生における出来事はすべて秩序付けられていて、偶然なものはなく、説明可能である）」、「処理可能感（これらの事に対して自分の内外の資源を用いて対処することができる）」、「有意味感（そしてその出来事は自分にとって関与する価値のある意味を充分にもっている）」という三つの要素から成っている。彼ら、彼女らはそのような最悪の環境下にありながらも、このような持続的、包括的な〝信頼感覚〟を持ち続け、元気に生き抜いた。この劣悪な環境は、現代においては悪性腫瘍をはじめとする制御困難な、また生命の危機に直結する疾患だと宣告された患者さんの置かれた環境と極似してはいないだろうか。そのように考えると、このことを患者さんの治療に利用できるのではないか。

アントロポゾフィー医学におけるがん治療の二本柱

アントロポゾフィーにおけるがん治療の特徴は、がんを攻撃する現代の三大治療（手術、放射線、化学療法）のほかに、前述の「健康生成論」にもあるような高度のストレス下にある（即ち担癌となった個人の）生体が本来持つ健康を回復させる力をどのように引き出し、高めるかという視点に基づいた治療を、同時に系統的に行うという点にある。

要するに、「がんを攻撃する治療」と共に、担癌を許してしまっているその生体の弱点を見出し補強する「生体の防御力を高める治療」を二本柱として同時に行うのである。今までも「生体の防御力を高める治療」として各種の免疫療法が開発されてきたが、その成果ははかばかしくなく、特にがんが進行するにつれ、さらに困難になる。そのため「がんを攻撃する治療」が唯一の治療であると考えられるようになったのであろう。しかし本来、免疫系は体の中で単独に働くものではなく、生体を無意識のうちに制御し健康を保たせる他のさまざまな系と深く関連していることは、専門領域を超えた研究分野である「精神・神経・内分泌・免疫学」の研究成果から徐々に明らかにされてきている（図1）。免疫系は内分泌系、神経系と共通の言語を持ってお互いに会話をし、調節しあっていることが判っているが、最大の精神神経系である大脳の新皮質、旧皮質、古皮質という部分は、考えること、感じること、情動として感じることを通して全てこれらの系に常に影響を与えている。試験の前に風邪をひきやすくなるといった卑近な事例から、「うつ」が免疫を下げたりすることはよく知られた事実である。

図1　ストレスに対する神経・内分泌・免疫系の生体反応

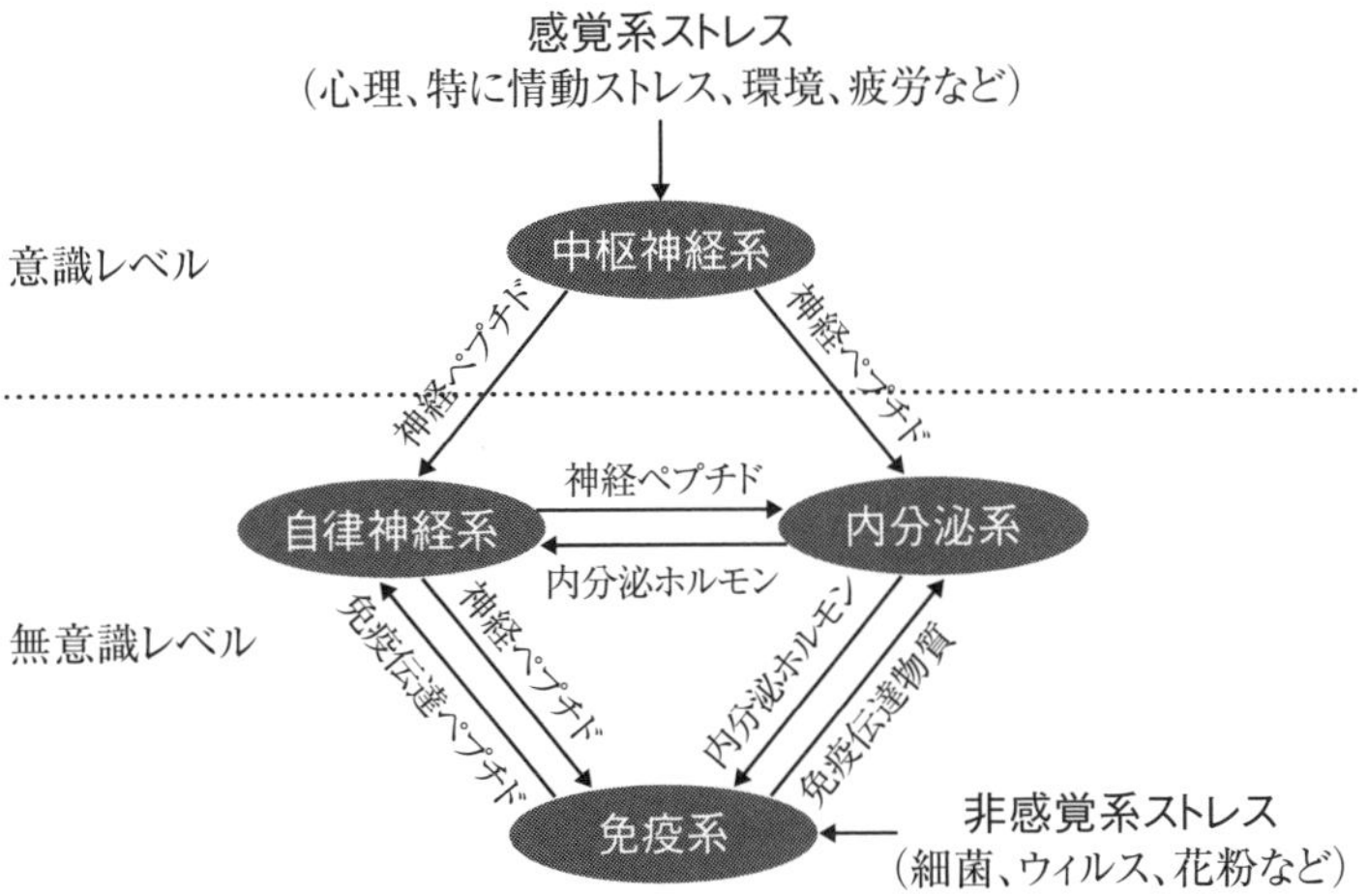

これらのことをふまえると、免疫系のみを外からの操作（一般的な免疫療法）で高めようとすることはなかなか難しく、片手落ちの感が否めない。免疫は人間という複雑系のなかで、深くその人の在り方と関係していると考えられるからである。動物には自殺はなく、未来への悲観から免疫力を落とす等ということは考えられない。しかし、人間には「自我」があり、その使い方によっては強制収容所を強く生き抜いたユダヤ人たちのように免疫を強く保ったり、あるいは逆に悲観的な考えや、不安、恐れなどの強い情動の影響によって免疫力が弱められてしまったりすることもあると考えられないだろうか。

しかし、生きたいと願う人の病気が必ず治るとは限らないのではないか、という疑問がわく。「生きたい」「治りたい」とほぼ全員に近い（時にそうでないケースもままある）患者さんは答えるだろう。しかし、実際には言葉とは裏腹な思い、即ち「治らなかったらどうしよう」「やはり治らないのだろうか」「きっと治らずに、私は死ぬに違いない」等々の気持ちが、病状が進行するごとに心の中を埋め尽くしていくことは想像に難くない。表層の気持ちだけで病気は治るものではないのは病状が進めば進むほどさらに明らかになる。「早期からの緩和ケア」の導入の重要性が最近となえられ始めたが、自我のコントロール力、自我の強化を図る治療の開始ができるだけ病気の早期からなされるべきだ、というのはそうした理由からでもある。

アントロポゾフィー医学によるがん治療の考え方

現代西洋医学的がん治療の考え方にも予防的側面があるが、発癌後はもっぱら局所の問題を重視し、がんを発症した臓器を手術的に摘出したり、放射線や抗がん剤を用いて悪性化部分の死滅を図る。早期に発見されたケースでは完治に至ることも少なくないが、それでも再発、再燃は少なからぬケースで見られ、そして再発を繰り返すごとに治癒は困難になっていく。一つのがんが完治した後に、さらにまた別の臓器に発癌したりもする。初期治療を終えた患者さんは多くの場合最低でも五年間は再発や再燃の不安をかかえ、前述のようなネガティブな感情を抱くことも少なくないだろう。その間に積極的な「生体の防御力を高める治療」を行い、再発予防策が講じられるのが理想的だと考えられないか。

アントロポゾフィー医学では全ての疾患は体全体のバランスの崩れから起こる、と考える。詳細は第Ⅱ章に譲るが、人体は目に見える「肉体（物質体）」と見えない「生命体（エーテル体）」、「感覚・感情体（アストラル体）」、「自我」の四つの異なる構成要素からなるとする。この四つの構成要素のバランスは体のそれぞれの部位、臓器あるいは年代や性別等によっても異なっていて、適材適所で適切なバランスを保って働くことで精神的、肉体的な健康が保たれていると考える。

人間の細胞は図のように細胞周期に沿って制御されている（図2）。一つの細胞は増殖サイクル（G1→S→G2→M期）を通じて分裂し、その数を増やすが、この増殖は無制限に起こっているわけではない。細胞はある程度増殖するとこのサイクルから逸脱し、静止期（G0）と呼ばれる状態に入る。この静止期は一時的な静

図２　細胞増殖の制御機構とがん

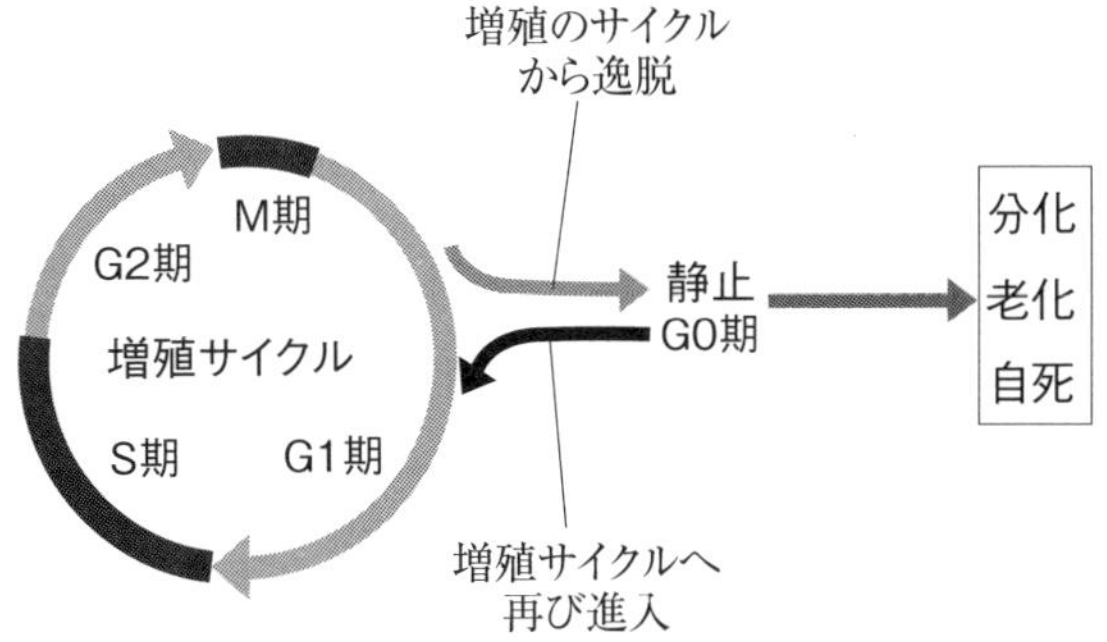

図３　ニワトリの足指のアポトーシス

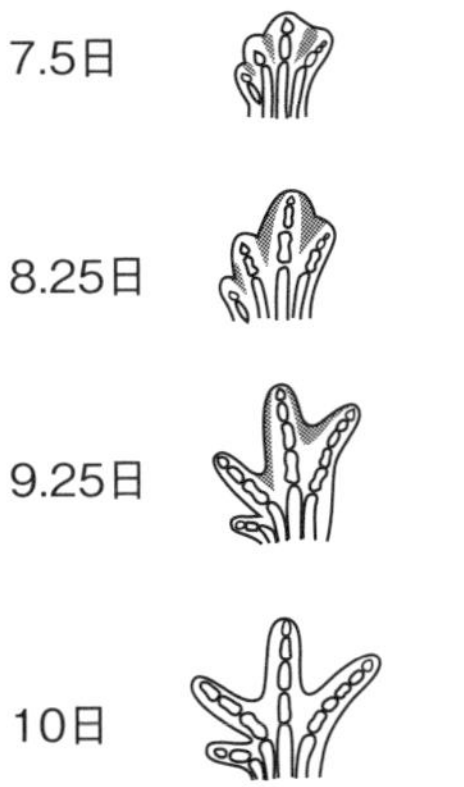

止状態であり、ここから再び増殖期に戻ったり、さらに細胞の分化、老化、自死という重要な生命現象の分岐点となる。増殖は主に「生命体」の働きによる（最大の成長期である胎児期から七歳前後を過ぎると、「生命体」の働きは徐々に多様に変化していくのだが）。そして増殖が進むと「感覚・感情体」の働きにより成長を抑制し、機能を分化させて独自の働きを持つようになり、さらに上位の臓器の働きの一役を担うようになる。そしてある期間働いた後その細胞は老化して死滅する。老化し自死することも生体の機能を正常に保つために必要な事柄である。

この二つの力を適切に働かせる指令を出している主体が「自我」と呼ばれるものである。例えば、脊椎動物の手はグローブ状の細胞の塊として作られ、ある大きさになると四つの切れ目が入り、その部分の細胞が自死（アポトーシス）することで指が形成される（図３）。人間においても胎生期に同様のことが起きている。グローブの塊を外に向かって作っていくのが生命体の力、細胞の自死を引き起こすことで外から切れ込みを生じさせて指の形態を作るのが、感覚・感情体の働きである。

ところががん組織においては、静止期（Ｇ０）への脱出が妨げられていて、全ての細胞が常に増殖サイクルに入っているため、分化とも老化とも自死とも無関係な無目的な増殖によって、本来の生体の働きを阻害することになる。

これは四つの体の働きから考えると生命体の働きだけが盛んに起こっていて、感覚・感情体がそこに関与できなくなっている状態である。この二つの働きをコントロールしている自我の力、あるいは自我と感覚・感情体との間の連携プレーに問題があると考えられる。

そこで主に自我の働きを正常化し、元来の生体の営みを取り戻すことがアントロポゾフィー的な治療の主眼となる。

アントロポゾフィー医学によるがん治療

自我の働きの強化にはどのような手段があるのか。第Ⅱ章にもあるように、自我の持つ性質は全体の統合力である。自分を客観的にとらえて統合する力であり、これには熱作用が重要な働きを持つ。

シュタイナーの考案で生まれた最大のがん治療薬は、ヤドリギ（ミステル Mistel）製剤である。

詳しくはアントロポゾフィー薬学の節のヤドリギ製剤の記述に譲るが、〝宿主木に寄生するヤドリギ〟は〝人体におけるがん〟というそのイメージとは裏腹に非常に自立した存在である。宿主木の活動が落ちる冬でさえ青々とした葉や実をつけ、宿主木を枯らすことなく、むしろ宿主木を長生きさせると言われる。

現在ヤドリギ製剤はドイツにおいては保険適応薬であり、四つのアントロポゾフィー系製薬会社、三つの一般製薬会社の計七社から販売されている。現在、ドイツ国内のがん患者の六割から七割近くが何らかの形でヤドリギ製剤を使用している、といわれるほどポピュラーな製剤である。

ヤドリギの主たる効果は、免疫賦活作用とがん細胞に対する細胞毒性であるが、臨床的に重要なのが、通常がん治療を行う際の副作用の軽減、ＱＯＬの改善（睡眠、食欲、気分の向上、体温の上昇や生体リズムの正常化、痛みの軽減など）と生存期間の有意な延長である。これらの効果は発病初期から長期にわたって使用するほど著明であり、がんの通常療法に先だって導入し、できれば同時併用して長期に使用することが望ましい。アントロポゾフィーでは疾患を炎症性疾患（若年者に多く、発熱を伴うような代謝系優位の疾患）と反対の極としての硬化性疾患（年齢を重ねるにつれて増える、冷たく、硬くなっていく方向性の疾患）の二つのカテゴリーに分類するが、がんは典型的な硬化性疾患であり、これに対して多くの免疫療法と同様、ヤドリギ製剤には注射局所の発赤や発熱といった炎症方向へ導く働きが見られる。

この薬剤に西洋医学的治療の副作用を軽減する効果があることから、西洋医学的治療との併用による集学的がん治療を成功に導くための重要な薬剤と考えられる。しかしさらに重要なことは、これらがん治療の副作用の軽減やＱＯＬを高めることが、患者さんの自信や生きる気力を高め、その結果自己コントロール力を上昇させることにつながるだろうことである。

そしてさらに以下のようなさまざまな治療を有機的に組み合わせて行う。

特にがん治療におけるバイオグラフィーワークを中心としたカウンセリング、心理療法は自らを知り、自我を育てるために重要な意味あいを持つものである。詳細はバイオグラフィー療法の節（二三七ページ）をお読みいただきたく思うが、病気は個人の歴史の一場面である。シュタイナーは個人に起こってくるさまざまな問題、課題に取り組み、乗り越えていくことで体の成長、魂の進化が成される、と考える。患者さんが自らの過去を振り返り、その歩みと意味を真剣に問う時、それまでの人生は「今」に生かされ、未来を作る原動力になる。その際過去に越えられなかった習慣、心の内面の問題点が今の病気を生みだす原因の一つとなることもある。そして正面からバイオグラフィーワークという作業なしにその問題点に気づき、向き合うことは困難である。

図４　シュタイナーによるライフサイクルの変遷

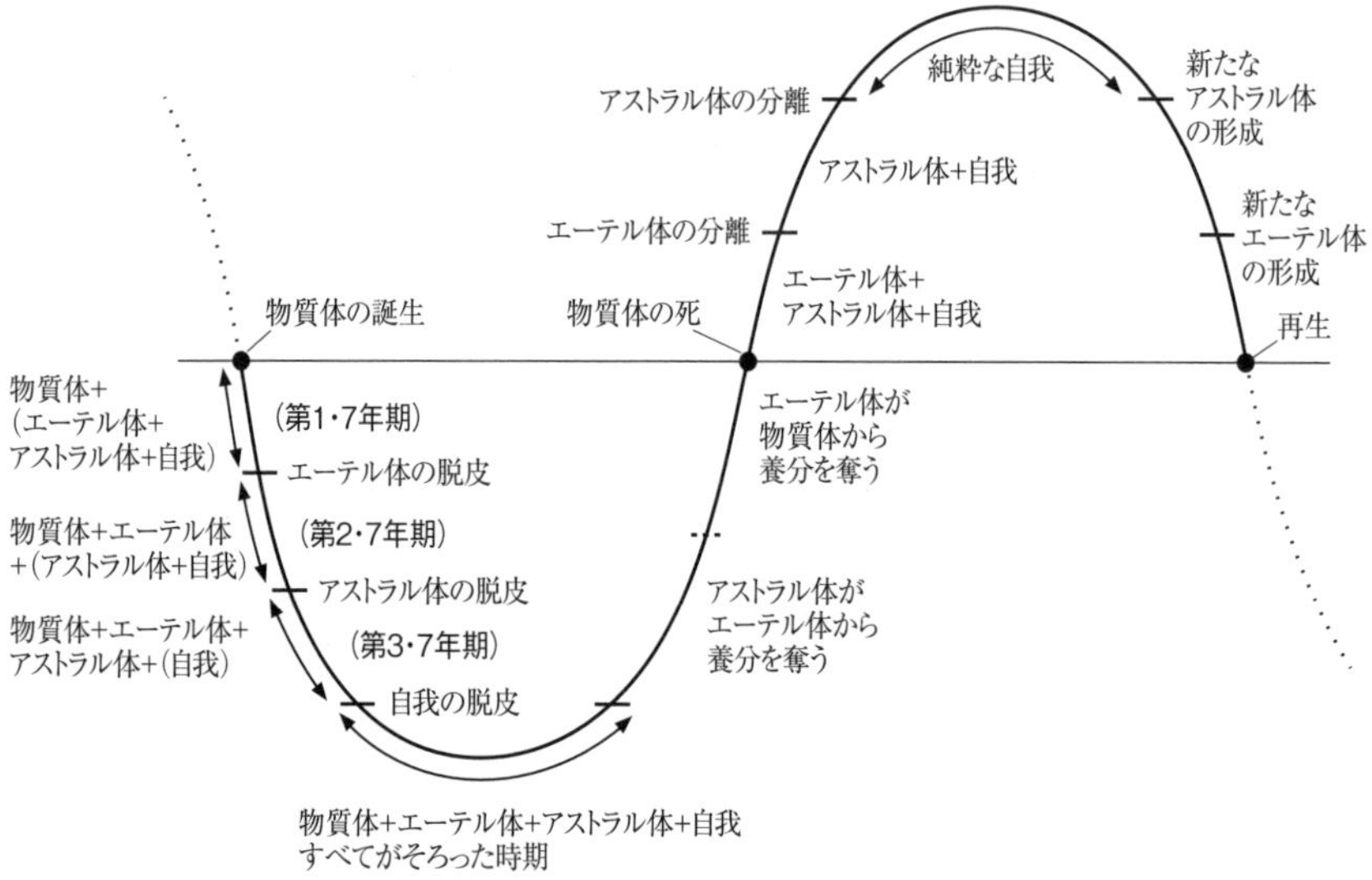

問題点に向き合った時に、自分の内面に確固たる力を見出すことができるであろう。自らが主体になって取り組む自我の強化治療であるが、バイオグラフィーワーカーとしての心理療法士が患者さんに寄りそい、支えていく。

またその中で「死」の問題にも関わっていく。昔は日本においても、生と死はかなり近いところにあったであろう。しかし「生」のみを唯一の事実と感じて生きているほとんどの現代人にとっては、「死」は忌むべきこと、できるだけ関わりあいたくないものであり、医療においては「敗北」を意味すると考える医療者も多いだろう。しかし、どのように医学技術が進歩し、平均寿命が延びたとしても、全ての人間に必ずいつか「死」は訪れる。人間の肉体はひと時を地上の限られた場所で過ごす限りのある存在である。目に見える肉体としての人間のみを扱う時、死と共に全ては消え去るように思われる。シュタイナーはその有限である「肉体」と同時に、死後も目に見えない自分の核である「自我」は存続し未来へ続いていく（その両者をさまざまなレベルで繋いでいるのが「生命体」と「感受体、感覚体」である）、と考える。その個人としての生涯はただ一度限りである。しかし、また「自我」を同じくする新たな人生が、暫しの時を置いて再び芽を出すという（図４）。

がん患者さんの多くはその告知を受けた後（あるいは受けるかもしれないと心配している時点から）、その思いは「生」と「死」の間を行き来しているのであろうが、我々医療者が「生」のみに執着するのであれば、患者さんの心を理解し、寄りそっていくことはできないだろう。我々医療者が治療をしている最中に「死」を思うとしたら、冒瀆だと言われそうだが、「生」を余すところなく生き切るためには「死」を思い、それを超えたところにさらに新たな視線を置くべきであろう。「メメント モリ（死を思え）」というラテン語が示す通りである。

最近、がん患者さんの告知後一年以内の自殺率が通常の二十四倍にも跳ね上がるという論文が、国立がん研究センターから出された（同じくスウェーデンでの六〇〇万人の調査では告知後一週間で十三倍、一年以内が三倍であった）。患者さんの孤独と絶望感を表す数字であろう。

ところで、人間は目に見える質量、形体を持つ存在であり、それには色も備わっている。また歌ったり、話したりする時、その音や言葉は一種の力を持っている。これらは全て人間や周囲の自然からも発せられるエネルギーである。

オイリュトミー療法は、人間の中、また外の世界に存在する音の力を目に見える体の形、動き、さらに衣裳の色等でエネルギーとして表現する。がん患者さんが必要とする音を組み合わせて、その音のエネルギーを自らの体で表現することで治療に用いる。

芸術療法（絵画、色彩、彫塑、音楽による治療、及び、言語療法）も芸術療法士、言語療法士と共に、患者さん自身が能動的に体験するものである。絵画、色彩絵を描く、彫塑を作る、あるいは鑑賞する、音楽を奏でる、あるいは聴くということは全て患者さんの内部にある物を引き出すことになり、でき上がった作品を自ら鑑賞、あるいは聴くことで自分の内部を再確認し調整していく作業になる。それと同時に喜びや感動等を心の中に引き出す治療でもある。また治療者もその作品を見たり、聴いたりすることで患者さんの病状を知ったり、治療の効果を含む病気のプロセスを知る手掛かりにもなる。

現在西洋医学の病院で行われているがん治療はほとんどが、医療者の手により計画され、行われる。手術、放射線療法、化学療法、どれをとっても患者さん自身が自発的に力を発揮する場は少ない。それに反してアントロポゾフィー医学的治療は前述のようにほとんど自らの自我の力を利用し、そして高めようとするものである。アントロポゾフィー医学的がん治療は自我の働きを強化する、という視点が強調されるため、何らかの形で患者さん自らの意志を必要とする治療が多い。その中にあって、リズミカルマッサージやその他の物理療法などは他者による受動的な治療の一つであり、また他者を通じて温かみを感じることのできる体験でもある。また、ヤドリギ治療に温熱療法を併用することで、さらに熱の要素を導入することもしばしば行われる。

ドイツ、スイスで見たアントロポゾフィー医学によるがん治療

私は留学中、長期休みを利用して近隣のアントロポゾフィー系の病院に出かけては、主にがん病棟で実習をさせてもらった。学校で教わったことが実は机上の空論なのか、あるいは実際のことなのかをこの目で見たかったからである。

日本においてがん病棟というとホスピス的な、ややもすると厭世感の漂よう病棟だったりするが、これらの病院では全ての点でいつも驚かされた。ベルリンのハーフェルホーエ病院はドイツ国内でも非常に人気の高い（数年前にドイツの大手新聞社の「入院したい病院ランキング」上位に選ばれた）病院なだけに、とりわけ活気があったが、入院時の他院からの紹介状や過去の記載やデータをチェックし、さぞや寝たきりの重症患者さ

んだろうと、重い雰囲気を覚悟して病床に出かけてみると、患者さんが自室で見つからないことが多く、好きな時に好きなだけ構内の広い庭を散歩したり、他の患者さんと楽しげに雑談したり、一見するとそのような重い病状とはとうてい思えない人が多かった。みな、自分の病名はもちろん、大変な病状も全て知った上での入院である。また、スイスのルーカス病院では、重症患者を除き立派なレストランのような食堂で一堂に会して食事をするのだが、私も毎晩一緒に食事をさせてもらっていた。患者さん達の明るく和やかで、食欲のあること！　中には化学療法中の患者さんもいるのだが、何事もないように楽しく食事をしていた。

定期的に行われるカンファレンスでは、その患者さんに関わったさまざまな職種の職員（主治医、受け持ち看護師、薬剤師、心理療法士、オイリュトミー療法士、芸術療法士や言語療法士、リハビリスタッフや時に宗教家も）が一堂に会して、時には患者さんとその家族も同席して、おのおのの専門家の得た情報を共有したり、問題点に関するディスカッションを行う（その患者さんが亡くなった直後にも、最後のカンファレンスを開いて治療の総括をすると共に皆で患者さんの〔亡くなった〕後に幸あらんことを祈るのである）。

入院患者さん達はもちろん全員担癌状態だが（初期の診断は一般病院で行われ、その後転院してくるのが一般的である）、初診時の病期や悪性度の高さを考えると、統計学的にはほとんど生きているはずもないような長い期間にわたって延命している人たちが大勢いるのに驚いた。長年担癌状態でありながら明るく淡々と生きている患者さん達を見て「がんと共に生きる」というのはこのようなことなのだ、と実感した。しかし、そのような人があまりに多いのはどうしてか不思議であった。担当した患者さん達は、芸術療法、オイリュトミー療法をはじめとし、心理療法やカウンセリングにまで私を同行させてくれた。その話の内容から、彼らが真剣に自分の病気と向き合い、時には自分の死の恐怖について泣きながら療法士に訴え、ディスカッションしながら、その上で日々、明るく前向きに生きているのだと思うと感動を覚えずにはいられなかった。まさに、前述の強く生き抜いた強制収容所のユダヤ人達のようだ。近年、自己コントロール力と生命予後の関係（コントロール力の高い人ほど生存期間が長い傾向があること）についての論文が多々見られるが、その事実を目の前で見た感じがした。

患者さん達ははじめからこのように強かったわけではないだろう。自らの生死に関わる大きな問題を抱えながら、諦めることなく、主治医を中心とした多くの各種治療の専門家を集めたチームに支えられた上で、自ら主体的に病気と向き合いながら治療を続け、がんとの共存を図ることができ、そのことからさらに自信を付けながら独自の自己コントロール力が発揮されるに至るという、良循環を引き起こした結果であろう。

今後日本においても、がんを攻撃する治療ばかりでなく、多方面から患者さんを支え、自ら治ろうとする力を強化することを助けるさまざまな手法をも駆使した治療が行われることを期待したい。患者さんには自身の病気や人生と積極的に関わるといった、今までは要求されなかった大変な仕事が加わることになる。人間は意味あって生まれ、生まれた時にその一生の目標をアンカー（錨）として最後の瞬間に置き、それに向かって生きていくのだという。人生の道程は単純な一本道ではないだろう。しかし人間は死の直前まで進化し続けることのできる存在である。今後は西洋医学のさらなる進歩を促すことと同時に、本来人間の中にある生き続ける力と一人一人の「自助努力」を引き出していくことが重要な視点となろう。

四分節における症状緩和と死にゆくこと

藤原　葉子

緩和ケアとは何か？

「緩和ケア」ここ数年、少しずつ目にすることが多くなってきた言葉ではあるが、それほど耳馴染みのある言葉とは言えないであろう。実際二〇一〇年の日本におけるアンケート調査では「(緩和ケアを）言葉と内容共に知っている」と答えた人は一九・九％であった。[1]

緩和ケア（Palliative care）には、ＷＨＯ（世界保健機構）による定義がある。一九八九年、ＷＨＯは、緩和ケアを「治癒を目的とした治療に反応しなくなった疾患を持つ患者に対して行われる積極的で全体的な医学的なケア」と定義した。「治癒を目的とした治療に反応しなくなった疾患」とは、がんのみを意味するのではなく、治療に反応しなくなった慢性の病気、たとえば慢性心不全や慢性腎不全なども含んでいる。生ある限り、できるだけ良好なＱＯＬ（生活の質）を維持することを目標とした全人的医学的ケアである。この考えをもとに、終末期患者を中心に緩和ケアが行われてきた結果、ある臨床疑問が生じてきた。例えばがんの場合、がんと診断されたその時から告知に伴って大きな精神的ダメージが生じることがある。また、ごく早期の段階からがんによる痛みでＱＯＬが妨げられることがある。治療を受けているいないにかかわらず、あるいは治療が奏功しているいないにかかわらず、すべての患者に対して緩和ケアは行われるべきなのではないか。このような現状を反映して二〇〇二年、ＷＨＯは、緩和ケアの定義を次のように改訂した。

「緩和ケアは生命を脅かす疾患に起因した諸問題に直面している患者とその家族のＱＯＬを改善するアプローチで、痛み、その他の身体的、心理的、スピリチュアルな諸問題の早期かつ確実な診断、早期治療によって苦しみを防止し、苦しみから解放することを目標とする」

緩和ケアは、主として次の事項を実践する。

①生きることを尊重し、誰にも例外なく訪れる「死に行く過程」にも敬意を払う。
②死を早めることも、死を遅らせることも意図しない。
③痛みのマネジメントと同時に、痛み以外の諸症状のマネジメントを行う。
④精神面のケアやスピリチュアルな面のケアも行う。
⑤死が訪れるとしたら、その時まで積極的に生きていけるよう患者を支援する。
⑥患者が病気に苦しんでいる間も、患者と死別した後も家族の苦難への対処を支援する。

日本ではまだまだがん終末期のイメージの強い緩和ケアであるが、前述のように、世界的に見ると、緩和ケアは決してがん患者のみになされている医療ではなく、心不全の終末期、認知症の終末期などでも等しく行われている医療であり、終末期のみならず、早期から関わることが推奨されている医療である。以上のことを踏まえたうえで、ここでは、がんの終末期における緩和ケアについて述べていきたいと思う。

がんとは、どのような病気か？

がんは一般に悪性腫瘍とも呼ばれている。基本的には、私たちの体の全ての臓器、全ての組織に発生する。以下に悪性腫瘍（がん）の特徴を三つ挙げよう。

①自律性増殖：がん細胞はヒトの正常な新陳代謝の都合を考えず、自律的に勝手に増殖を続け、止まることがない。

②浸潤と転移：周囲にしみ出るように広がる（浸潤）とともに、体のあちこちに飛び火（転移）し、次から次へと新しいがん組織をつくってしまう。

③悪液質《あくえきしつ》：がん組織は、他の正常組織が摂取しようとする栄養をどんどん取ってしまい、体が衰弱する。

現在、がんの発生原因は以下のように考えられている。

がん細胞は、正常な細胞の遺伝子に二個から十個程度の傷がつくことにより、発生する。これらの遺伝子の傷は一度に誘発されるわけではなく、長い間に徐々に誘発されるということもわかっている。正常からがんに向かってだんだんと進むことから、「多段階発がん」と言われている。正常な細胞に決まった異常が起こると、その細胞は増殖する。そこに第二の異常が起こると、さらに早く増殖するようになる。この異常の積み重ねにより、がん細胞が完成する、と言われている。

では、アントロポゾフィー医学では、がんをどのように捉えているのであろうか。

第Ⅱ章や内科の節でも述べられているように、アントロポゾフィー医学では、人間総体を、人間に働く異なる力の分布によって三つの系統・システムで診る。頭部を中心とした神経感覚系、腹部と四肢を中心とした四肢代謝系、そしてその中間でバランスをとる胸部を中心としたリズム系である。そして、この三つの系統のバランスが崩れているとき病気が生じると考える。一方で、人間は四つの構成要素から成るとの観点があり、それらの関係性から患者を診る。物質としての肉体、生命力を担う生命体（エーテル体）、意識・感覚・感情の源としての魂の力を担うアストラル体、そして、人間が動物的あり方を克服し人間として存在できる所以の、また個性の源でもある自我の力を担う自我機構である。

さて、四肢代謝系は手足と腹部にだけ分布するわけではない。細胞一つ一つの中にも代謝活動があり、細胞分裂し分化成熟し器官として働くために統合され、やがて死滅するサイクルがある。健康な人間の場合、細胞の代謝活動はすべて人間生体全体がうまくいくように行われている。四肢代謝系の中で、成長を抑制し分化させる作用は魂の力の、また分化成熟した細胞の器官としての統合作用は自我の力の元に行われ、特定器官のニーズや相互作用に応じて、細胞分裂や成長を制限しているのである。このように、人間の中では、三つの系統システムと四つの構成要素が互いに密接に関わり合っている。

がんでは、まず四肢代謝系のなかで魂の力と自我の力の働きが部分的に緩むことで、分化不十分な細胞が制限されずに増殖する傾向が生まれる。そのため特定器官としての形態と機能を失っていく。リズム系では、しばしば呼吸と脈拍、睡眠と覚醒、体温と消化のリズムが初めは微かに、後には顕著に乱れることがある。リズム系が乱れ規則正しいリズムが平板化することから、代謝不活性、免疫不全、活力の喪失、全身倦怠感が見られるようになる。同様に感情面でも平板化し、感情生活の硬直や抑うつ傾向が見られることが多くなる。また、がん疾患そのものによる影響およびがん治療に伴う肉体の辛さ・経済的負担・仕事への影響などから、社会的孤立に苦しみ、周囲への関心を失っていくことも少なくない。そして、自分自身の人生を自発的自律的に形成していく力が自分にはないのだ、と感じてしまい、ますます魂の力、自我の力が弱まっていくのである。

そのため、アントロポゾフィー医学では、がんにおいて必要な従来の治療法、たとえば手術や化学療法、放射線療法などが行われたうえに、自己治癒力を活性化し補い、腫瘍形成傾向を改善するようなさまざまなアプローチを行う。典型的な薬物療法としては、ヤドリギ製剤がある（一九〇ページ参照）。もちろん薬物療法のみならず、不安を乗り越えるための心理療法、肉体・エーテル体・アストラル体・自我の力を活性化するための芸術療法やオイリュトミー療法、治療的対話、リズムを再び取り戻すためのさまざまな取り組み、新しい事業や活動に着手することなど、アントロポゾフィー医学における集学的治療は多岐にわたる。このことが魂の力と自我の力における自律性を再び獲得することにつながり、それを強めることが生理学的・身体的な「病的自律性」に直接働きかけ、治癒へとつながるのである。ゆえにアントロポゾフィー医学アプローチにおいて、疾患治癒のみならず、疾患治癒の経過をとおして人生の目的そのものを再び見いだすことが可能になるのである。

しかし、あらゆる治療を行ったとしても、病期によって、またある種の運命によって、生理学的・身体的治癒には至らず、死が避けることのできない状態となることも、また事実である。

では、がん患者において死はどのように訪れるのであろうか？

死は、どのように訪れるか？

がんで亡くなる場合、痛みが強くなるのではないか、と質問されることがよくある。確かに痛みを伴う場合も多い。痛みを緩和し生活の質を保つために、さまざまな薬剤が使用される。アントロポゾフィー医学においても、アントロポゾフィー医薬品だけではなく医療用麻薬など通常医療で使用する薬剤を併用するのが一般的である。苦痛とは、アストラル体が病的に肉体に入りこんでいる状態である。患者の意識は通常の覚醒時よりもさらに高められているが、このことは、患者が準備なく境界を越えて死の世界へ入っていくことを防ぐ側面もある。苦痛の持つ使命も理解しつつ対処することが必要である。約三割の患者は、痛みを緩和する薬を使わなくとも痛みらしい痛みに襲われることなく最後まで過ごすことができる。痛みが強くなることと死への過程は必ずしも一致しない。

また、痛みは全てのがん患者が経験するわけではない。しかし、死への過程において、ほとんどのがん患者が体験する経過がある。全身倦怠感、傾眠、せん妄である。これらの症状は四つの構成要素における死への準備過程である。

死の一～二週前になると、身の置き所のない倦怠感がでてくる。寝返りをしても、ベッドから起き上がってみても、座ってみてもしっくりとこず、始終動いてしまう。体がバラバラになるような何とも言えない居心地の悪さ。これは、肉体とエーテル体の結びつきが健康な時ほど強固ではなくなり、少し離れているために起こる。この結びつきは死の瞬間に解き放たれる（しかし死後三日の間、エーテル体は緩い結びつきのまま肉体周辺にとどまる）。

この時期はまた、眠っている時間が多くなり、覚醒時でも夢と現実が入り混じったような会話が増える。それはまるで、日中においても眠りの中で夢を見ているかのようである。はっきりと覚醒していることは少なく、いつもうとうとしている。アストラル体は、このような時、どのような状態なのだろうか。健康な場合において、睡眠時、私たちの自我とアストラル体は肉体・エーテル体から離れている。そして夢を見ている時、アストラル体は少し肉体・エーテル体と結びついている。そして、覚醒すると自我が入りこみ、時間・空間のオリエンテーションがつくようになる。夢の中では容易に時間・空間を乗り越えている所以である。この時期アストラル体も肉体から少し離れているのである。

せん妄もまた、死の直前には九〇％の患者が体験しているという報告がある。[2・3] せん妄とは、ボーッとしていて、時間・空間のオリエンテーションがつかず、幻覚・妄想などが見られ、かつその状態が一日の中で変わり、原因となる薬や身体的要因のあるものである。[4] 自我が肉体・エーテル体・アストラル体としっかり結びついていないために起こる症状である。

この時期、目を逸らさせてくれるものが少なくなってきているために、やり残したことをやっておかなければ、という焦燥感にかられたり、その人がもともともっていた非常に辛い精神的な苦しみが表面化することがある。このことは後で触れる。一方で、死が差し迫っている患者が故人と話したり、天国に迎えられるような体験をしていることも多い（我が国では古来「お迎えが来る」と言い表している）。

このように四つの構成要素がそれぞれに死への準備を行っている。では、三つの系統はどうだろうか。

神経感覚系はしばしば混乱を来す。前述のように夢と現の違いは明確でなくなり、眠る時間も増えていく。

四肢代謝系は比較的早い段階から固有の働きを行うことが困難となる。食欲が減り、飲み込みが困難となり、しばしば食べることは苦痛になっていく。死の二〜四週前になると急激に体力・筋力が低下し、自分の意思に従って体を動かすこと、例えばトイレへ行く、着替えをする、などの行動が困難になる。最後の一〜二週はベッドの上で過ごすことがほとんどである。

リズム系は固有のリズムを失う。体温リズムも睡眠・覚醒リズムも失われていく。

死が差し迫ってくると、呼吸のリズムも乱れてくる。呼吸が間延びしたり不規則になったりする。胸だけで静かな呼吸を行うことができず、少しずつ肩を使って大きく息を吸うようになり、やがて、下顎を上げ下げすることでようやく呼吸を行うようになる。胸の領域でバランスをとっていたものが、徐々に頭部へ上がって来ると同時に四肢代謝系（肩は上肢の付け根であり、下顎は頭部の四肢代謝系である）にも手渡されて三系統すべてで最後のバランスをとる。生を受けてこの世に誕生し、成長してゆく過程で、三つの系統に分化した力が、死を前にふたたび統合されていく。

そして最期のひといきが来る。その訪れは多くの場合、突然である。死出の旅路をゆくその人自身が、覚悟を決めて彼岸へ渡る、また、彼岸からある働きかけが来て応じる。そのように感じるほどにその時はいつも突然だ。今生で身に付けた全てのものを今生に置いて純粋な存在そのものになって彼岸へ渡る。この時、周りで看取る私たちは何ができるのであろうか。静かに送り出すことだ。彼岸へ渡る最後の決断をする時に、周りで見守る私たちがかの人の決断に支持的な態度をとること、周囲を静かな空気で満たすことが、かの人への大きな力づけとなる。付き添う家族が、「もう頑張らなくてもいいよ。ありがとう」と静かに声をかけた後、スッと息を引きとることも、よく経験する。死とは、高次の霊的世界から、ある働きかけが来ることで訪れるのである。

医師として死にゆく人に対峙することはどのような意味を持つのか？

アントロポゾフィーにおいて、人間は輪廻転生を繰り返していると考えられている。自らが前世でなしえなかったことを行うために、あるいは、この時代に必要とされていることをなすために、自由意思で、生まれ来る国を選び両親を選び生まれてきたと考えられている。私たちは、それぞれに、無意識の中に、成長し目標に達した時の自分の姿を理想像として認識している。そして、思ったようにいかなかった今までの行いに気付き、学習し、整理がつくまで、目標を達成するまで、何回でも生まれてくるのである。私たちは、人生を「私」が積み重ねている体験、豊かな運命体験と捉えている。自分自身と世界の本質とを求めて自らの道を自由に歩み、失敗から学ぶことが可能となる。

病気は、何らかのバランスが崩れた時に起きる。運命づけられた病気もある。いずれにせよ、病気に対峙し、肉体と生命体（エーテル体）と心魂と精神が共同して働くことは、精神・心魂の、肉体・生命体への関わり方を大きく変えるだけではなく、生き方そのものを変える可能性がある。何をなすために生まれてきたのか、決して平坦ではないその道を再び見いだし、自らの足で歩きだすための大きなきっかけになる可能性を秘めているのである。

また、がんのように、診断を受けた瞬間から死に直面し、治療の間もずっと死のことを考え、そして実際に約半数が残念ながら死にゆく病気の場合は、今生における人生と自らの使命について、より深く対峙せざるをえない。この時、私たち医師は、彼らが手術や抗がん剤治療、放射線治療を理解・選択し、行うことを助けるだけではなく、自らの病気や人生と対峙することを支え、寄り添い、後押しすることが大切である。私たち医師はともすると、患者が死にゆくことから目をそらしてしまう習性がある。死を最も恐れる職業、死を敗北と捉えてしまう職業。なぜなら人命を助け、治癒をもたらすために医師を志したからである。死にゆく人を前にした時、私たちは実際に彼らの命を永らえさせる何事もできないことに絶望感を抱く。しかし、本当にそうであろうか。たとえ今生での命は終わる運命にあったとしても、患者が残された時間を、自らの人生に向き合い、自らのやり残したことを見つける手助けをし、過去に受けた辛い体験を癒すような別の体験（外用療法など）を行い、共に祈り、寄り添うことができる。

死に際してもなお、彼らの悩みに真摯に向き合い、彼らの問いに誠実に答え、私たち自身が真摯に誠実にそして常に愛情深くあろうとすることは、彼らの闘病に最大の治癒をもたらす可能性がある。死の門をくぐる瞬間まで、彼らが充分に自分の運命に対峙することが、彼らの来世に治癒の一部をもたらす可能性となるからである。

注

1　「一般市民を対象とした『緩和ケア』に関する認識度調査報告書」日本緩和医療学会、二〇一一年三月。

2　P. G. Lawlor, et al., "Occurrence, causes, and outcome of delirium in patients with advanced cancer: a prospective study," *Archives Internal Medicine*, 160 (6), 2000 Mar 27, pp. 786-94.

3　H. minagawa, et al., "Psychiatric morbidity in terminally ill cancer patients: A prospective study," *Cancer*, 78 (5), 1996 Sep 1, pp. 1131-7.

4　American Psychiatric Association, *Diagnostic and Statistical Manual of Mental Disorders*, 4th edition, Text Revision, Washington DC: American Psychiatric Association, 2000.

アントロポゾフィー看護の視点と実践

揚妻 由美子

アントロポゾフィー看護は、アントロポゾフィー医学が生まれた一九二〇年代に、スイスでの講座に学んだ看護師達から始まった。その後ドイツにアントロポゾフィーの病院が開設され、ドイツからヨーロッパ各地へ、さらに南北アメリカ、オセアニア地域、アジアへと医学と共に広がっていった。二〇〇〇年にはIFAN(アントロポゾフィー看護のための国際会議)が設立され、世界中からアントロポゾフィー看護師が集い、定期的な研修や会議が持たれている。二〇一四年には、各国のアントロポゾフィー看護協会を結ぶICANA(アントロポゾフィー看護協会国際協議会)も設立された。

日本での看護講義は、二〇〇四年に開催されたIPMT(国際アントロポゾフィー医学ゼミナール)の中で初めて行われ、この講座に参加した看護師の有志が「アントロポゾフィー看護を学ぶ看護職の会」を設立。二〇〇九年から国際アントロポゾフィー看護ゼミナールを開講し、この看護を学ぶ機会を提供している。その後二〇一三年には修了生と、同時にANS(IFAN認定アントロポゾフィー看護スペシャリスト)が誕生し、各地で実践を始めている。

アントロポゾフィー看護の特徴

「健康」の概念は時代と共に拡張し、WHOの定義においてもmentalとは別にspiritualという単語を加えることが提案されて久しい。健康生成論（六六ページ参照）への理解も広がり、看護教育においても、「人が自分で健康をコントロールできるような環境をつくること」を看護師の役割として挙げている。人間を「身体・魂（心）・精神（霊）」を持つ存在とするアントロポゾフィーの考え方は、ある意味特別なものではなくなり始めているのかもしれない。それでもなお、アントロポゾフィーの特徴を示すなら、「魂」「精神」と言われる見えない部分が、目に見える肉体と相互に関連し合っていることを「科学的」に考える体系を持っていることだろう。それが、人間を構成する四つのエレメント（地水風火）から見た四分節構造であり、機能から見た三分節構造であり、バイオグラフィーと呼ばれるライフサイクルの考え方である。

観察における特徴

具体的に、看護師の大事な役割である観察を、前述の体系で見てみよう。人体の中には自然の法則が生きて働いている。生命力そのものは私たちの目に見えないが、医療者は日々の検査データやバイタルサインなど客観的情報から、臓器の様子をイメージできる。これらの客観的な情報は、肉体の物質的視点と、命を運ぶ水の循環（水分のインアウト、うっ滞、浮腫の有無）、酸素・二酸化炭素を含んだ気体の動き（呼吸数、深さ、脈拍とのバランスなど）、熱の分布（体温、四肢の冷えなど）の四つのエレメントの視点から見直すことで、肉体（物質体）・生命体（エーテル体）を部分ではなく全体像として理解することができる。

さらに肉体・生命体に影響を与える魂や自我について「この人はどのような感情を語るのか」「心は開かれ

ているか」「病とどう向き合っているか」「どのように自立しているのか」「決断力はどういう状態か」等の観察をする。そして魂や自我の状態が肉体・生命体にどう影響しているのか、二つの系統の極が調和的かどうかを見ることになる（第Ⅱ章参照）。

カンファレンスでは、医師や療法士、バイオグラフィーワーカーら医療スタッフと共に観察に基づいた認識を共有し、共通の体系の中で理解検討しあう。そうすることで、生理学的・病理学的な把握を拡張した、患者の「生きた像」を共有することが可能となるのである。看護師は、協働する医療スタッフの中でコーディネーター役を担うことにもなる。

看護行為における特徴

看護行為を人間の構成要素の側面で考えるとき、まず肉体的に足りないものを補うことが挙げられる。栄養など身体的な視点に加えて、感覚に作用する環境（音や光、環境の素材など）にまで配慮する。

次にその肉体を支える生命体への援助を考える。アントロポゾフィー看護では、生命体への援助として「熱」や「リズム」という独特の視点を持っている。「熱」は代謝機能を助ける要素である。また防御機能の多くが、発熱して初めて働き出すように、「熱」は動きをもたらす。そしてそれは「リズム」を伴って与えられる。規則正しい生活が生きる力の源になるように、規則的なリズムは生命力を強め、両極のバランスを整え、自己治癒力を支える。手技における集中と弛緩、施術とその後に必ず設けられる休息、施術と施術の間にある休息は、いずれも「リズム」と言える。これらは覚醒と睡眠、吸気と呼気のように、対を成すことで治療の効果を支える重要な要素である。リズムを伴って熱を与える行為として、具体的にはリズミカルアインライブング（一六九ページ参照）や湿布のような外用手当（一七二ページ参照）が挙げられる。アントロポゾフィー看護では、これら外用手当は重要な位置を占めるので、別途紹介する。

それぞれの人の魂はそれぞれの「人」の内に存在する。だからこそ他者（外界）との「境界」は、魂にとって重要な要素になる。その「境界」とは、一つには目に見える皮膚であり、もう一つには目に見えない他者との境界である。境界が曖昧であれば他者からのストレスを押しのけられず、ストレスの影響を強く受けて、身体的にも精神的にもバランスを崩すことになる。まず、看護師自身が環境であり、「境界」が曖昧になってしまった患者にとっての「覆い」であることを意識したい。アントロポゾフィー看護の外用手当にも「覆いを作る」要素がある。包まれる安心感は、深い呼吸に導き、全身に熱を運び、バランスを整えるように働く。人は身体の境界を再確認することにより、世界に対し、また自らの人生に対して信頼を取り戻す。それは自己肯定感を育み、患者の中に内的な熱（意欲）が生じる準備にもなる。

患者の自我（精神）に対して何ができるであろうか。私たちが他者の自我に対してできるのは、〈出会う〉ことだけと言える。魂と自我を区別することは、一般的にはまだ分かり難い分野と思われる。しかしこれが区別できると、不安に苛まれた患者の魂の奥にある本来のその人に出会うことになる。その出会いは、心からの〈畏敬〉へと繋がっていく。看護師が、人間の精神と自由の尊重を基に、その人が発展しようとする方向のイメージを持つことができるなら、人が病を成長の機会として変容させることへの支えとなる可能性がある。この出会いによって、私たちは患者と共に学び、成長できるのである。

紹介する外用手当は、いずれも準備・施術・休息までが一体となる。科学に裏打ちされた素材や方法を選び、準備し、看護師が自らを整えて行為するとき、ナイチンゲールの言葉にあるように、看護は一つの「芸術」となりうる。

アントロポゾフィー看護では、患者への看護介入を考える際の指針として「十二の看護の所作」をまとめている（一六四ページ参照）。

看護師自身の成長

ここまでに挙げた認識を看護師が獲得することは容易ではない。そのためには、看護師自身の成長が前提となる。看護師の思い込みや先入観を排除すること無しに、看護の本質に近づくことは難しい。本質に繋がる客観的情報を得るには、看護師の中の「平静」が重要となる。自身の心的状況が判断を誤らせていないか、先入観で目標を見誤っていないか、常に自身に問うことが必要になる。また、自らの魂の状態や「自分自身を知る」ことはセルフケアにも繋がる。必要な時に必要な覆いを自らにかけられるようにしておきたい。人に対して何か援助をしようとするなら、援助するに足るだけ自分自身にそれが満ちているのか問わなければならない。看護行為に際しては、医師の処方であればその意図を、また処方された素材やプロセスへの信頼を共有できているだろうか。そして看護行為が及ぼす作用を、イメージできているだろうか。冷え切った看護師の手でタッチケアをしても、患者に温かさを与えることはできないのだ。

私たちは、自分が生きている意味を問う必要があり、薬となっている植物そのものに、自然界にあるもの全てに近づく必要がある。植物が差し出している姿が、私たちの存在意味と繋がるとき、植物に対して心からの信頼が生まれる。その上で、患者への畏敬の念と共に仲介者となることができるなら、私たちの行為は、患者の自己治癒力を大きく引き出すことに繋がるのではないだろうか。

参考文献

1 Tineke van Bentheim, Saskia Bos, Ermengarde de la Houssaye and Wil Visser, *Caring for the Sick at Home*, Floris Books, 1987.

2 大住祐子『シュタイナーに看護を学ぶ』春秋社、二〇〇〇年。

3 『ナイティンゲール看護覚え書　決定版』ヴィクター・スクレトコヴィッチ編、助川尚子訳、医学書院、一九九八年。
4 『ナイチンゲール言葉集』薄井坦子編、現代社、一九九五年。

十二の看護の所作（質）と黄道十二宮

村上　典子

アントロポゾフィー看護の中心をなす「所作」とは、洗練された看護技術に加え、それを行う看護師の行為に対する内的な在り方を意味する。一つひとつの看護行為を観察すると、その本質は、援助する行為七つと自立を促す行為五つの十二の看護の質（原型）に分類できる。人間を小宇宙と考えるとそれを取り巻く宇宙は大宇宙となり、黄道十二宮のイメージは看護の所作にも通じる。このような考えのもと、ロルフ・ハイネ（ＩＦＡＮコーディネーター）は「十二の看護の所作」を構築した（図１）。

看護師を含む医療チームは、患者の全体像を把握し、この「十二の看護の所作」の中心に患者を置くことで、その時に必要な行為を見極める。それは患者の状態によって常に選びなおされ、看護師はその看護行為を通して、自分自身に向き合うことが求められる。

１．浄化する：不浄なものを取り除く。本質的なものを非本質的なものから分離する。

星座とイメージ：牡羊座。春分。土の中に隠されていた種子が芽吹く。

図1　12の看護の所作

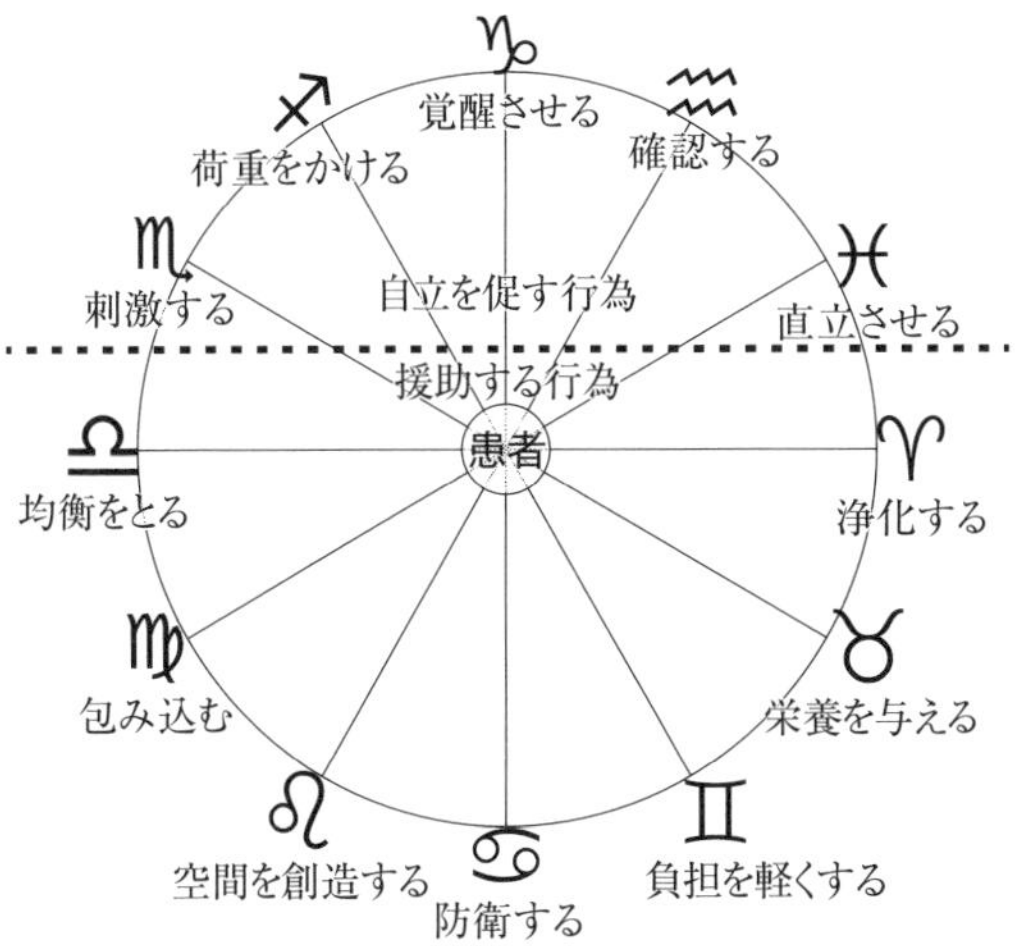

看護行為：①身体の清潔を保つ。排尿、排便の援助。創傷ケア。

②疾病による不安や混乱を認識し、患者自身の本来の姿を明らかにする。

偏見なく対応するためには、看護師自身が古いものから自由になる必要がある。

2. 栄養を与える：養育する。滋養あるものを与えて、回復させる。

星座とイメージ：牡牛座。健康な新陳代謝。

看護行為：①食事の援助。摂食介助。水分補給。皮膚からの栄養補給（オイル塗布等）。

②精神的な栄養。社会的観点に立った援助。

栄養素が体内に吸収されるためには、時間、熱、休息、心遣いが必要であることを自覚し、看護師は感謝を持って食事の質に向き合う。

3. 負担を軽くする：患者ができないことを代行、援助する。

星座とイメージ：双子座。暖かく軽やかな春の季節の気分。

看護行為：患者の状況による治療プランの組み立てと実行。補助器具を用いた移動等。

看護師は、患者が本当に必要としていることを認識し、自立を妨げない。

4. **防衛する**：危険を寄せ付けない。周りを囲んで保護する。
星座とイメージ：蟹座。夏至。人間の魂が外に向かって出て行く。
看護行為：①生活環境の整備。雑音、光、寒さなどの影響から守る。
②患者に必要な面会時間、訪問者を設定する。
看護師は、患者の外的環境を整備し保護すると共に、外部と隔絶のないよう努める。

5. **空間を創造する**：秩序立てる。
星座とイメージ：獅子座。全体と個々を結び、自分の領域を支配する。
看護行為：病室環境の整頓。患者に部屋の構成を示唆する。薫香での浄化。
看護師が自らの内に秩序を見いだせれば、他者のために空間を創りだせる。

6. **包み込む**：保護する。覆う。温める。巣を作る。卵を抱く。
星座とイメージ：乙女座。胎児に覆いを与え、子どもの成長を可能にする。
看護行為：アントロポゾフィー看護の外用手当。リズミカルアインライブング。覆いと熱を与える作用が患者の弱ったエーテル体を補助する。
看護師は、他者に熱と守られている気持ちを与えるため自らの覆いを養育する。

7. **均衡をとる**：調和を与える。リズムを与える。調整する。
星座とイメージ：天秤座。秋分。天秤で魂のバランスを量る。
看護行為：①衣服の調整。水分の補給。生活のリズムを整える援助。
②リズミカルアインライブングによって「いきいきとしたバランス」の原型を作りあげる。
看護師が自らの献身と自己主張の両極を知り、常にその中心にいることが重要。

8. **刺激する**：活気づける。激励する。挑発する。
星座とイメージ：蠍座。鋭い刺激が、反応を促す。
看護行為：気分転換。顔、手足、全身を洗う等の刺激。冷・温罨法《おんあんぽう》。香り。
看護師は、正確な観察と的確な適正量の行動をし、注意深く反応を見守る。

9. **荷重をかける**：期待して要求する。目標を定める。勇気づける。
星座とイメージ：射手座。定まった方向へと導く。
看護行為：トレーニング。練習。機能回復訓練。障害を克服する行為。
看護師は、患者の負担の限界と余力を把握し、意義あるトレーニングを行う。

10. **覚醒させる**：目覚めさせる。
星座とイメージ：山羊座。冬至。外の光は最小限だが、魂の中は明るく、暖かくなる。
看護行為：①朝起こすこと。
②感覚を通した新しい体験。人生のさまざまな段階において自身を見つめ直すことができるような導き。
看護師は、患者の「どうして私が」という激しい気持ちに同伴し、物質だけではない世界に目を向けるよう導く。

11. **確認する**：慰める。希望。
星座とイメージ：水瓶座。人生と運命に対しての積極的な気分。
看護行為：患者のありのままを受容する。首尾一貫した、親切な受け答え。
看護師は、表面的な慰め、言い繕い、批判を避ける。

12. 直立させる：持ち上げる。

星座とイメージ：魚座。人間は、天と地の間の存在である。

看護行為：立ち上がらせること。背椎にそって擦り下ろすアインライブング。視線をしっかりと合わせる。

意識して名前を呼ぶ行為。

看護師は、人間の尊厳を意識する。

参考文献

Rolf Heine, *The 12 Nursing Gestures and The Zodiac, Lecture and Summary by Rolf Heine*, Anthroposophic Nursing Association (ANA), 2008.

看護

リズミカルアインライブング

瀧口 文子

アントロポゾフィー看護の特徴的な看護技術にリズミカルアインライブング（以下「アインライブング」と記す）がある。「リズミカル」とは、リズムがある、という意味であり、「アインライブング」は塗擦法というドイツ語である。注意深く親密なタッチで、リズミカルに定型フォルムの流れに沿って、オイルや軟膏を、皮膚に塗擦するケア技術である。

イタ・ヴェークマン医師とマルガレーテ・ハウシュカ医師が、スウェーデンマッサージを基に非常にリズミカルな治療マッサージ法をスイスで考案し、アントロポゾフィー医療における看護技術としての「リズミカルアインライブング」としたのは一九二〇年代である。看護師以外でも特定の期間その技術と理論を学ぶことにより養成される専門の医療マッサージ師が行うリズミカルマッサージとは区別され、アインライブングは看護師独自の看護技術として発達してきた。病院、介護施設、治療教育やリハビリテーション施設といった看護の各現場や各ケースの状況に適した形で使用できるように技術を開発してきた。リズムの乱れを調整し、本来のリズムを取り戻すことによって、治療や癒し、病気の予防、健康増進に貢献できるように発展してきたため、

図　下肢の施術の様子

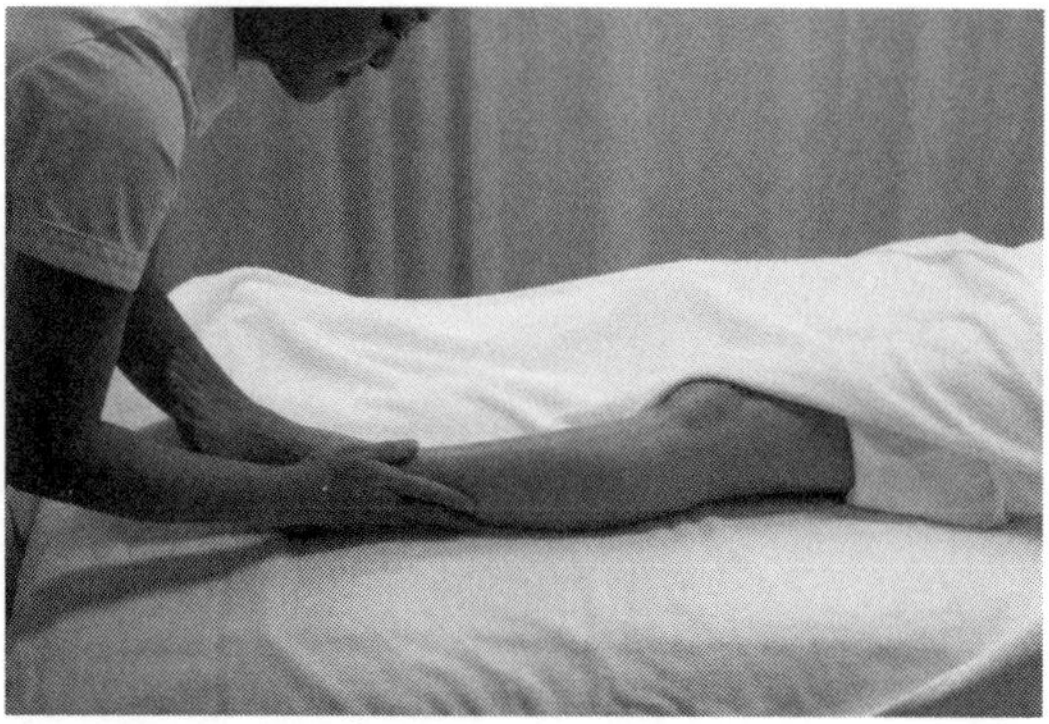

医師の処方が必要な治療のための全身または部分、臓器に対するアインライブング以外は看護師の判断で行われる。

その源流はスウェーデンマッサージやアロマセラピーと重なる。昨今日本では、本来の看護の基本としてのタッチや香りといった触覚や嗅覚を含んだ感覚を使った癒しの手技が見直されてきており、いろいろな種類のタッチやオイルによるケアが紹介されてきているが、そういった潮流の一つとして位置づけることもできる。

アインライブングに特徴的なことは、手技だけではなくオイルを製造する時も、原料となる植物を育てる時でさえも、常にアントロポゾフィーという科学を背景に行われることである。アインライブングで使用するオイルはアントロポゾフィーに基づいた農法により作られた天然成分一〇〇%の植物オイルを基本とする。オイルの植物の種類は、アントロポゾフィーに基づいた観察法から解釈して用いる。その特徴は、宇宙にまで広がる自然のエネルギーを取り入れた植物を地球と植物の自然のリズムに合わせて育て、自然のリズムに合わせた抽出法でオイルを抽出し、その人に合った形でオイルを選び用いることによって、本来その人に自然に備わっているべき生命力を高めることにある。

手技の特徴であるタッチは肌に優しく、皮膚に密着させながらも皮膚を動かさない程度とする。フォルムは筋肉の流れに沿った、円と直線から成る定型フォルムを使い、親密性の強弱の繰り返しを、流れるような、呼吸するような明瞭なリズムで行う。看護師の手の温かさがタッチとオイルを通して患者に伝わり、触覚を通じて患者全体を守る覆いのような役割を果たし、患者自身の内と外の世界との境界を明らかにすることによって、内面への気づきのチャンスを与える。

オイルを実際に塗布している部位以外は毛布やシーツでその人自身を包みながら行い、また、アインライブング終了後は、その部位または全身をしっかりと包んで二十分程度そのまま休んでもらう。アインライブングによって外面から施されたリズムと熱は、その休息の間に身体の奥深くにまで浸透する。それは緊張を緩和し、心を落ち着かせ、呼吸や血液循環に現れる内面のリズムを整えることをも助ける。そして、患者には守られているという信頼感、安心感が生じ、その間に深い眠りに落ちる人も多い。事前に足湯を行うとより効果的である。

現代、人間の健康にとって重要な自然のリズムが軽視されつつあり、多くの人たちがリズム障害によって健康が脅かされている。アインライブングは科学的にリズムを与え、その人本来の自然のリズムを取り戻すことによって全体の調和の中に生き、健康な状態になることをサポートする。

参考文献

1　大槻真一郎「アロマの源流をたずねて」第一〜四回、*Aromatherapy Environment* 三六―三九号、二〇〇五―二〇〇六年。
2　*Handbook for Rhythmical Einreibungen: According to Wegman/Hauschka*, Monica Layer (ed.), Temple Lodge, 2006.
3　伊藤良子「イタ・ヴェーグマン／ハウシュカによるリズミカルアインライブング：その歴史・理論・実践」京都市立看護短期大学紀要 三七、二〇一三年、一一―一二ページ。

【看護】

湿布

鶴田 史枝

アントロポゾフィー看護では、湿布は日常的に用いられる。湿布には多くの種類があり、リラックス、苦痛の緩和、活性化などさまざまな効果をもたらす。このケアは多様な「熱」を付与することによってエーテル体の働きを促進させる。実施はそれぞれの湿布に適したリズムで毎日あるいは一日おきに同じ時間に行い、規則的に休息日も作る。身体を構築するエーテル体のリズムをふまえ、四週間か八週間で一つの治療期間が終了する。

湿布は痛みがあったり触れられることに過敏になっている時など、動きを伴うリズミカルアインライブングが好ましくない場合にも適している。しかし、使用する植物や金属等に対するアレルギーや不適応がある場合、貼用部位に創傷、皮膚疾患がある場合などは禁忌となる。

看護師は、植物や金属など湿布に用いる素材についてアントロポゾフィーの自然認識をもとに理解し、自らの中でいきいきとイメージできるようにしておくことが大切である。その理解とイメージをもとに素材が最大限の治癒力を発揮できるように、各々の湿布にふさわしい方法で実施していく。

湿布はいくつかに分類され、それぞれの特徴をもつ。身体のある決まった一部分を治療効果のある布で覆う「当て湿布」と体の大きな部分を包む「巻き湿布」がある。どちらの場合も扱う身体部位を外布で巻いて覆う。また、「熱い」「温かい」「冷たい」湿布と温度で区別することもある。最もよく用いられるのは「熱い」湿布で、液体を含んだ布をできるだけ熱い状態で貼用し、外布で覆う。「熱い」湿布の集中した熱により、血管は拡張し循環は促進される。身体は弛緩し緊張が解かれるために、それだけでも心地よい作用であるが、ハーブティー等が加わることで、目的をもった治療となる。ハーブティーやオイル等、湿布に用いる素材で分類する。以下に特徴を述べる。

◉オイルの湿布

ユーカリオイルやラベンダーオイルを使った湿布など多くの種類がある。ベースのオイル自体が穏やかで長く持続し覆いを与える「熱」の効果を持つ。そこに加わるラベンダーやユーカリなどの精油成分が、各々独自の効果をもたらす。数時間から一晩中という長い時間を身体の同じ部位に当てておくことができる。時間をかけて穏やかに効果が現れるため、慢性的な症状の治療に用いることが多い。また、実施が難しくないため、患者本人が在宅で継続することが可能である。

◉軟膏の湿布

軟膏には基本的に覆って保護する作用がある。長時間の熱を加えない手当てが望まれる時に用いられる。植物軟膏、金属軟膏、植物と金属の混ざった軟膏などがある。金属を用いた湿布は、植物の穏やかさと異なるため、医師の処方で行われる。

◉エッセンスの湿布

エッセンスとは植物抽出物のアルコール溶液や、鉱物・動物からの素材をアルコールに溶かしたものである。

図　腎臓への当て湿布

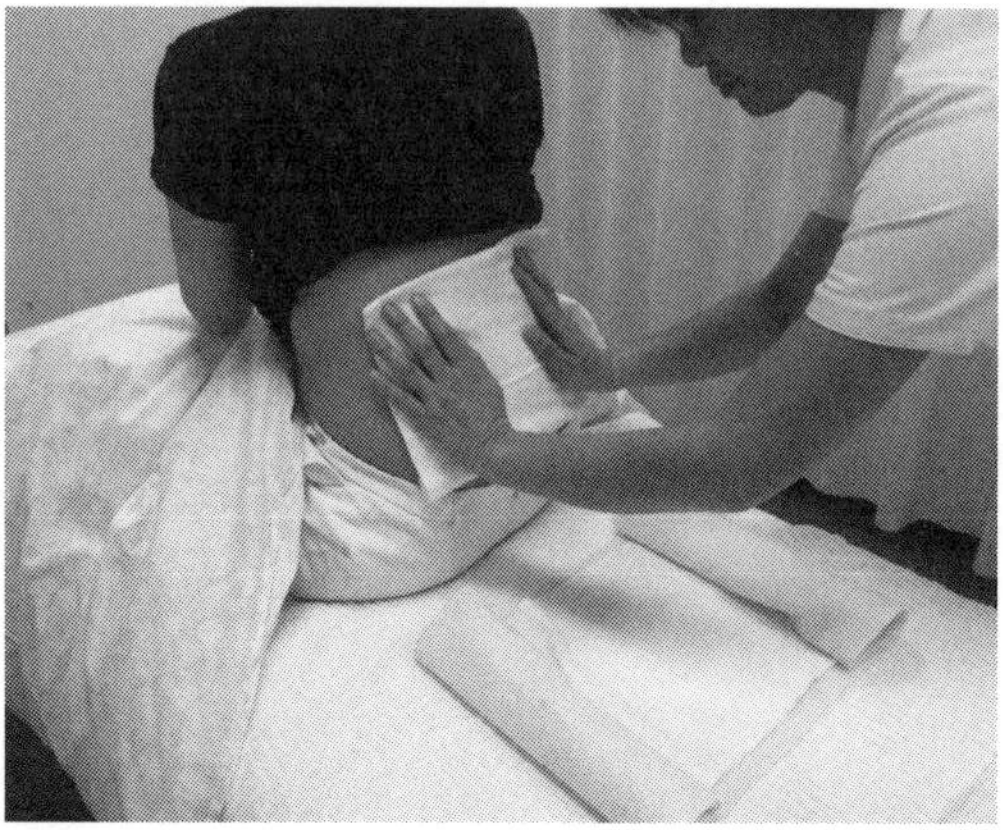

湯の中にエッセンスを適量入れて使用する。

◉ハーブティーの湿布

ハーブティーの湿布は植物それぞれの効用がある。ティーにすることで植物から芳香族及びその他の有効な物質を抽出するため、準備に注意を要する。花、葉、種、茎や樹皮など部位により煮出し方を変え、使用する時の温度にも注意が必要である。

◉レモンの湿布

生命力豊かで秩序ある形態、収斂作用を持つレモンの特徴を用いる。高熱時はレモンを用いた冷たい巻き湿布を脚に行うことで、頭部にある熱を脚に引き戻し解熱を促す。喉の炎症には症状に合わせてレモン汁を用いた温湿布、冷湿布、輪切りにしたレモンの湿布を喉に行う。

◉ショウガの湿布

ショウガの湿布は穏やかな熱を患者自身の内側から作り出す。その熱は長く続き、硬化したものを解消する。例えば腎臓部位に行うと腎臓の機能が刺激され、腎臓を通じて心に働きかける。不安、いら立ち、低血圧、喘息、朝なかなか目覚めない等の症状を改善する。

◉カラシの湿布

最も効果が強く、施術に一番注意を必要とする。看護師は必ず傍に付き添い、観察し、励ます必要がある。カラシの持つ火のような力が施術部位に痛みの感覚と血行促進、新陳代謝の活発化を起こし、皮膚は人工的な炎症状態となる。また、痛みと血行促進と熱により目覚めた意識に導く。肺炎時に胸部に行うことで、肺野に起こっている代謝プロセスを皮膚へそらし肺炎を改善する。

参考文献

1　Monika Fingado, *Therapeutische Wickel und Kompressen: Handbuch aus der Ita Wegman Klinik*, 5 Aufl., Natura Verlag im Verlag am Goetheanum, 2008.

2　マイケル・エバンズ、イアン・ロッジャー『シュタイナー医学入門』塚田幸三訳、群青社、二〇〇五年。

【薬学】

物質に働くプロセスによる治療薬

江崎 桂子

物質をいかに扱うか、実のところそれがもっとも重要なのです。
物質そのものの中に治療薬を探し求める考え方は終わりを告げなければなりません。
——ルドルフ・シュタイナー

アントロポゾフィー薬学の起源

アントロポゾフィーの考えに基づく薬学は、この言葉を実践するべく一九二〇年、アントロポゾフィー運動の創設者であるルドルフ・シュタイナーとオーストリアの化学者であるオスカー・シュミーデルの呼びかけに賛同した医師たちとの共同作業として始められた。アントロポゾフィーの基本的認識の一つとして、「人間と自然は一つの共通の進化過程を経て現在に至った。そのため、人間と自然界との間には本質的な類似性が認められる」という考え方がある。したがって主に純粋な自然の物質が独自の理論に基づきアントロポゾフィーの薬剤として使われるのである。つまり、薬剤の原料の起源は、「生物圏」および「岩石圏」にある。

アントロポゾフィー医薬品

治療薬を考えていくには、まず病気と物質の本質を知らなくてはならない。物質の観察で重要なのは、三原理、錬金術の化学原理と言われる塩・水銀・硫黄それぞれのプロセスや原理を考え理解することである。この物質の中に働く生成プロセスを治療に用いるからである。そして病気を理解するには、検査値や身体の状態から見えることだけでなく、その背後に隠れた見えない部分も含めてその人全体で何が起こっているのかを見ていくことが重要である。

人間を構成する物質体、エーテル体、アストラル体、自我の四つの構成体は健康であればそれぞれの臓器で、また神経感覚系、リズム系、四肢代謝系の三分節の中で相応しいバランスを持った状態にある。そしてこのバランスは常に生命の存在を表す揺らぎ（ホメオスタシス）の中で保たれている。

しかし、この四つの構成体がアンバランスとなると人はその程度に応じて意識に上った不調を感じ、それが自分の力では戻せないほどに傾き、あるべき姿からはずれてどこかで過不足が生じれば病気を発症するのである。病気には大きく分けて塩と関係が深い神経感覚系が優位となる硬化の傾向と、硫黄と関係が深い四肢代謝系が優位となった炎症の傾向という対極が見られる。これらの考えに加えて病理プロセス、つまり時間的な経過にも注目して治療薬を考えるのである。

治癒のためには崩れたバランスを取り戻す働きかけが必要となる。そのために、構成体に本来のあるべき像を示していく、不足しているもの、またその代役を担えるものを補う、過剰な働きを抑えるという三つの作用を適切に組み合わせたアントロポゾフィー医薬品が用いられる。

薬剤の材料として研究対象となるのは、自然界の鉱物、植物、それに加えて蟻が出す蟻酸や蛇毒のような動

図１　薬剤による治癒プロセス

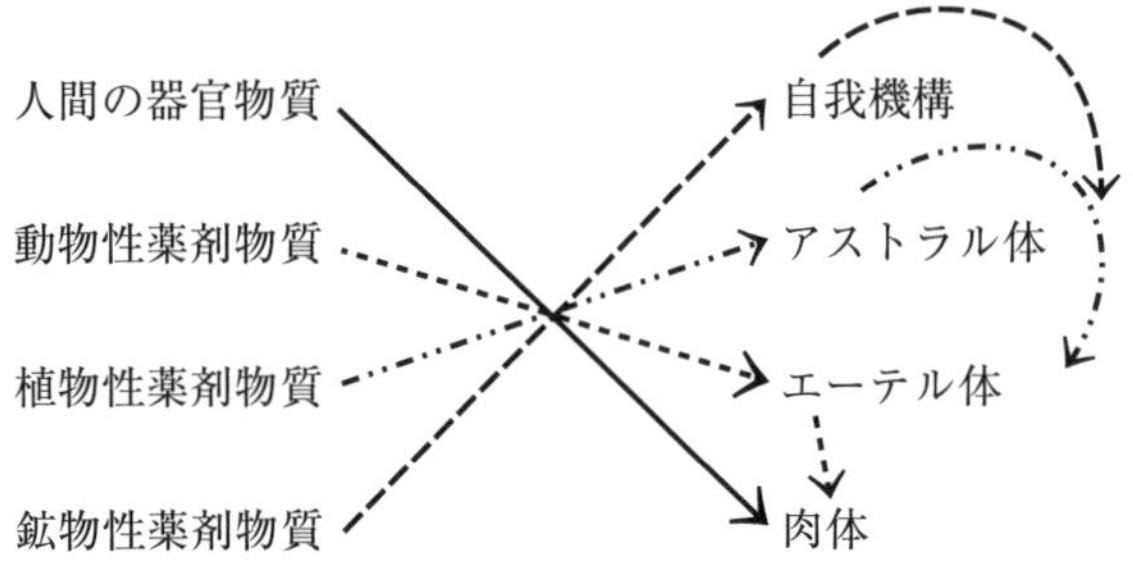

物の生成物にまで及んでいる。

これらを用いた薬剤による治癒プロセスの基本的な考え方を図１に示す。

植物

植物は、地水風火の四大元素の関わり方で異なった姿を見せる。その植物の発芽、成長、開花、結実などの成長プロセス、周囲の環境を観察するところからはじまる。その植物の背後で働く植物の持つ本質的な力を薬剤に用いるためである。薬用植物を栽培する際は、基本的には天体の力の影響までも考慮に入れたバイオダイナミック農法によりそれぞれの植物の種類にふさわしい健全な環境条件や成長条件が維持され、薬用植物の固有の形成プロセスや物質プロセスがもたらされる。

そして薬剤師は、これらのプロセスを熱処理やポテンタイズなどにより治療因子へと変容させ、人間の臓器や器官のために用いることができるようにしていくのである。

とりわけアントロポゾフィー医薬品のオリジナリティーは、単に薬効を組み合わせるコンビネーション（配合）ではなく、コンポジション（複方）にある。それは、音楽や絵画にみられる調和のとれた美に通じる芸術作品である。薬剤師は自然の創造過程を引き継いで、適切な処理方法を用いてこれを完成させる芸術家と言える。このようなアントロポゾフィー医薬品を用いることにより、その人の本質に沿った治癒の道をたどってその人ら

図２　植物と人間の比較

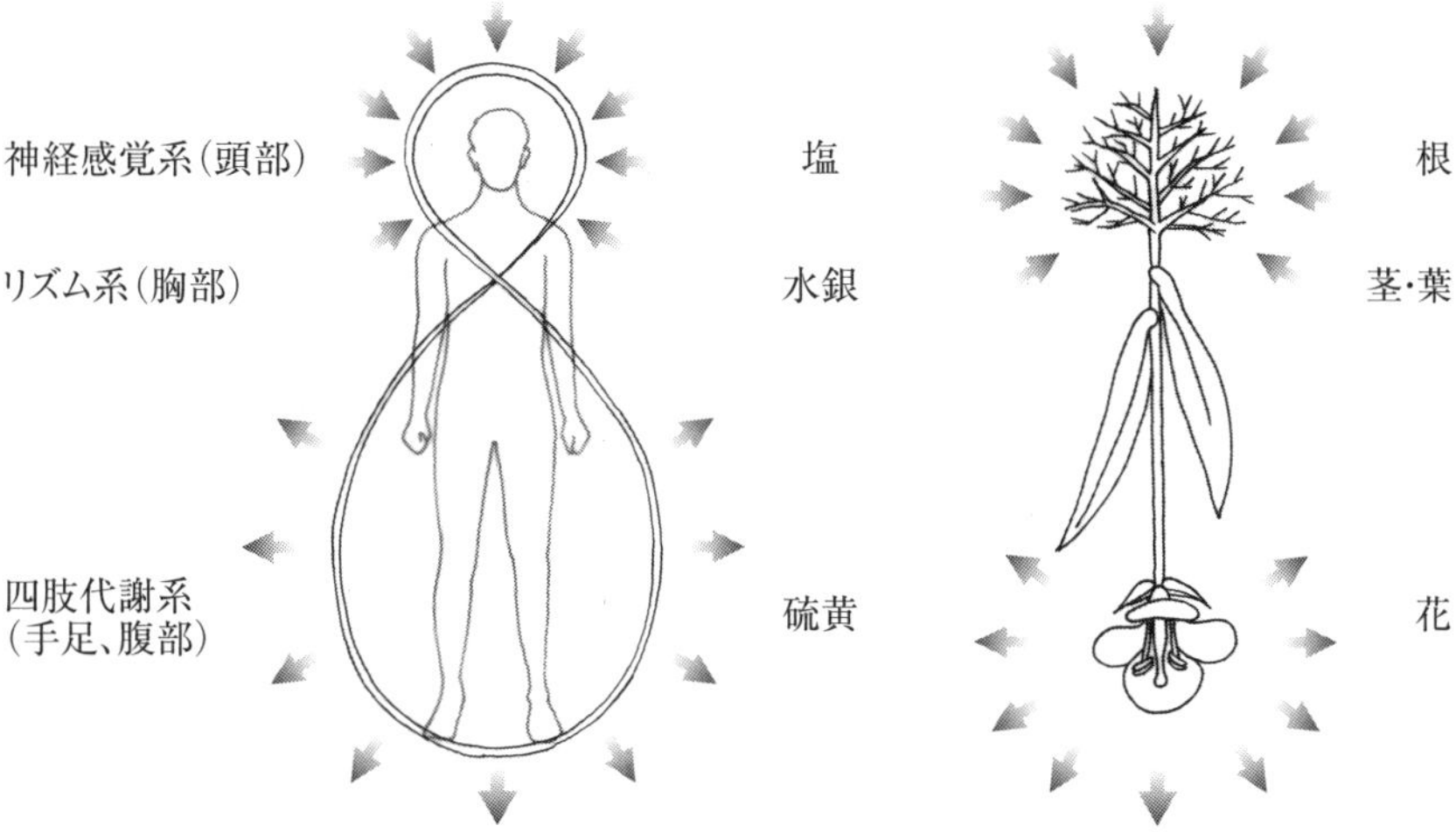

図１・２：*Vademecum anthroposophische Arzneimittel*, 1 Aufl., Der Merkurstab, 2008をもとに作成

しさに近づいていけるのである。

植物プロセスを治療に使うといっても、植物に含まれる成分は生育環境や季節などで異なってくる。そして今日の医療事情では医薬品に対して物質的な情報や含有量を求められることもあり、それに応えるべく成分の研究もなされている。例としてヤドリギ製剤がある（一九〇ページ参照）。

それぞれの物質の持つ特徴をさらに細分化して考える必要がある。例えば植物と人間を比較してみると、求心的な力が働いている人間の頭部の脳神経と植物の根は、結晶し形を生み出す塩的な部分と言える。そして遠心的な力が働いている人間の腹部にある代謝・生殖器官が、植物では通常茎の先の方に付く花の部分にあたり、燃焼し活動的な広がりを見せる硫黄的な部分と言える。この両者の間にあり、呼吸や循環をつかさどり人体の上部と下部をその機能によってつないでいる肺や心臓がある胸部は、植物では、リズミカルに成長し水や養分等を行き交わせ先端と末端をつなぐ茎や葉に相当し、流動性を持つ金属、水銀的な部分と言える。このように、植物を上下逆さまにした姿は、人間の姿と類似している（図2）。そのため基本的には花の部分は四肢代謝系に、茎や葉の部分はリズム系に、根は神経感覚系に働きかけると考えられる。

植物を科としての特徴で見ていくのもアントロポゾフィー薬学の特徴で、多くの場合、薬用となる植物はその科の中で一般的な姿から大きく外れて、いわば病気ともいえる部分を持っている。植物の示すある種病的とも映る姿と病気の特徴的な姿を重ねることは治療薬を考える一つの方法となりうる。

金属

アントロポゾフィー医薬品に使われる特徴的物質として七つの金属が挙げられる。それは古代の叡智に含まれる金属と生体器官ないしプロセスが惑星にその起源をもつという見方に基づいている。表に示したような惑星と金属と器官の関係がある。地球を中心にして天体を見た場合に、太陽の内側に月、水星、金星の内惑星、外側に土星、木星、火星の外惑星があり、六つの惑星を統括しているのが金と心臓に対応する太陽である（表）。

表　惑星と金属と器官の関係

土星	木星	火星	太陽	金星	水星	月
鉛	錫	鉄	金	銅	水銀	銀
脾臓	肝臓	胆汁	心臓	腎臓	肺	脳

金属にも生成プロセスがある。物質には、固体、液体、気体というういわゆる三相の存在の仕方がある。固体

である金属に熱を加えこの三相を経て再び固体化された金属は、相変化のプロセスを辿る中でその本質を開示し、鏡面化した金属は異なった形態となる。そして古代の叡智に示された金属の力、つまり宇宙から地上に働きかけている天体の力をより純化して受けとめることができるようになる。

また、植物を使って金属ないし鉱物を可溶化する方法がある。植物にある金属を好んで取り込む性質を生かし、「植物化メタル」としてその植物と関係を持っている部位や臓器に導くことができるのである。これはポテンタイズの一つの方法である。

実際の薬剤にはシュタイナーに由来する典型的な治療薬として、「ドロン剤」と呼ばれる三相構造をしたものがある。カルディオドロン（Cardiodoron®）、ヘパトドロン（Hepatodoron®）、ケファロドロン（Kephalodoron®）などである。この「ドロン（doron）」は、元々、三原理に基づいて作られた薬品につけられた名前で、語源には贈り物の意味がある。シュタイナーは単なる贈り物ではなく、いと高いところからの人類への恩恵という意味で示唆した。さらなる人類の発展にとって助けとなるべきものという意味が込められている。臓器に典型的な健康モデルを示し、どのように働いたらよいか教え、臓器が自律するための薬剤である。

例えば肝臓に働きかけ、肝臓の代謝機能を再び活性化する助けをもたらす治療薬であるヘパトドロンでは、特別な熱処理をしたブドウの葉とワイルドストロベリーの葉が使われ、第三の要素として物質ではなく両者をつなぐプロセスを用いる。イチゴの実の種が外にあり細かく分割している姿、ブドウの葉の強力な糖生成、形成活動、構築活動、これは肝臓の異化作用と同化作用に類似している。この二つの働きを一つにするためにシュタイナーが指示したのが、この二つを貫通するプロセスである。

このようにアントロポゾフィー医薬品は、多くの器官や機能に対して新しい原理によりつくられていて、個別の症状に対して作用するのではなく、特定の器官や機能のために働くと考えられている。

次節で、薬剤製造の過程で特徴的な熱プロセスとポテンタイズと、ヤドリギ製剤を紹介したい。

薬学

熱プロセス

——物質を変化《トランスフォーム》させるプロセス

小澤 裕子

アントロポゾフィーの治療薬は、それぞれの人に対して、「その人のために」用いられる。症状が改善されるのは治癒の結果としてであり、病気のプロセスを止めることや感覚を鈍らせることを目的とはしていない。その人が自分らしい輝きに満ちた人生を歩めるようになることを、そしてまた、その人の本性あるいは精神性がこの地上で妨げられることなく発展できるようになることを目的としている。

アントロポゾフィーの考え方では、物質はその背後で働いている本質的な力やプロセスを担うものとして理解される。例えば植物の場合、その植物の持つプロセスは、ある環境の中で成長する姿として、あるいはまた香りや色彩として私たちの目の前に物質的に現れる。治療薬として用いられるのは「有効成分」と呼ばれる物質そのものではない。それを生じさせるに至った、その植物の中で働く「プロセス」である。だが、それをそのまま使うことはできない。原料が持つ本質を引き出し、私たちにとって役立ってくれるような形に変化させるプロセスを加えることが必要になる。自然界からの恵みは人間との協働作業によって、初めて医薬品となる。ここでは、植物原料を例にとってそれら製剤プロセスの一つである「熱プロセス」を簡単にご紹介する。

表　熱プロセス

	方法	温度	使用部分	作用の発現領域
液体熱プロセス	冷浸 （Maceration）	約15－20℃	新鮮植物、 すべての部分	神経感覚系、体表
	リズム化 （Rhythmitisation）	4℃/37℃	新鮮植物、 すべての部分	リズム系
	温浸 （Digestion）	37℃	新鮮植物、葉、花	リズム系 （消化リズム、血液循環）
	浸出 （Infusion）	90℃	葉、花（芳香性）	腺組織全般、消化の活性
	煎出 （Decoction）	100℃	草、根、樹皮、種子	四肢代謝系 （消化器、四肢関節）
	蒸留 （Distillation）	100℃（水蒸気）	すべての部分 （揮発性）	繊細な消化（胆嚢、腸）
乾燥熱プロセス	焙煎 （Roasting）	170－200℃	すべての部分 （乾燥）	代謝側、腺（甲状腺） 消化（肝臓）
	炭化 （Carbonization）	200℃以上	すべての部分 （乾燥）	空気・光組織、腎臓機構
	灰化 （Conbustion）	500－700℃	種子以外のすべての部分（乾燥）	肺領域（呼吸） 頭部の力、骨、精神

アントロポゾフィー薬学では、通常とはまったく異なった観点から抽出方法を決める。通常、自然原料の医薬品を作ろうとした場合、原料に含まれている「有効成分」をいかに効率良く取り出すかが重要になる。水よりは熱湯、煮出せばさらに濃く出る、という考え方をする。

だが、アントロポゾフィー薬学では、ある熱段階を通過させることは「物質を変化（トランスフォーム）」させるために行われる。その目的は薬理効果を特定の部位で発現させることにある。主な熱処理の方法と温度、薬理効果の発現領域は上の表のようになる。

大まかに言えば、熱が高温になるほど上部から下部へ、外側から深部へと進んで行く。実際に体験するのは簡単で、普通に緑茶を入れる感じで、水を注いだもの、熱湯を注いだもの、二十分ほど煮出したものの三種類を作り、茶葉を入れたまま一晩置いて濾し、それぞれを小さじ一杯ほど飲み、どこに向かうか集中して味わうと、大抵の人は違いを感じる。水を注いだものは上に向かい、熱湯を注いだものは胃の中に感じ、煮出したものは胃を通り抜けて広がっていく。実際の抽出方法は、もちろんこんなに単純ではないが、熱のプロセスが行き先を変える力を持つことは体験できると思う。

焙煎は空気をよく混ぜながら熱を加える。原料は空気を含み軽やかになり、色づき、香ばしくなる。つまり、（空気と関連する）アストラル性が加えられる。コーヒー豆やほうじ茶を思い出してみると分かりやすい。焙煎する前のコーヒー豆は灰白色で石のように固く、味も香りもほとんどない。焙煎後はカリカリと容易に噛み砕くことができるようになり、コーヒー特有の味と香りが生まれる。

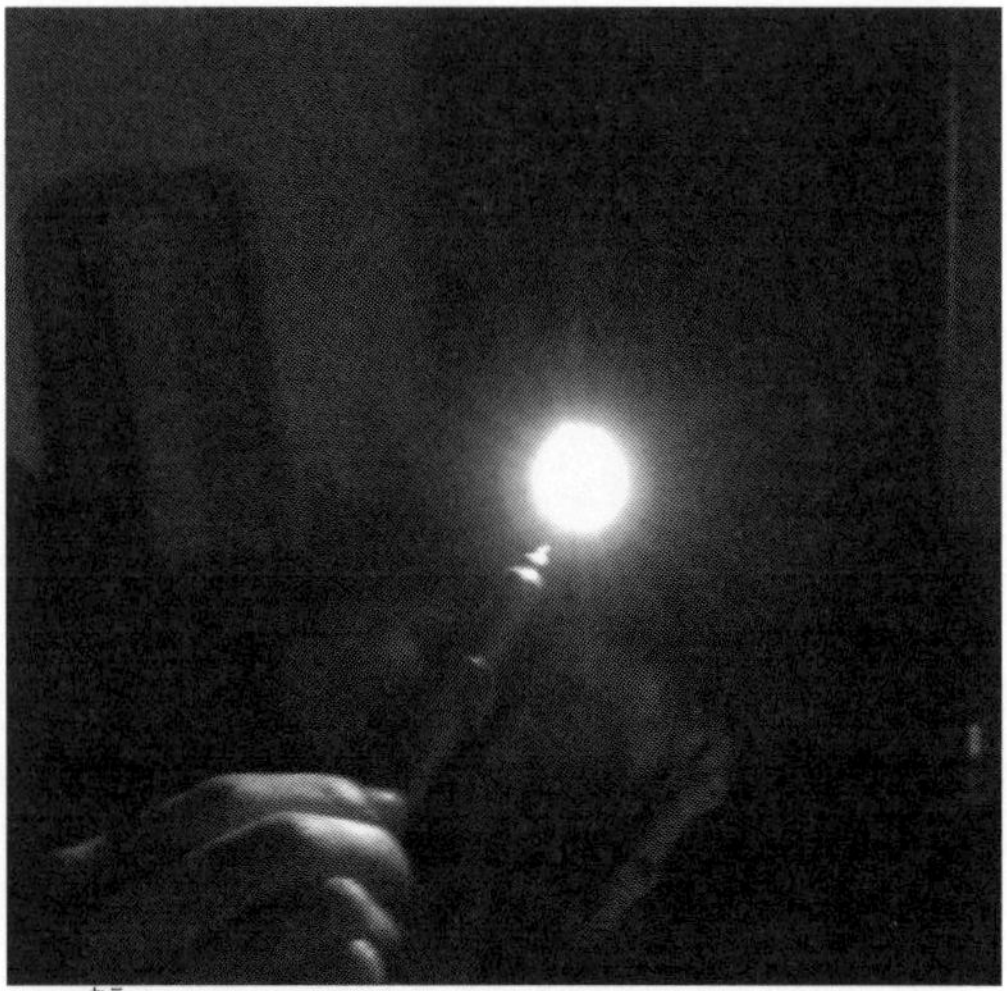

図　熾《おこ》した炭に酸素を当てると光を放つ

炭化は逆に空気を遮断して加熱する。アストラル化されないため、原料は無味無臭で真っ黒な炭になり、構造だけが後に残る。この真っ黒な炭の中には、光合成を通して取り込まれた太陽の熱と光が凝縮されている。燃やすと高温が出、そこに酸素だけを当てると、まばゆい光を放つ（上図）。ダイヤモンドを思い出していただければこれもわかりやすいだろう。炭もダイヤモンドも炭素でできている。炭化された物質は身体の中で熱と光に変わり、私たちを温め、光を放射する臓器である腎臓を助ける。

灰化は空気を入れ、さらに加熱する。後に残るのは植物の鉱物的基礎を現す塩類で、塩味が生じる。灰は植物の「塩の極」であり、最深部に届く。空気を取り込み、二酸化炭素を放出した状態は呼吸に対応し、肺にも働きかける。炭化と灰化は植物の鉱物化である。

熱プロセスは物質体とエーテル体のみから成る植物に、アストラル的なものや自我的なものを与えるプロセスであり、それは「人間化」にほかならない。人間化のプロセスには、光と熱とリズムと愛が必要なのである。

食料となる植物、つまり野菜は、いわゆる栄養として人間の肉体とエーテル体に働きかけ、私たちが健康な時に助けとなる。しかし、病気の治療には、アストラル体や自我機構に働きかける必要がある。食料とはならない植物、つまり何らかの薬理作用や毒性を持つ植物は、人間のアストラル体に働きかけ、鉱物は自我機構に働きかける。自然界には最初から、私たちが健康な時と病気の時、どちらの時のためにも用意がされている。

このような細やかな熱プロセス処理により、薬剤を、目指す部位のアストラル体や自我機構に特異的に導くことが可能となる。こうして作られた原液・原物質は多くの場合ポテンタイズされ、さらに繊細で確実な方向性を持つことになる。

【薬　学】

ポテンツタイズ（リズム振盪・希釈）

小澤 千世子

ポテンタイズはアントロポゾフィー製薬過程の特徴的な一つで、治療の方向性が決められる最後のプロセスである。通常、金属の蒸留プロセスや植物の成分抽出の熱プロセスなどを経た後に「リズム振盪・希釈」することである。アントロポゾフィー医学・薬学ではこの「ポテンタイズ」の認識や理解が特に必要である。この製薬過程は、薬剤を各人に有効なものとして身体が受け入れられるよう、物質成分を人間化させていき、より霊的に導いていくプロセスである。では、最も重要な人間的な質とは何であろうか。それは人間が与え、受ける「愛」であり、人間が内に持つ「情熱」をも含む「熱」や、人間を成り立たせている「リズム」である。これらの要素を使い、自然が用意した素材を変容させ、治療薬へと導くのである。そして、薬草からの成分抽出の場合に「その有効成分・物質を出来るだけ効率よく抽出する」という考え方ではなく、どの部分にどのように作用させるのかという植物の持つプロセスを使うことに重点が置かれている。それゆえ、製剤は物質がなくても働き作用するものであるという考えが基本にあり、媒質自体が薬剤を支えているので希釈とリズミカルに動かす振盪が非常に重要である。このリズム過程の幾つもの段階や、リズムの持つ対極性を通して、備え持っていた固有の作用が解かれ、成分は媒質に伝わり、または刻印される。どの系統（四つの構成体や物質体の三分節）へ働きかけ治療するかということにより、その後の主なポテンシーが選択される。

さらに植物の種の特性により、治療のポテンシーは異なってくる。例えば、多くの炎症性疾患においては過剰な四肢代謝系を静めるためにＤ３—Ｄ６といったより低いポテンシーが使われ、自我機構や神経感覚系を刺激するＤ20—Ｄ30のような高いポテンシーの使用場面は限定されていて慎重な選択が求められる。これら両極の間のポテンシーはリズム系に使用される。しかし、一般的にこれらの治療法は、個々の医師の判断に委ねられている。

ポテンタイズの方法

（一）固体：ワセリン等の軟膏基剤、乳糖による粉末製剤において、乳鉢を使い一時間の集中した作業が一回毎に行われる。

（二）液体：水やアルコールなどの媒体において、腕の前で容器の中にレムニスケートやらせん形が形づくられるよう、決まった数分間の左右、または上下の作業を行う。この間、物質の力は動きの頂点で重力から解放され、重力を克服し、再び媒質と結合する。

このポテンタイズの方法は基本的に手で行われ、各製薬会社の独自の理念により異なっている。次ページに例として二つの特徴的なリズム振盪・希釈方法を表示する。

希釈カレンダー

ポテンタイズや植物化金属において、ある決まった天文学上の星位関係の理由により不都合な日時を避ける

表　ヴェレダ社とヴァラ社のリズム振盪・希釈方法

	ヴェレダ社（Weleda）	ヴァラ社（WALA）
媒質	水＋アルコール	水
理由	無菌保存のため	植物は水より成る
リズム振盪方向	横レムニスケート（無限大） 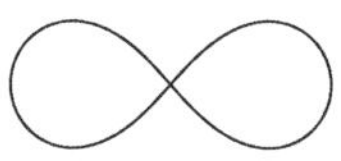	縦スパイラル（らせん形） 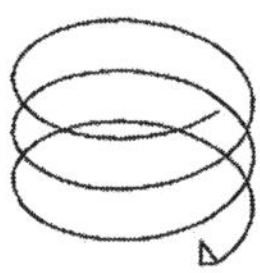

ように考慮された希釈カレンダーに従っている。例に、真昼と真夜中の前後一時間は全てのリズム振盪・希釈は行わない。それはシュタイナーの講演に起因するが、その中で朝と夕方の活動を特に有利なものとし、真昼と真夜中の製造行為を警告している。「ポテンタイズ」することは、ホメオパシーとの共通点を見出すことができるが、アントロポゾフィー医学・薬学には「ポテンタイズの内面の理解」が求められており、他に原材料の由来、「動き」や、部分的に「容器」や行為者の「内面の調整」が注意されていることが異なっている。またホメオパシーのように純粋に経験から生じているのではなく、希釈する場合に生じる認識を重要に捉えている。人間が行うリズム振盪・希釈の場合の最も大切な点は、健康と十分な睡眠、この行為に愛や喜びを持ち、自身を献身的に捧げられることである。薬剤師、これの行為者はポテンタイズにおいて個人の問題や疑問、または心配事に関わるような状態にはなく、生成する薬剤を支え、完全にリズム振盪・希釈のプロセスへ向けられていることが必要である。

植物化金属

「各々の植物はある金属と親和性を持っているので、もしこれらの金属で施肥された植物を薬用植物として利用するなら、より強い金属作用を得ることができる」

シュタイナーに提案されたこの方法は、アントロポゾフィー医薬品の製造における未来の新しい薬剤の方向を担っている。植物の生命過程を通して金属のポテンタイズを行うことで、植物は金属を鉱物界の物質的な作用から、植物界の生命力をもたらす作用へ導くことができるようになる。そのため、鉱物薬を受け入れる自我やエーテルの力（生命力）が充分にない場合にも有効である。この方法は三年をかけ収穫した植物を薬剤として使用する。最初に、粉末にした金属調剤を土壌に肥料として撒き、植物の種を植える。成長後、それを刈り取り堆肥にする。二年目にその堆肥を含む土壌に再び同じ植物の種を植える。それで堆肥を作り、同様に繰り返した三年目に収穫した植物を薬剤に使用する。こうすることで金属は、植物を通して希釈される。Dは十倍希釈（$\frac{1}{10}$）の意味で、D2は一％（$\frac{1}{100}=\frac{1}{10^2}$）、D3は〇・一％（$\frac{1}{1000}=\frac{1}{10^3}$）である。これらのリズム振盪時間は通常より短時間で行われる。植物化金属医薬品は二十種程で、例として、鉄（Ferrum）と親和性のあるイラクサと鉄が使われた薬剤ウルティカ・ディオイカ・フェロクルタ（Urtica dioica Ferro culta イラクサ化鉄）、セイヨウオトギリソウと金（Aurum）が使われた薬剤ヒペリクム・アウロ・クルトゥム（Hypericum Auro cultum セイヨウオトギリソウ化金）など、薬剤名にクルタ／クルトム（culta/cultum＝栽培された）が入る。他に銅・鉛・錫・水銀などの金属が使われた薬剤がある。

薬学

ヤドリギ製剤

矢部 五十世

アントロポゾフィー医学において広く用いられる薬剤にヤドリギ製剤（Mistel-Präparate）がある。この製剤はさまざまな疾患に用いられるが、原料となるヤドリギをとりわけがん治療の薬剤として用いることを二十世紀初めにルドルフ・シュタイナーが示唆した。アントロポゾフィーの視点からヤドリギのがんに対する効果はこの植物の特別な姿から導かれている。

ヤドリギの成長発達、繁殖の仕方は一般的な植物とは大変異なる。まずヤドリギには宿主となる木が必要であり、半寄生植物として、特にポプラ、リンゴ、稀に楡や楢に、針葉樹では松やモミに寄生する。成長は非常にゆっくりであり、二年目にして小さな葉をつけ、早くて五〜六年後に花をつける。宿主が葉を落とす冬には木の上で緑の球形の茂みが目に留まる。この茂みには植物の上下の成長がなく、放射状の広がりを見せる。つまり冬にも生命力を保持し、地球との関係性を持っていないといえる。ここにがんとの内的類似性が見いだされる。

このヤドリギをアントロポゾフィー医薬品として提供する会社がドイツ、スイスにあり、イスカドール

(Iscador®)、イスクシン (Iscucin®)、ヘリクソール (Helixor®)、アブノバヴィスクム (abnobaVISCUM®)、イソレル (Isorel®) という商品名で販売している。ヤドリギ製剤の母ともいわれるイスカドールの開発は、イタ・ヴェークマン医師が一九三五年にがん研究所をアーレスハイムに創設し、がんのヤドリギ療法を研究し発展させるためにヒスキア研究所(Institut Hiscia)を併設したことが始まりである。一九五〇年にはイスカドールの名前でドイツ、シュヴェービッシュ・グミュントにあるヴェレダ社 (WELEDA) から発売されている。イスカドールに使用されるヤドリギ抽出液は発酵した水溶性抽出液であり、発酵していることにより抽出液は安定化し、含有する薬効成分も安定する。

どの会社のヤドリギ製剤もシュタイナーの示唆に従って製造されるが、この製造過程では、まず夏と冬にヤドリギが収穫され、それぞれの抽出液を得る。これによって相反する四季のエーテル力が得られる。ここでこ

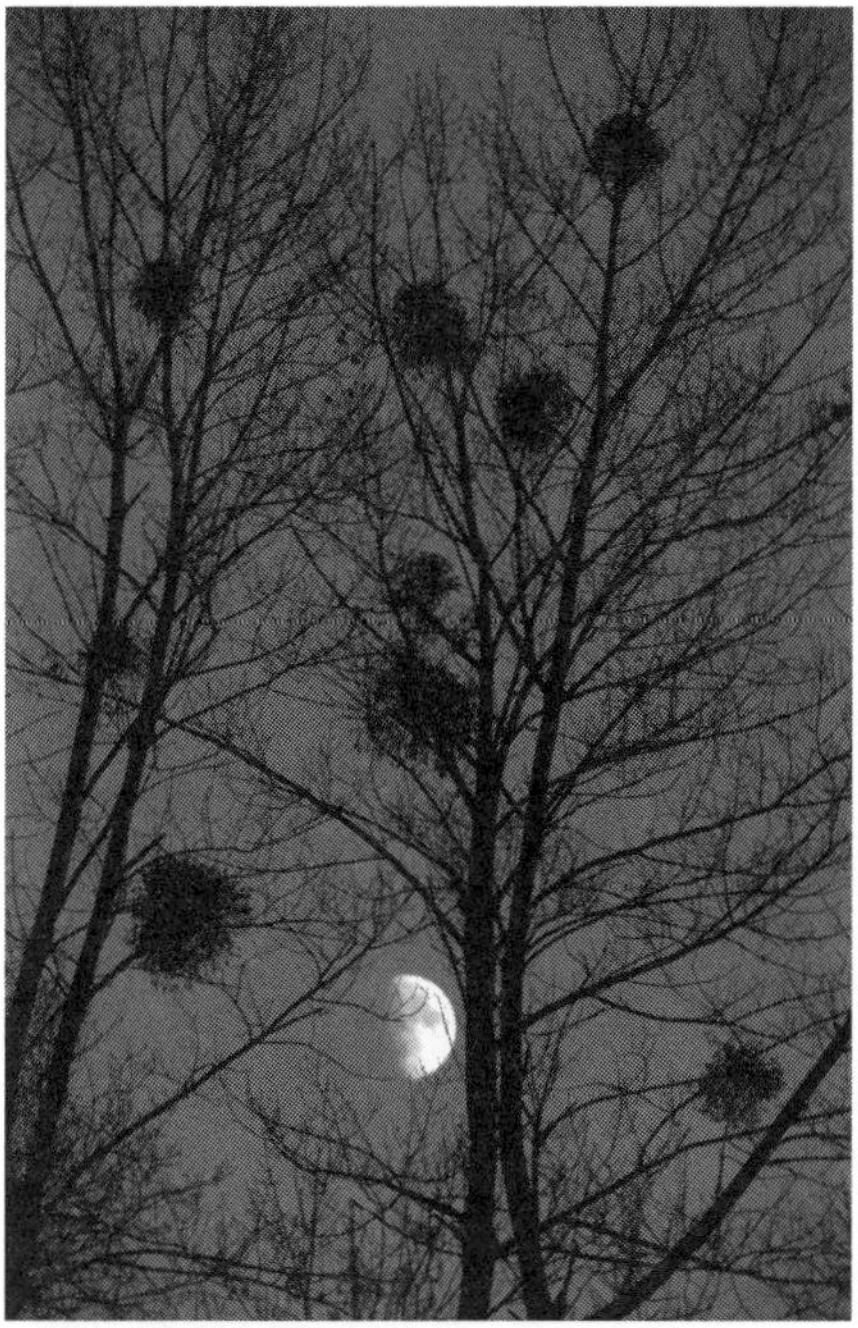

図1　放射線状に広がるヤドリギ
©WELEDA AG, Fotograf Juerg Buess

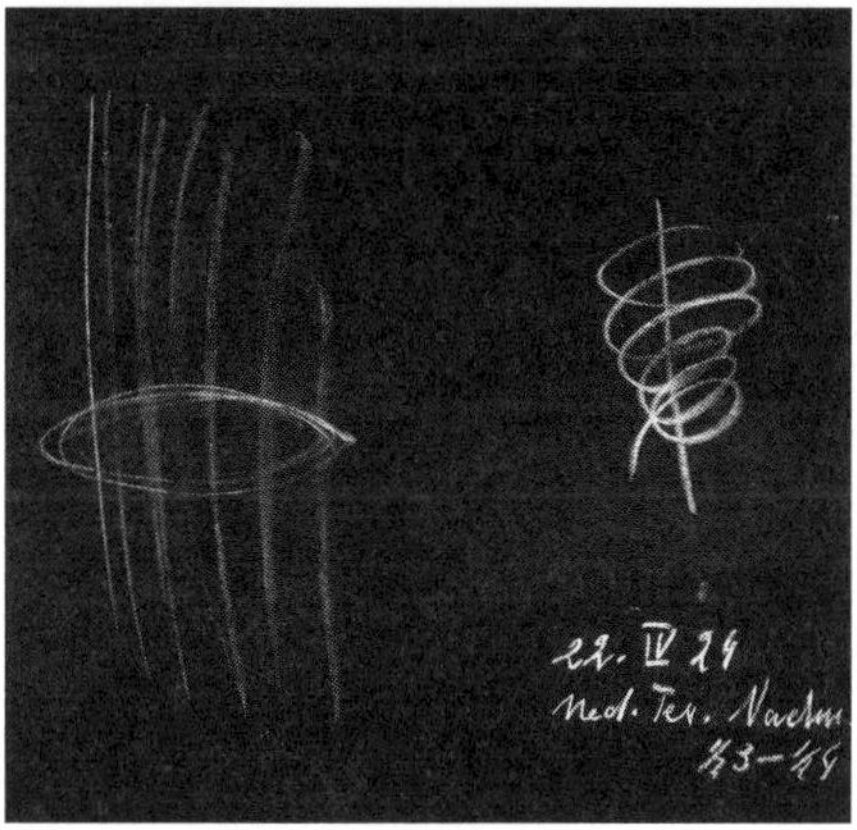

図2　シュタイナーによる黒板絵
©Rudolf Steiner Verlag

の二つの抽出液に統一をもたらし、ヤドリギ内で作用するプロセスを強化するために、夏の抽出液が水平に高速回転する冬の抽出液に滴下される。この混合は特殊な装置によってなされるが、各社はシュタイナーの示唆（図2）に基づき装置を開発している。この混合によりヤドリギの遠心的な力が解放され、ヤドリギの中で働く作用に特別な構造が生まれることによって、作用が増強され、薬効が永続的になる。

ヤドリギの茎、葉、実からの抽出液は約六百種類の蛋白質を含んでいる。その蛋白スペクトルは宿主や収穫された時期によって異なるため、ヤドリギを医薬品として製造する際には、どの宿主から、ヤドリギのどの部分を、どの時期に収穫したのか、また主に雌雄のどちらのヤドリギから収穫したのか、ということが重要になる。したがってアントロポゾフィー医学のヤドリギ製剤の製造過程では厳密に宿主が分けられ、収穫された宿主の木のラテン名あるいはその頭文字がヤドリギ製剤を区別する（具体例を以下に示す）。

Mali＝M＝リンゴ　Pini＝P＝松　Abietis＝A＝モミ　Quercus＝Qu＝オーク　Ulme＝U＝楡

これらヤドリギ製剤の薬効成分として重要な含有物質には、蛋白質の一種であるレクチンとビスコトキシンがある。レクチンは古い茎や寄生根、つまりヤドリギの中心部分に多く含まれ、また冬に多くなる。レクチンはがん細胞の成長を阻み、がん細胞死へと誘導する。もう一方のビスコトキシンはコブラ毒に似た化学構造をしており、特に若い葉、茎、実、そして実・花の根元に含まれ、寄生根には含まれていない。六月と七月に含有量が多くなり、反対に冬は少なくなる。このようにレクチンとビスコトキシンの含有量に対称性があることが、夏の抽出液と冬の抽出液を混合する理由の一つである。ビスコトキシンの薬効はレクチンのようには解明されていないが、よく知られている作用にビスコトキシンががん細胞壁を破壊することによってがん細胞を崩壊させる（細胞毒性）という作用がある。

薬学（一七六—一九三ページ）参考文献

1 オットー・ヴォルフ『アントロポゾフィー医学とその薬剤』入間カイ訳、アントロポゾフィー研究所、二〇〇七年。

2 「特集アントロポゾフィー医学」『地球人』一五号、ビイング・ネット・プレス、二〇一〇年。

3 マイケル・エバンズ、イアン・ロッジャー『アントロポゾフィー医学入門』塚田幸三訳、群青社、二〇〇五年。

4 Wolfram Engel, "Vegetabilisierte Metalle: Pharmazeutische Grundlagen und Zubereitung der Metall-Dünger," *Der Merkurstab*, Heft 1, 2013.

5 Michaela Glöckler, *Anthroposophische Arzneitherapie: für Ärzte und Apotheker*, Stuttgart: Wissenschaftliche Verlagsgesellschaft, 2009.

6 Rudolf Steiner, *Geisteswissenschaft und Medizin*, GA312, Rudolf Steiner Verlag, 1999.

7 Rudolf Steiner, *Physiologisch-Therapeutisches auf Grundlage der Geisteswissenschaft Zur Therapie und Hygiene*, GA314, Rudolf Steiner Verlag, 1989.

8 Rudolf Steiner, *Anthroposophische Menschenerkenntnis und Medizin*, GA319, Rudolf Steiner Verlag, 1994.

第Ⅳ章

アントロポゾフィー医学に特有の治療法

生命に宿る意志のちから——オイリュトミー療法（運動芸術療法）

石川 公子

はじめに

オイリュトミー療法と、次節の絵画・造形療法、音楽療法を含めた芸術療法は、本書第II章で述べられているように、アントロポゾフィー医学における治療法の一つとして位置づけられており、原則として医師の処方のもとに行われる。

オイリュトミーという言葉を初めて耳にされる方も多いかと思う。ギリシャ語で「調和のとれた美しいリズム」を意味するオイリュトミーは、一九一二年にルドルフ・シュタイナーによって創始され、オイリュトミー療法の他に、芸術、教育の分野においてもその活動は知られている。また健康オイリュトミーや、コミュニケーションやチーム形成をより良くする社会オイリュトミーという分野もあり、今後ますます盛んになっていくと思われる。教育オイリュトミーは、子どもの調和のとれた成長を促す目的で行われ、世界に九百校以上あるシュタイナー学校での十二年間を通しての必修科目にもなっている。オイリュトミー療法は、ドイツ、スイスでは一部医療保険も適用され、幅広い分野で実践されている。日本でも、病院やクリニック、シュタイナー学校、幼稚園、また治療教育関係施設、個人のセッションという形で、医師との連携のなかで現在十四名の療法士が活動している。二〇一五年四月には「日本オイリュトミー療法士協会」も設立された。

オイリュトミーとは

私たちは肉体のみではなく、溢れる生命力と感受性、そして判断力や創造力を併せ持つ存在である。体と心と精神からなる総合体としての生命存在である。オイリュトミーは、この生命ある存在を形づくっている内的な「法則性」と関係がある。では、この内的な法則性とは何を指すのであろうか。それは、母親の胎内で発生学的に胚や胎児が自分自身の形を形成していくときの、そしてまた、生後も体を成長させ、傷などを再生したりするときの法則性である。つまり、生命の法則そのものである。シュタイナーはこの生命の法則性を、人間の「言葉」の内に見出した。彼はヨハネの福音書の冒頭の言葉、「はじめに言葉ありき」にあるような意味で、言葉、ロゴスを、万物を創った創造の源として捉えていた。この発想は、日本の言霊の思想に近いかもしれない。そしてオイリュトミーとは、この生命の法則に則った、人間が語る「言葉」の音、母音と子音の一つひとつの響きを、身体、とくに四肢を使った動きに表したものである。この生命の法則と言葉の働き、そしてオイリュトミーとの関連について、もう少し詳しく見ていこう。

オイリュトミー療法の治癒の源泉と言葉（母音と子音）の働き

オイリュトミーの動きの基盤となっている法則性とは、胎児の形成のときに働く力であると述べたが、それは自然を創造した働きとも関係している。自然界ではすべてが生成のプロセスの中にある。大きな木一つをとってみても、光や水、大地等自然界のさまざまな要素の働きかけにより長い年月をかけて大木へと成長していく。この「生成のプロセス」がオイリュトミーの動きの源にある。

この生成する力を人間の中で少し具体的に見ていこう。例えば、受精後二カ月で胎児の主要器官はすでにかなり発達しているが、胎児における心臓の形成を例にとってみると、血液循環に相当する体液の流れは心臓の原基が形成される以前から存在しており、心臓はその体液の流れの、つまりプロセスの結果として形成された、と考えることができる。そのように、人間の体の器官はすべて生成のプロセスの結果であると見ることもできる。この個々の器官の生成プロセスがオイリュトミーの一つひとつの動きなのである。つまり、オイリュトミーの母音や子音の一つひとつの動きは、そのように人間の各器官を構築、形成していく際の働き、あるいは動きなのであり、例えば、心臓の原基の形成における体液／血液の流れ（図1）は、Lのオイリュトミーの動きがこれに相当する。Lという動きは、両腕を下から上へとあげ、そしてサイドからゆっくり下へおろしてくる動きだが、例えば、広い草原から水が蒸発して上空へ昇り、雨となって再び地上に戻ってくる水の循環を表している動きでもある（図2）。ちなみに、Lという音は、flow, fluently, blood, life, plant, light, liver など、水の流れや、そこから生み出される生命と関係している。

その他の音についても見ていくと、例えば、Dという音は、大地（daichi）という言葉の中にも見られるが、大地が冷えて固まるイメージと重なり、これを胎生期において見ていくと、骨が固まっていくプロセスと関わる。Rという動きは両腕を車輪のように体のサイド等で回転させる動きであるが（右記の各音の動きの形については、シュタイナー自身のスケッチによる「オイリュトミーフィギュア」〔図3〕を参照いただきたい）、自然界においては、Rは風と関係する。風は、気象図（図4）を見ていただいてもわかるように、回転している。高気圧と低気圧の図（図5）も興味深い。そしてこの回転して渦を形成する動きは、自然界では巻貝に（図6）、体内では、例えば、耳の内部の蝸牛や聴覚繊維の流れにも見られる（図7）。

図２　草原からの水分の蒸発と森林への降雨

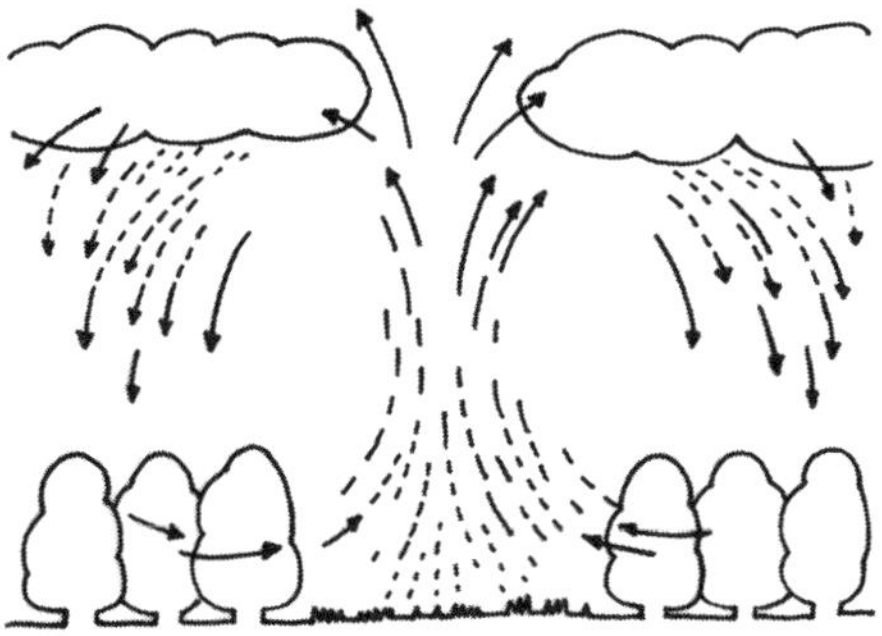

図１　血管中の血液の流れ

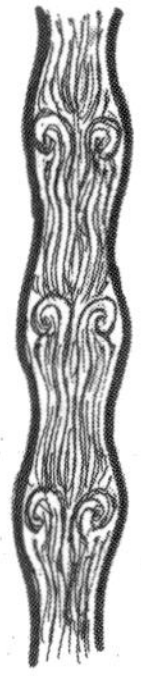

図３　シュタイナー自身のスケッチによる「オイリュトミーフィギュア」

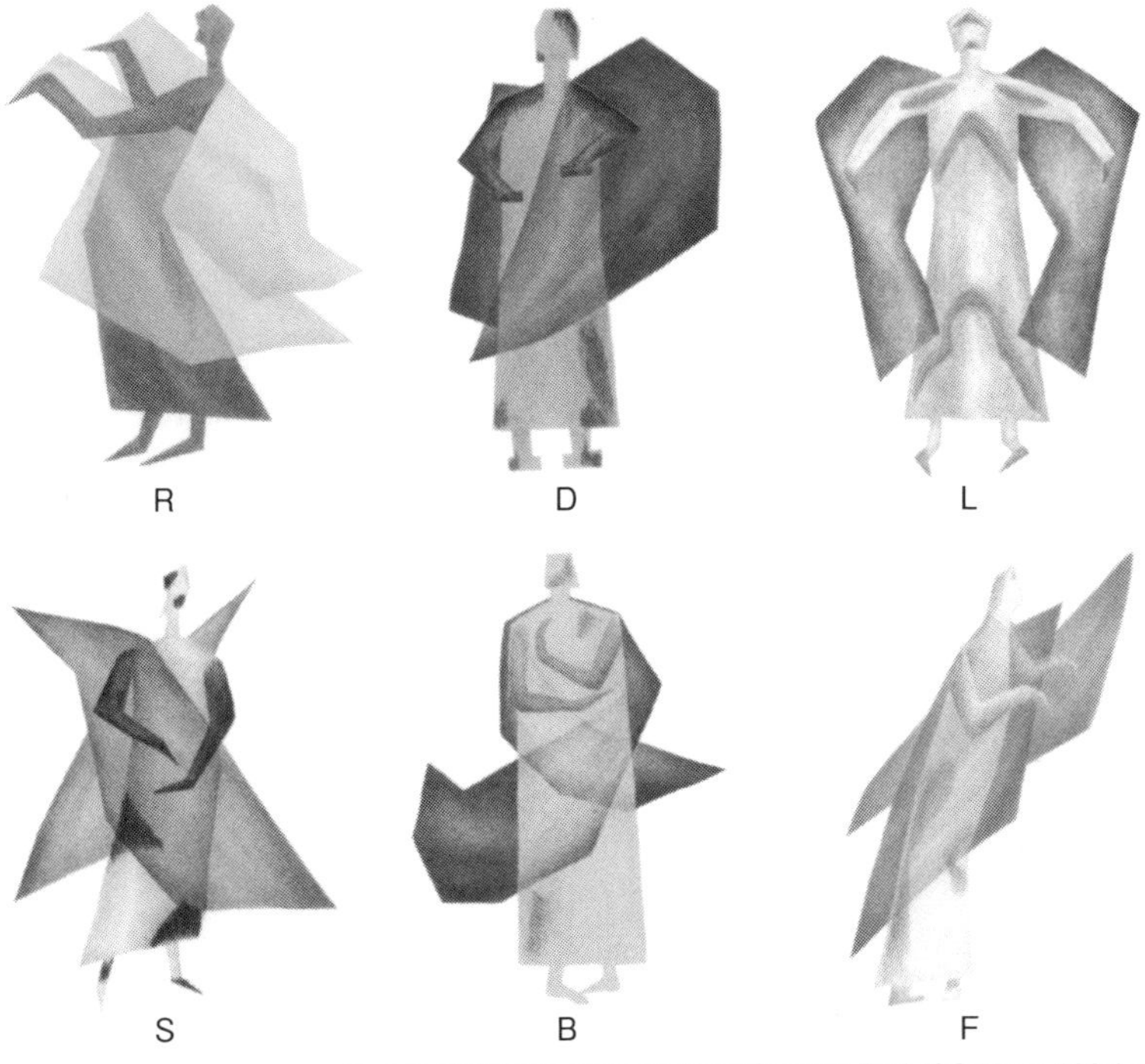

Eurythmiefiguren nach Entwuerfen von Rudolf Steiner / Malerisch ausgefuhrt von Annemarie Baeschlin / ©Rudolf Steiner Verlag

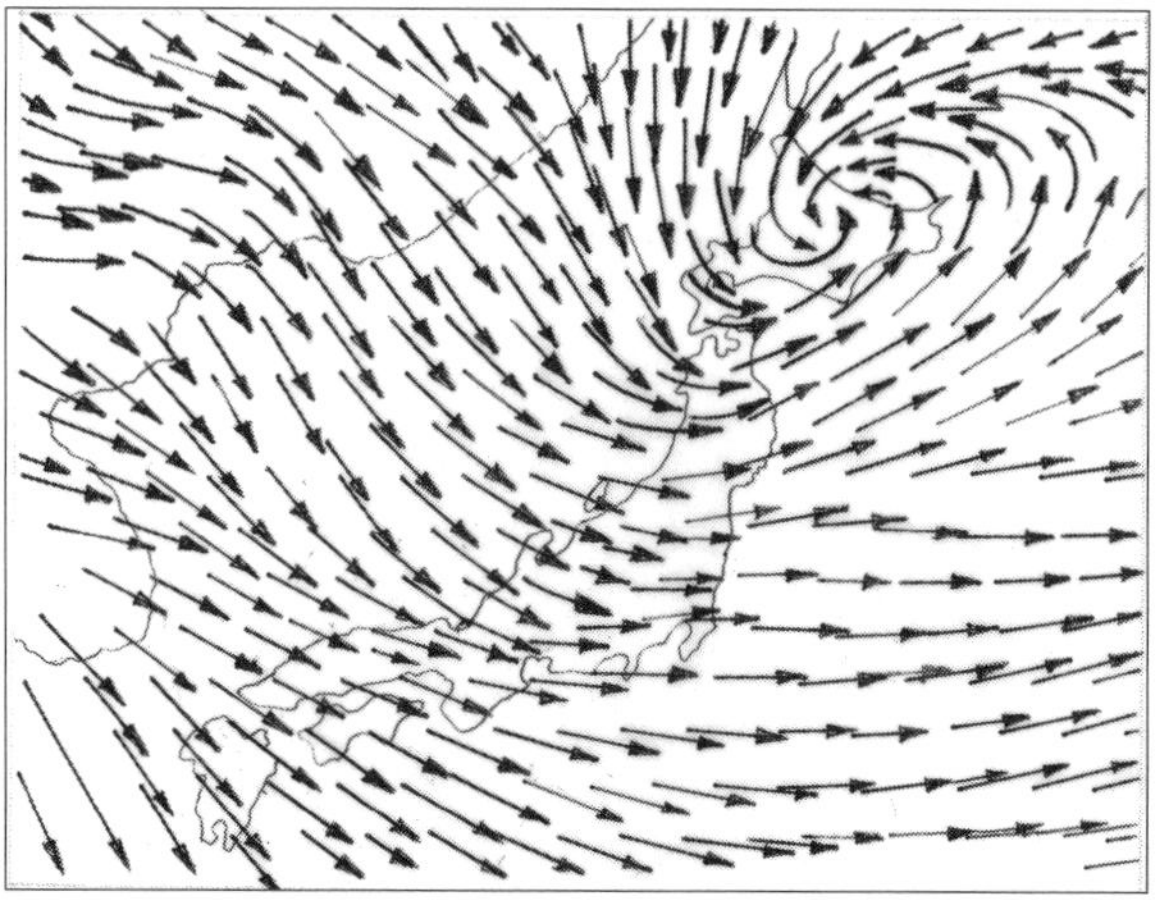

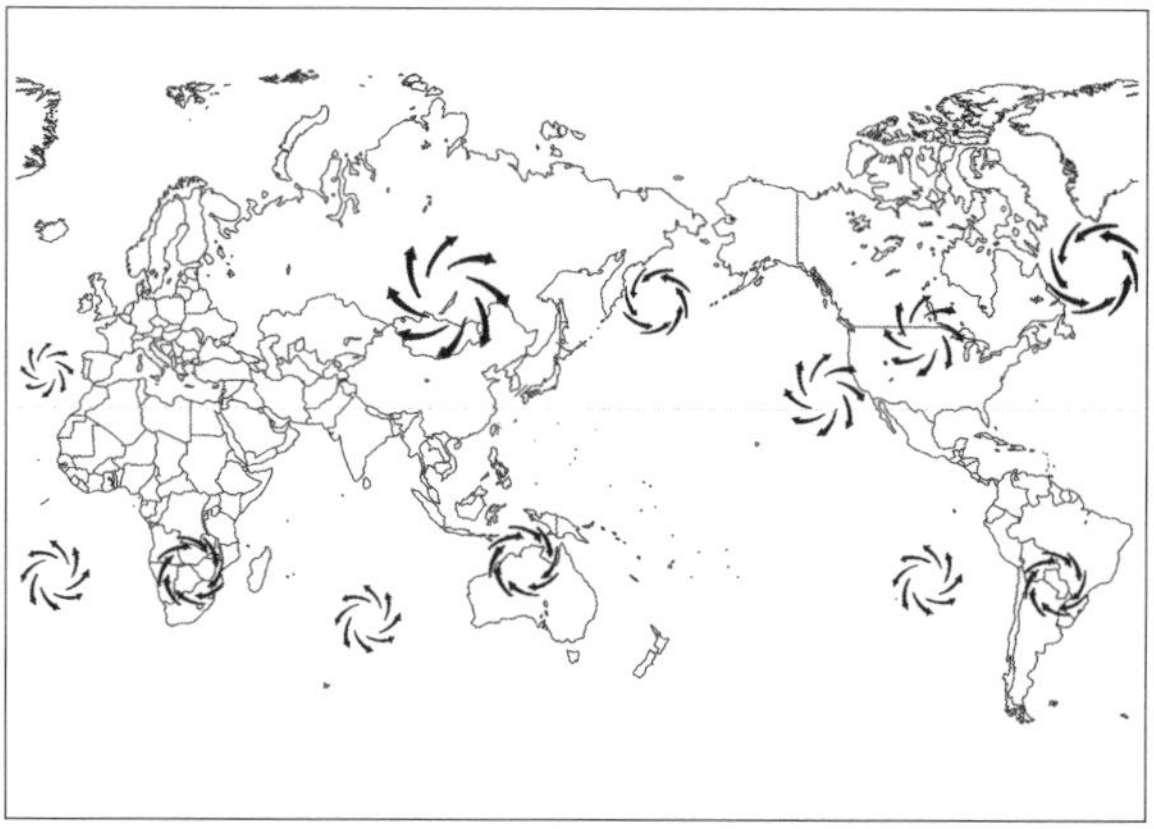

上／図4　気象図。暖かい空気と冷たい空気の流れが出合って渦を巻いている。下／図5　高気圧と低気圧。

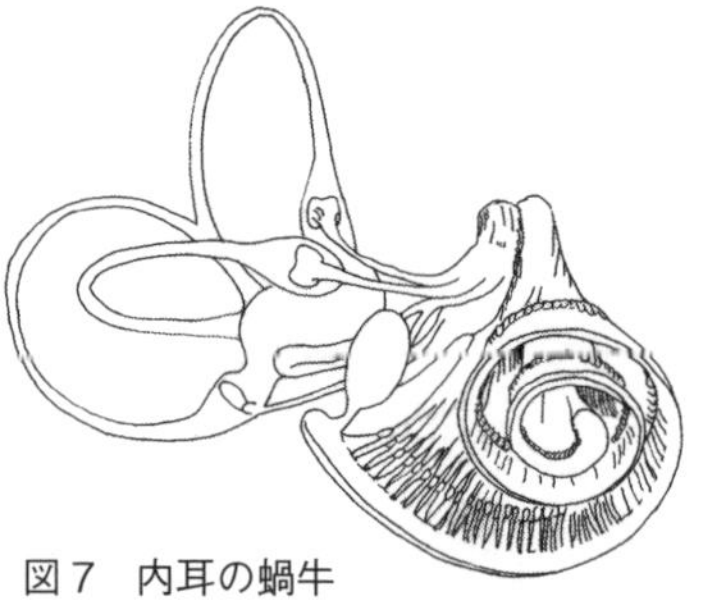

図7　内耳の蝸牛

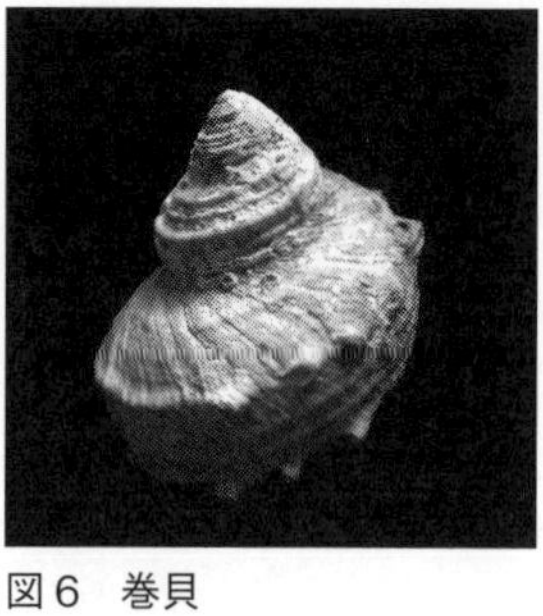

図6　巻貝

母音にも目を向けてみよう。例えば、Eという動き（図8）は両手や足を交差させる動きであるが、「交差」は、体の中では視交差や、神経のネットワーキングに見られる。あるいは、Oは、両腕で丸い形を作る動きであるが、そこで示される「円」や「球」は、頭や眼球の形体に見られる。そのように、音の作用や動きの形は、体の各器官の機能や構造と密接に関係しており、オイリュトミーの動きとは、恣意的なものではなく、人間の生命の法則、身体の形成原理に則った動きなのである。そして、オイリュトミー療法においては、特定の器官に障害が見られる場合、その器官が「形成」されたのに相当する同じプロセス（＝オイリュトミーの個々の音の動き）をもって、体の内側へ動きを作用させることで、器官機能は本来の働きを取り戻していく。

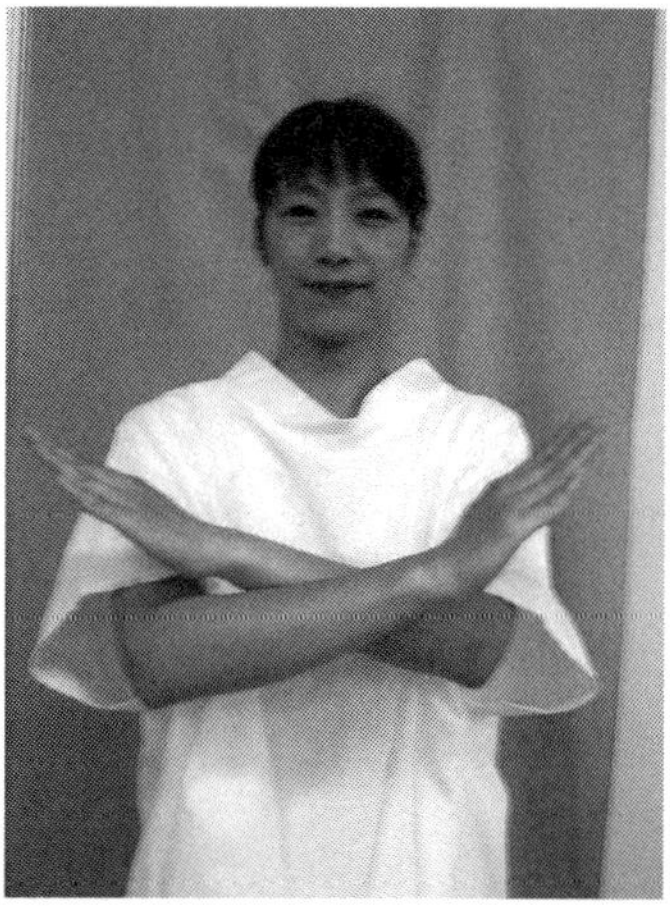

図８　Ｅの動き

母音と子音の心身への作用と人間の三分節

では、母音と子音の動きが、療法において心身へどのように作用していくかについて、機能的三分節の観点から見ていこう。まず、母音については、体における形成原理（Ｏ＝球→頭、Ｅ＝交差→視交差等）について前述したが、母音は人間の感情とも深く結び付いている。驚いたときには、「あーっ！」という声が思わず口をついて出るし、何かに対して懐疑的なときには「えっ？」という言葉が発せられる。それゆえ、母音のオイリュトミー療法を行うことで、心に働きかけ、人間を内側から安定させ、強めることができる。例えば、不安定な精神状態に対しては、ＡＥＩＯＵの母音のオイリュトミー療法を行うことで、感情や心の動きに調和がもたらされ、自分自身を取り戻すことができる。

感情は生理的な作用とも関わる。例えば、不安や恐怖に襲われると、呼吸は荒くなり、心臓は高鳴り、顔色は青ざめる(「血の気がひく」)。このように、感情の働きは呼吸や血液循環と密接に結び付いており、ゆえに母音のオイリュトミーを行うことで、呼吸を整えたり血液循環によりよく作用することができる。さらに、呼吸の作用は、新鮮な息をたくさん吸うと意識もはっきりするように頭部(上部領域)にも働くし、循環系が良好であれば血流も良くなり消化・代謝の働き(下部領域)も活性化されるので、消化も活発となる。つまりその作用は、胸(中間領域)から発して人間の下部と上部へと及ぶ(各母音、子音の個々の特徴については、試みとして表を作成したので、次ページを参照されたい)。

では、子音の働きかけはどうであろうか。母音が感情、すなわち「内面」の現れだとすれば、子音は「外界」あるいは「自然界」に存在するものの表現であると言える。外界のあり様は地水風火に大別されるが、Dは大地と、Lは水と、Rは風と関係している。そして火の要素には、例えばF(fire)が関係している。そして、これらの子音の要素は(母音が主に人間の内側である「心」と関係しているとすれば)、人間の外側の部分、つまり「体」(肉体)を形成している部分と関わる。人間の体は、外界(動物界、植物界)から食物を取り入れ、消化・吸収活動を通して人間独自の、そしてその人固有の体をつくっている。つまり常に「外界」と対峙し、これを克服するというプロセスがある。そこには、消化酵素の分泌活動や蠕動、吸収、たんぱく質等の合成、あるいは排泄といった活動が見られるが、実はこれらの各機能を子音の一つひとつの動きが担っているのである。そのように子音は、外界の食物を消化によって克服し吸収し、そして人間の「体」をつくっていくというプロセスに関与している。これを三分節の考え方から見ていくと、子音は主に、いま述べた消化吸収の各働きを担う、下部領域の代謝系において活動している(もちろん血管を介して循環器系へも至る)。しかし、「体」の形成は、代謝活動のみでなく、神経感覚系からの分解作用にも依っている。そのように、上部の神経感覚系

表　母音と子音の働き

母音　「母音は人間の内面の表現である」

人間の内面における各音のもつ働きや感情など	人間の心や精神、生命作用への働き（オイリュトミー療法における作用）
A 感動、心を開いて受け入れる	心の解放、衝動や感情の起伏を抑制、過食や依存症等に作用、免疫力を高める、腎臓機能の調整
E 自己の客観化、自分自身を感じる	自己の中心を強める、他者との境界を作り、自己を客観化、意識の覚醒、心臓の強化
I 英語の「I」、私（個性）の表現	健全なる自己主張を助ける、呼吸や肺機能の調整、血液循環の活性化、生体全体のバランスをとる
O こころ、世界への理解ある抱擁、調和	心の調和、肝臓を強化、関節に作用
U 冷たさ、固まる、狭さ、身体性と精神性（本質、深さ）	精神を鎮め、集中させる、記憶力の低化や老人性硬化症に作用、骨格（脚等）の矯正（外反足など）、骨粗鬆症に作用、冷えに対して熱を与える

子音　「子音は外界に存在するものの現れである」

自然界での働き（言葉の中で各音が使われている例）	人間の身体や心への働き（オイリュトミー療法における作用）
D「大地、断定、Erde（大地）」固める 緊密にする	身体の下部（代謝）の領域を強める、すい臓からの消化酵素の分泌促進、存在への安定感、意志力強化
B「body　菩提樹、つぼみ」覆いを与え、内側の空間を護る	保護する「覆い」を与える、皮膚疾患に作用、腎機能の調整、心を鎮め穏やかにする
L「flow、life、plant、light、liver」水の循環、植物の生成	停滞に流れを与える（体液、血流を活性化）、成長・再生を促進、肝臓に作用、吸気を促し、心を生き生きとさせる
M「Atem（呼吸）、middle、harmony」対極の作用の調和	対極にある働き（例えば呼気・吸気等）を調整、喘息に作用、頭部からの形成力と代謝領域からの構築力に対し、胸部で均衡をとる、身体に感受能力を付与
R「air、rhythm」風、高/低気圧、渦の形成、リズム	排泄等の腸や呼吸のリズムを調整、筋肉を活性化、関節の硬化に作用、心に軽快さを与える
S「静かさ、鋭さ、死と再生、snake、synthesis」死から再生へのプロセス、統合する働き	炎症の鎮静化、痒みや痛みの緩和、意識の覚醒、自我の働きを強める

から働きかける子音もある。例えばS（図3）の動きなどは、炎症を鎮めたり、意識を覚醒させたりする作用を持つ。

以上、分かりにくい点も多くあるかと思うが、ざっと母音、子音の生理学的な作用について考察してみた。なお、「母音と子音の働き」の表と同様、これもあくまで試みとしてのものなので、医師や同僚の皆さんをはじめ、ご意見を仰ぎたい。

治療の実際

では、これらの母音と子音が実際の治療においてどのように作用していくのか、アトピー性皮膚炎を例にとって見てみよう。なお、セッションにおいては、患者さんは療法士との一対一の対応の中で、自分自身でそれぞれの音を動き、病気の症状により七週間〜一年間ほど定期的に続けていく。

アトピー性皮膚炎の患者さんは皮膚も心もとても繊細である。その皮膚は気候の変化などの影響を受けやすく、また仕事のストレスや試験といった精神への影響にも敏感に反応し、それは皮膚の炎症となって現れる。そのようなとき、例えば自分を包み込んで覆いを与えるようなBという動きを行う（図3）。Bを患者さんとするときには、例えば、「温かい毛布を肩から優しくかけられ、その中で落ちつけて、安心できるようなイメージで行ってみましょう」と言ったりする。そうしたBの動きを何十回と繰り返して行う。このような練習を数週間続けていくと、皮膚の庇護は強まり、炎症等の症状が徐々に改善していく。とくに炎症の箇所を手の平でそっと包むようにしてBを行うと、次第に傷口が閉じていく。またS字型のシャープな動きであるSは炎症を鎮静化し、傷ついた皮膚細胞を再構造化する。さらにLは、その生命力を活性化する働きで、皮膚の再生能力を高める。その際、私たち療法士は医師と話し合い、患者の症状を確認しながら、セラピーの方向性を検討していく。

また、これらの作用は身体のみでなく心にも働きかけ、気持ちを安定させる。ある患者さんは、Bの動きで自分が包まれるように感じたとき、「これで世の中を力強く渡っていくことができる気がします！」とおっしゃっていた。皮膚は体の境界なので、外界から自分を護る境界がしっかり形成されることで、自分自身の心もしっかり保つことができるようになる。しかしさらに興味深いのは、例えば母音のEを行うことで、つまり、交差点を感じ心の中心を強めることで、逆に皮膚の状態が安定していくということである。ある患者さんはEを繰り返し行うことで、「人の言うことがあまり気にならなくなり、しっかり自分自身でいることができるようになった」とおっしゃり、それとともに皮膚の状態も安定してきた。皮膚といういわば「外なる境界」に対して、心は「内なる境界」とも言えるが、繊細なこの内なる境界を強めることで、外なる境界である皮膚を安定させていくことができる。

診断方法

私たちは医師による診断、問診の他に、「動きによる診断」を行って患者さんの様子を確認する。動きを通して、その人の生命の働きや感情のあり様、さらには自身でさえ把握していない、その人の本質の深い部分が見えてくる。また興味深いことに、各病状に特徴的な動きの傾向というものも見てとることができる。

私は耳鼻咽喉科で療法を行っていたため、慢性の滲出性中耳炎の子どもたちを多く見てきたが、彼らにはいくつかの共通の動きや態度が見られた。まず、多くのお母さんが、「うちの子は引っ込み思案で困っています」と話される。あるいは、「うちの子はよく転ぶのです」とか、「疲れたと言ってよく横になりたがります」とおっしゃる。試しにつま先立ちをさせると、うまくできず、足元に力や意識がまるでないのがわかる。また、腕の動きでは、肘から下の意識がなく、上に上げた手を離すと、ぱたんと重さで下に落ちてしまう。既往歴を伺うと、例えば生後まもなくから鼻炎にかかり、鼻による呼吸をうまく習得できず、ずっと口呼吸を行っていたこと等がわかる。そうすると、呼吸が体の内側を通って全身や手足の末端にまで行きわたらなかったり、成長にも影響を与えたりする。また私たちの心は呼吸を通して外の世界とつながるが、呼吸の発達が十分でないと、心も十分に他者に向かって解放されず、引っ込み思案になったりする、ということも起こりうる。

オイリュトミー療法の可能性

オイリュトミー療法は前述のように身体の各器官や心に働きかけるため、医師の処方のもと、胃腸障害やアレルギー性疾患、またがんや糖尿病などのさまざまな急性、慢性の身体疾患、またうつ病などの精神疾患や、心と身体の領域にまたがる心身症にも効果が期待できる。またオイリュトミー療法は、治療教育や学校教育の分野においても実践されている。特に、体の器官の形成が成長途上にある幼少期への働きかけは、大きな可能性を持つ。学校におけるオイリュトミー療法は、日本でも四つのシュタイナー学校で教科のオイリュトミーとは別に行われており、学習の遅れ、不器用さ、虚弱、多動、集中力の欠如などといった、子どもたちの成長を妨げるさまざまな要因に働きかける。そもそも成長とは、子どもの魂と精神が自分の体を自らの道具として使いこなし、自らの意志で世界に働きかけることができるようになることである。落ち着きのなさや集中力の欠如などは、結局は子どもの魂と精神が、自分の体をしっかり捉えていない状態といえる。ゆえに子どもたちの成長を妨げるそのような状態に働きかけ、子どもたちが自分の体を使いこなすことで、子どもの魂があるべき姿で開花していくのを助けることは、大きな意味を持つ。

しかし、治療教育の分野では、この自らの体を使いこなす作業は容易ではない。子どもたちは非常に長い年月をかけて自分の体への知覚を獲得していく。自分の腕を胸の前に伸ばすことすらできなかったある自閉症のお子さんは、数年かけて腕を前や横、上に伸ばすことを学び、その後、両方の手を、そして手と足を協調させて動かすことを学んだ。そして箒とチリトリを使って掃除ができるようになった。自分の体を使いこなせることは、魂の喜びであり、自分への大きな自信となる。それからしばらくして、それまでオウム返しにしか返事をしなかったその子は、ある朝先生に、「いっしょに、教室にいこう」と自分から話しかけることができた。

最後に

人間の手足には、あるいは「動き」の領域には、その人の深い自我が潜んでいる。語り口からは分からなくても、動きや行動を通してその人のあり様の深い部分に気づかされることもある。手足の領域、つまり人間の「意志」の領域には、無意識であるがゆえに、本人でさえ気づかない、その人の本質ともいえる部分が存在している。

では、その自我の深い本質とは何だろうか。それは私たちの持つ、この人生における課題といえるかもしれない。行為を通して意志の領域に働きかけることは、人生のテーマに、生きる意味に気づき、自らの課題を遂行できるよう助けることであるように思う。ある患者さんは、一年近くオイリュトミー療法を続けたある日、「私は誰に言われるのでもなく、自分で判断し、自分で行動したいのです」とおっしゃった。それまでずっとご主人に決定を委ねていらしたその人の言葉には、内側からの力強さがあった。それは喜びも苦しみも含め、人生を、行いの結果を自分の責任で引き受けたいということの表明にも聞こえた。人は行為を通して、自分が生まれてきたことの意味を少しずつ実現していくのではないかと思う。オイリュトミー療法が少しでもその助力になればと願う。

参考文献

1 Rudolf Steiner, *Heileurythmie*, GA315, Rudolf Steiner verlag, 1997.『オイリュトミー療法講義』石川公子・中谷三恵子・金子由美子訳、涼風書林、二〇一四年。

2 Margarete Kirchner-Bockholt, *Grundelemente der Heil-Eurythmie*, 5 Aufl., Philosophisch-Anthroposophischer Verlag am Goetheanum, 2003.

3 Rudolf Steiner, *Rudolf Steiners eurythmische Lautlehre*, Eduardo Jenaro (ed.), Freies Geistesleben GmbH, 1999.

4 Theodor Schwenk, *Das sensible Chaos*, 10 Aufl., Freies Geistesleben GmbH, 2003.

5 Lothar Vogel, *Der Dreigliedrige Mensch*, 3 Aufl., Philosophisch-Anthroposophischer Verlag am Goetheanum, 1992.

【絵画・造形療法】

世界の魂との語らいとしての絵画・造形療法

吉澤 明子

遥かなむかし
天の霊を訪れて
地球存在の霊がこう頼んだ。
「わたしは人間の霊と話す事ができます。
けれども世界の心が
人間の心に語りかけるようなことばが
どうしても欲しいのです。」
すると善良な天の霊は
乞う地球の霊にこたえて、 贈った、
芸術を。

シュタイナー(恵矢訳[1])

〔芸術〕は人間の心と世界の心との魂の会話。

絵画・造形療法士は医師からの処方を受けとり、患者さんを、体型、顔立ち、風貌、髪の色、肌の色合いと質感、感情の表れ、声の抑揚、歩き方、仕草……と細部にわたって、シュタイナーの人間観、およびゲーテ的観察法[2]によって観察する。そして「この患者さんのためには、水彩画が良いか、木炭画などの素描が良いか、パステル画か、フォルメン線描が必要か、塑像が適しているか?」さらに「どのようなテーマが今必要なのか?」など、医師からの診断だけでなく患者さん本人から療法士自身が読み取ることで、芸術的プロセスのなかに取り込む。

そして何より大切なことは、でき上がる作品のよしあしの問題ではなく、患者さんが自分の病気に能動性をもって関わり、新たな喜び、新たな体験をとおして新たな気付きや能力を獲得し、病いの苦しみから解放されることにある。そのために療法士は患者さんに手を貸し、回復へのプロセスを一緒に歩む。そして、たとえ慢性的に病いと共にその後の人生があるとしても、患者さん自身が自分を見つめ直し、その状況を受け入れ、未来へと勇気をもって歩むことができるようになることが目標となる。

絵画・造形療法における人間の三分節

絵画や造形は幅広く多くの治療的可能性が認められるが、患者さんに紙と絵の具と筆、クレヨンなどの道具類、あるいは彫塑用の粘土を与えるだけでは充分ではない。「何を」より「どのように」が医療によって導かれねばならない。患者さんに自由に振る舞わせれば、その作品が診断学的に興味深いものであっても、目的を見失わせるものとなってしまう。アントロポゾフィー医療では医師と患者さんと療法士、そして他の芸術分野の療法士や看護師、マッサージ師たちとの協働をもって治療として成立すると考える。

芸術的なものは人間の純粋な霊魂からあふれでる。素描、絵画、彫塑などの芸術形式が全体性において一個の人間全体を形成している。これらのいずれかの活動へ促せば、多くの望ましい活動性が起きる。人間の三分節と絵画・造形療法形式との関係を見てみると次のようになる。

身体部位	組織	心の領域	**絵画・造形療法形式**
頭部	神経感覚系	思考	**素描**
胸部	リズム系	感情	**絵画**
下腹、手足部	四肢代謝系	意志	**彫塑**

また自然界を作り出す、地、水、風、火の四大元素は自然界に展開する全てのものに高次の諸法則を伝える。遥かな星々の惑星領域から地上に向けてエーテル的な造形力は流れている。

人間のエーテル体のうちにもこの造形力は生きている。

エーテル的なものの本質はプロセスの世界、変化の世界、休み無く流れ動く世界である。

絵画はアストラル体の法則がエーテル領域に表現され、彫塑においてはエーテル体の法則が物質領域に表現される。

生きた水——水彩画　ゲーテの色彩論からシュタイナーの色彩論へ

水は世界のはじめからあった。

旧約聖書「創世記」の冒頭にはこのようにある。

はじめに神は天と地とを創造された。

地は形なく、むなしく、**やみ**が淵のおもてにあり、神の霊が**水**のおもてをおおっていた。

神は「光あれ」と言われた。すると**光**があった。

神はその光を見て、良しとされた。神はその光とやみとを分けられた。

神は光を昼と名づけ、やみを夜と名づけられた。夕となり、また朝となった。第一日である。

（日本聖書協会、口語訳版、太字は筆者）


水は既にあって、やみ（闇）に光が射し、水が媒介するところに色彩が生まれる。そして創世記二日目には「水の間におおぞらがあって、水と水とを分けよ」と。空が上の水と下の水の間にあると記されるように、水の間に空気が通う。

自然界には色彩が溢れている。ゲーテは自然界を観察することから「闇の代表としての青、光の代表としての黄。この青と黄を色彩の原現象と位置づける」、そして「これら二色が出会うところに（地が）、緑が生まれる」と言った（「かわいた地を陸と名づけ、水の集まった所を海と名づけられた。……」（創世記三日目））。この緑は地上を覆い、人間や動物に生きていくための酸素を与え、食物を与え、心の安定と確かさをもたらす。

療法では、画用紙をぬらし、透明水彩で描く「ぬらし技法」と、乾いた紙の上に薄く溶いた絵の具をその都度乾かしながらヴェールのように重ねる「層技法」がある。ぬらし技法ではより直接的に色彩の作用を受ける。層技法では没頭と観察のリズム的な行為の繰り返しによって正しい呼吸をも学ぶ。いずれも水をたくさん使い、その透明性を大切にする。色彩は紙の上できらきらと輝き、定着していない色彩は私たちを緊張から解放して自由にしてくれる。私たちは青い空や青く広がる海を眺めたり、夕焼けの色に一日の疲れを忘れ、雨上がりの空に突然現れた虹に感動する。そのような色合いを画面の上で自分の筆先を動かしながら生み出すと、色彩の動きに促されて、感情が生き生きと通うようになる。呼吸も楽になって、血液の循環も促される。療法士は患者さんの動きから、その色彩の移行がスムーズか、また滞りが見受けられれば、どのようなところで滞っているのか、よく観察する。特に時代病の一つがんの患者さんでは色の移行が難しく、くっきりと段階をつけて分けてしまったり、どこかに固まりを作る傾向が見られたりする。

そのような硬さを溶きほぐすためにも水は大いに助けてくれる。特に「ぬらし技法」では画面全体が湿っているので筆の運びは水に促されて流れる。予め療法士の感覚をもって薄められた透明水彩絵の具の美しい色合いは、ともすると「色彩を忘れていた」ようながんや抑うつ的な患者さんの心に光を注ぎ込むことになり得る。光や色彩は神の贈り物であり、救いである。最初はそのような患者さんたちは色彩の語りかけを受け取れない場合がほとんどである。まずはそれが感じられるようになれば大きな一歩と言える。

――患者さんの症状に応じて、パステルやクレヨンも用いられる場合がある。

例えば下痢状態で水が使えない場合、または色を擦り込むために指や掌を使い触覚を刺激したい場合、より物質的な抵抗を感じさせたい場合などに用いる。

個々の色彩の作用

療法士は個々の色彩を自分の感覚の内で確かなものにして、この患者さんには今日はこの色をこのように作用させようと計画を立てる。もちろん個々の色がそこに固定化、固着化することのないよう留意し、揺れ動く色として移行過程を大切にする。絵の具は青、黄、赤の三原色のみを使うことを基本とする。色と色が出会い、画面上で新たな色彩が生まれる。それは感情をゆり動かし、感動を呼び起こす。「感動することは人間に与えられた最高の能力」とゲーテの言葉にあるように、感動することは素晴らしい発展のきっかけになり得る。

〔青〕ゲーテが闇の代表と位置づけた色。

シュタイナーは青を「魂の輝き」と表現している。魂は分断されることなく、青の内へ広がり、大地の拘束を逃れて宇宙的になる。青の体験からは心を静める雰囲気が生じる。冷たい青は強く形態形成へと向かい、極めて物質的にも成り得る。主知主義の現代にあっては私たちは青への趣向に傾きがちでもある（今や極端に黒や無彩色を好む傾向として現れているように思える）。

軽く暖かい青は無限へと広がり、私たちを憧れで満たし、私たちを宇宙的な存在にする。

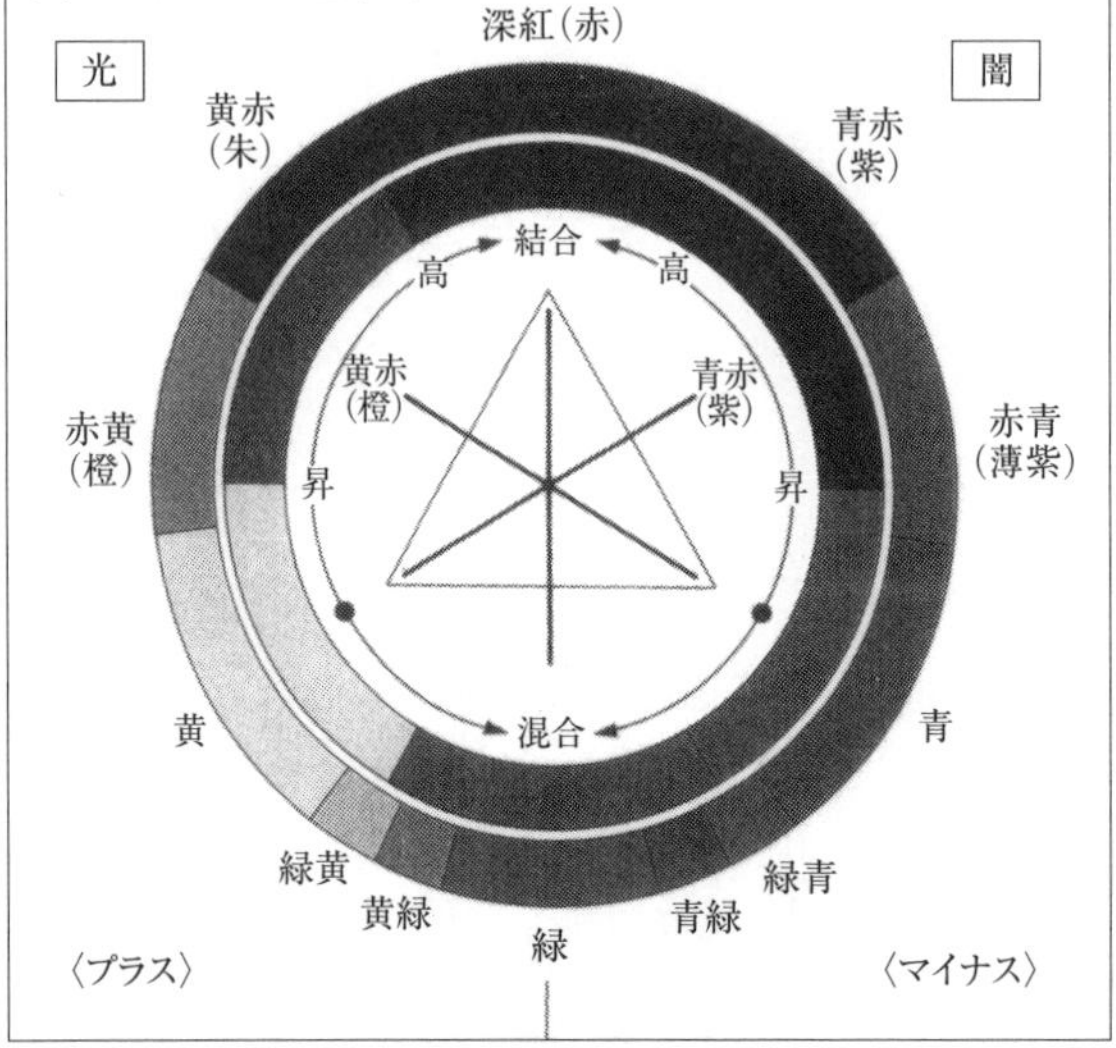

図１　ゲーテの色彩環

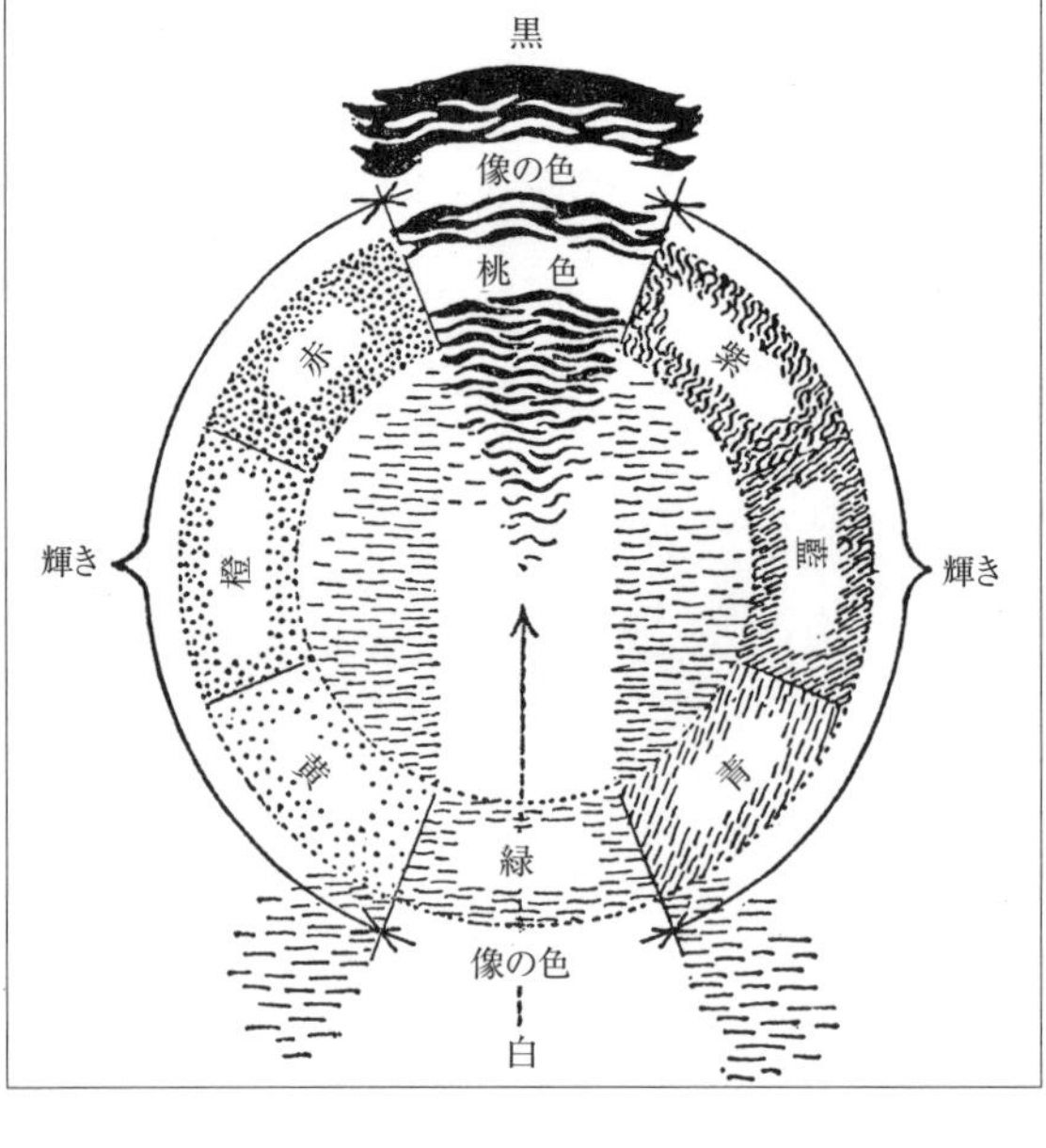

図２　シュタイナーの色彩環

青色に浸ると、しばしば喘息の患者さんの呼吸が楽になり、アトピーなどの湿疹が軽減したなどの作用が見受けられる。

〔黄〕 ゲーテは黄を光の代表と位置づける。単独では扱いにくい色。境界を求めず、凝縮した中心から放射する。人間の核、人間の霊性が輝く。純粋な黄色は結びつける力と喜ばしい意欲を取り込む力になる。

〔オレンジ〕 黄が濃縮すれば、太陽のように高昇し、さらにオレンジへと進む。夕焼け空を見るように明日への勇気を受け取る。

〔赤〕「創造主の天上の所産」（ゲーテ）「神の怒りの実質に貫かれるような思いに襲われる——神の裁きを受け入れる」（シュタイナー）。大地の周辺から深いパーミリオンをへて緋色とカーマインへ、そして崇高なプアプア（深紅）へと高まる。赤の内には闇が満ち、意志が満ち、全てを支える熱がある。

頭部は本来最も青く、脾臓、腎臓など内臓は赤そのものと言える。心臓は均衡を作り出すものとしてある。

★頭部 ———— 胸部 ———— 代謝・手足

青 ……………… 黄 ……………… 赤（深紅）

〔桃の花色（受肉の色）〕「黒と白が混じり合い動いているところにプアプアが射し込めば生まれる」。シュタイナーは受肉の色（肌の色）と表現した。霊的法則と物的法則を併せ持ち感覚界と超感覚界との間にある意識の関門と捉えられる。

この色はとても暖かく気持ち良く、いつまでも浸っていたいような自由空間とも言える（幼児教育現場や病院などではこの色で壁を塗ることが多い）。

〔紫〕 魂は敬虔さに包まれる。安らぎを感じる点を求めて進む。不安感を誘う色でもある。

薄めたり、明るくすると魅力ある色になる。薄めた紫〔リラ色〕はプアプアとの類縁性を示し、重篤な患者さんのための病室などの壁色に使われる場合も多い。

〔緑〕基本色である青と黄が地に向かって下降し濃縮することで生じる。ゲーテが「創造主の地上の所産」と表現した。感覚器官の蘇生をもたらし、魂を鎮め、確かな足場を与える。一方地上に捕われた停滞にも誘う。しかしここに新たな生命も息づき始める。シュタイナーは緑は「キリストの色」に属し「死でもあり、救済でもある」と示唆している。

闇と光――白黒素描

木炭やコンテ。あるいは水性の墨などを使う。四大元素の形成力から触発された力動的素描、幾何学的素描、自然スケッチ、模写などさまざまな方法が適用され得る。感情の気ままさを抑え、形態の秘密、被造物にひそむ始源の思考を探る。論理的思考や法則性に対する感性が育ち、色彩が感情と深く結びつくのに対し、白黒で描くとより神経感覚系が刺激される。感情領域の活動が麻痺しているような患者さんや抑うつ的傾向がある場合などは、白黒線描から始める方がスムーズに療法に入れる場合がある。また不安定な思考、注意力散漫、神経質な症状に、意識的で秩序を持った思考へと導く。外の世界が意識的に知覚されるようになる。また光から闇への移行、その力学、対極性の体験の中で善と悪の道徳的バランスが養われる。外の世界への心的関わりは豊かになり、より溌剌としたものになる。

ゲーテの色彩環には含まれない（二一四ページ、図1）。シュタイナーにとって闇と光は天地を繋ぐ大きな柱として捉えられ、黒から白、桃色（受肉の色）と緑を繋げて人間と自然界の存在の意味を結んだ（二一四ページ、図2）。

図３　フォルメンの図

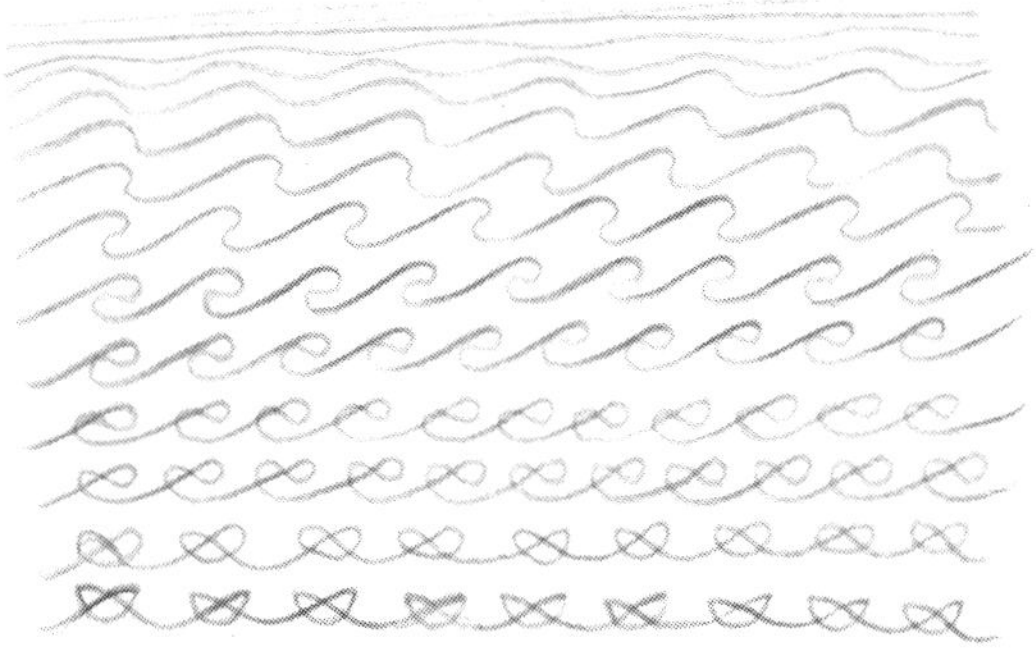

図４　彫塑、プラトン立体

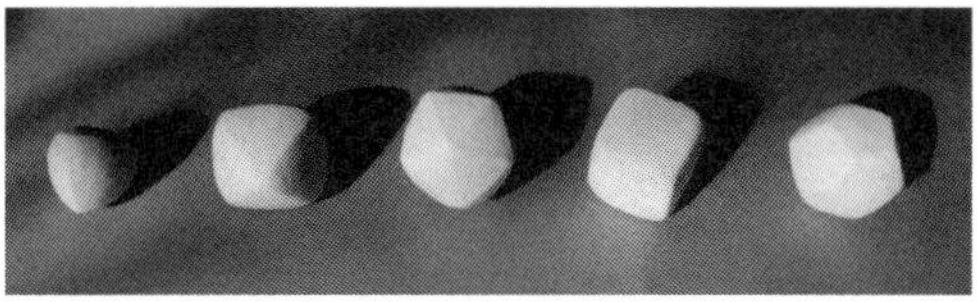

動きが形を作る――フォルメン線描

水は天と地を循環している。水は天に昇り雨となり、地に注がれる。雨は地を潤し集まって川となり、川は太くなって大海へと運ばれる……また水蒸気となって、天に昇り……永遠に繰り返す水の営み。また川の流れが蛇行すること、水が川底を削り地形をも変えていくことはよく知られている。地上を覆う植物が雨を受け、地中の水をすい上げ、ある一定の法則性やリズムを持って茎を伸ばし、葉を付け、花を咲かせ、実を結ぶことも目にすることができる。地上にはさまざまな形をした生き物たちも存在する。そして私たちのこの神秘的な身体、この形態は何処からやって来たのだろうか？

この姿、背骨を中心として左右に同じようにある形、大まかに見ても頭部は丸く、胸部は平たく、手足は棒状……この形態はどこから生まれたのか？そして私たちはこの身体を使って動き、さまざまな行為をしている。生まれたばかりの赤ん坊は無秩序に動く。その動きをあるリズムのうちに統御するのはどのような力を持ってであろうか？

全ての形態は静止した動きである。形態を作り出す動き、動きの中にあるリズムをたどるのがフォルメン線描である。すべての形態は直線と曲線の織りなしによって生まれる。

まずは一本の直線が動く。直線は波打ち渦巻き、反転し、美しい模様を描く、これは呼吸を整え、また身体内の水分（血液、リンパ液……）の動きを調整する。

現代の人々の多くが忙しい日常の中で呼吸が浅くなり、生活リズムが乱れる傾向が認められる。睡眠障害などはさまざまな病気の前兆であることはよく知られている。

一本の線を自らの意志でコントロールして動かす。リズム的な動きは活気を生み、空間的な感覚が育ち、環境との関係性の把握が確かになる。そのことによって自我が励みを得る。また自然の中に働くさまざまな力に目覚めるようになり、それは生きる喜びとなる。

物質を捉える力——彫塑

自然界は物質素材があって成り立つ。植物も動物もそして人間も物質素材を有し、特に鉱物は硬く、物質そのもの、六角形や立方体など幾何学的な形を持ったものも多く見受けられる。彫塑はエーテル体の物質への関与である。実際に掌や指を使い、下腹部が刺激されることで意志に働きかける。

粘土自体は重く、また冷たく、体力を使うので基本的に弱っている人には適用されない。一方、神経感覚系が敏感になり過ぎている人に新陳代謝を促すことができる。触覚を刺激するので外界との関係（他者との関係——自我感覚）の意識が育つ。

例えば潰瘍性大腸炎の患者さんの場合、流れるような形態を調和的に作り出すような課題によって、腸の形成作用を促す。幻覚や統合失調症などの場合は拡散する意識状態を両手の中で球形を作ることで集中させ、プラトン立体（立方体、四面体、八面体……十二面体など）などの幾何学的形態を作ることで自分の中心と上下、左右、前後の空間把握と外界との関係性を獲得する。この練習を継続的に続けることが回復への大きな助けになる。

結びとして

自然界に対する理解も薄れ、関係性も結び難い現代にあって、色彩に向き合い形に意識を向け、人間に本来備わっている能力、その人その人に与えられた課題に目覚め、意識化することの必要性にせまられているように思われる。

絵を描き、線描をし、彫塑することでせわしかった呼吸が和らぎ、険しかった表情も穏やかになって、少しずつ心の領域を広げ、柔軟さを養う。世界が今までと違って見えてくる。自分に過大な期待をかけず、自分を受け入れ、新たに勇気をもって歩みだそうとする姿を目の当たりにすると、患者さんがその自らの「行為」によって高次の自我の働きかけを受け取り得たことに感動をおぼえずにはいられない。私たち芸術療法士はそんな場に立ち会えたことに感謝しつつ、人への畏敬の念をもって、次の出会いに向かう。

絵画・造形療法の先駆者たち

マルガレーテ・ハウシュカ Margarethe Hauschka（一八九六〜一九八〇）
ドイツ、ハンブルク生まれ。絵画の素養があり医師であった。一九二七年M・ハウシュカがスイス、アーレスハイムに赴いた時、既にシュタイナーは亡くなっていたが、彼の遺志を受け継いだイタ・ヴェークマンのもとで医師として働いた。芸術療法は、イタ・ヴェークマンがシュタイナーに促されて開始したものであったが、シュタイナーから直接的な芸術療法講義といったものはなかった。そこでM・ハウシュカは芸術オイリュトミーからオイリュトミー療法への変換を手がかりに、絵画、素描、彫塑の法則性に訴えるべく創造力を働かせ、実践から多くの指標を得て、自身の研鑽と人生経験を注ぎ込むことによって芸術療法の基礎を築いた。一九六二年ドイツ、ボルに芸術療法とマッサージ学院を創設した。
著書：*Eine malerische Atemübung*（「絵画を通しての呼吸の練習」）
Zur Künstlerischen Therapie（「芸術療法に向けて」）

リアーネ・コロー・デボア Liane Collot d'Herbois（一九〇七〜一九九九）
イギリス生まれ、画家。早くより絵画の治療的可能性に関心を持っていた。アントロポゾフィーを知り、またイタ・ヴェークマンに出会い、彼女のもとで働き、闇と光の力を通して生まれる色彩を捉え直し、特に補色の働きに注目した層技法を発展させた。長くイギリスやスイス、フランスなどの芸術治療院で活動したのち、一九八六年オランダ、デンハーグに芸術療法士養成コースを創立した。
著書：*Licht, Finsternis und Farbe in der Maltherapie* (*Light, Darkness and Colour in Painting Therapy*)（「絵画セラピーにおける光・闇と色彩」）

エーファ・メース・クリステラー Eva Mees-Christeller（一九二五〜二〇一一）
ベルリン生まれ。音楽、絵画を学ぶ。オランダの医師L・F・C・メースに出会い結婚。彼の知人であったM・ハウシュカの最初の生徒となる。夫と共にオランダで二十五年間音楽療法と芸術療法を実践。
著書：*Kunsttherapie in der Praxis* 邦訳『人智学にもとづく芸術治療の実際』石井秀治・吉澤明子訳、耕文舎叢書、イザラ書房、一九九八年。
Heilende Kunst und künstlerisches Heilen（「治療的芸術と芸術的治療」）

マリアンネ・アルトマイアー Marianne Altmaier（一九四九〜二〇一三）
アウスブルク（ドイツ）生まれ。薬剤師、看護師を経て、ヴィッテンの教員養成機関にてヴァルドルフ学校クラス担任と芸術教師の資格を得る。その後ヘルデッケ共同体病院にて十四年間芸術療法士として働く。一九九三年よりドルナッハのゲーテアヌム、医学部門にて「アントロポゾフィーの芸術療法」四冊本の編纂に中心的役割を果たす。二〇〇一年より色光セラピーを発展させ金属色光ガラスの制作及びセラピーを始める。二〇一三年金属色光セラピスト養成コース一期生を輩出（筆者の恩師でもある）。
著書：*Der Kunsttherapeutische Prozeß*
Metallfarblichttherapie
編纂：*Anthroposophische Kunsttherapie*（「アントロポゾフィーの芸術療法」）
Band1: *Plastisch-therapeutisches Gestalten*（「彫塑」）
Band2: *Therapeutisches Zeichnen und Malen*（「素描と絵画」）
Band3: *Musiktherapie und Gesang*（「音楽と歌唱」）
Band4: *Therapeutische Sprachgestaltung*（「言語造形」）

現在、ドイツ、イギリス、オランダ、ブラジル、オーストラリア、ニュージーランドに絵画・造形療法士の養成コースがある。

注

1　恵矢（けいや）、言語造形家　ことば塾WORTE主宰。http://www.keiya.com

2　ゲーテが「色彩論」「形態学、植物学、動物学、鉱物学」を確立する際基本となった観察法で、アントロポゾフィーの医学や教育の中で人間を観察する方法として適用されている。「……〔略〕……あるものの本質を表現しようとしても、およそ実を結んだためしがないからである。だが作用をとらえることはできるし、その作用を漏れなく表現すれば、その物の本質をも包括したことになるかもしれない。人間の性格を描写しようとしても無駄なのに対して、その行動や品行を拾い集めてみれば彼の人柄が彷彿としてくるように」（「色彩論、緒言」『自然と象徴』）

アントロポゾフィー医学においては、患者さんを人間の四つの構成要素、肉体、エーテル体、アストラル体、自我の各々の領域での、体的、魂的、霊的観方を持って観察する。そこから医療者は治療の方針を立てる。

参考文献

1　エーファ・メース・クリステラー『人智学にもとづく芸術治療の実際』石井秀治、吉澤明子訳〔耕文舎叢書〕イザラ書房、一九九八年。
2　J・W・ゲーテ『自然と象徴』高橋義人 編訳、前田富士男訳、冨山房百科文庫、一九八二年。
3　ルドルフ・シュタイナー『色彩の本質』高橋巖訳、イザラ書房、一九八六年。
4　ルドルフ・シュタイナー『色彩の本質　色彩の秘密』西川隆範訳、イザラ書房、一九八六年。
5　ハンス・ルドルフ・ニーダーホイザー『シュタイナー学校のフォルメン線描』高橋巖訳、創林社、一九八三年。
6　エルンスト・ミヒャエル・クラーニッヒ他『フォルメン線描――シュタイナー学校での実践と背景』森省吾訳、筑摩書房、一九九四年。
7　ルドルフ・クッツリ『フォルメンを描く――シュタイナーの線描芸術』石川恒夫訳、晩成書房、一九九八年。

8　ミヒャエラ・グレックラー『人間をはぐくむ芸術の力』石井曳、石川公子訳、ミヒャエラ・グレックラー氏芸術療法講演実行委員会、二〇一五年。

音楽療法

魂の自由な呼吸を求めて——音楽療法

竹田 喜代子

はじめに

人はなぜ、音楽を聴くと浄福感を覚えたり、癒されたりするのであろうか。

太古から音楽は、人間の中にも外にも存在するものとして不可欠な芸術であった。古代ギリシアのプラトンにおいては音楽は宇宙の根本原理として最高位に位置づけられ、アリストテレスにおいては現実的、かつ内なる芸術として取り上げられ、またケプラーによる天体の運行法則においては、天球の音楽と結びつけて考えられた。また、中世初期の大学における医学教育の中でも、音楽教育は重要な位置をなしていたのである。しかしながら、近代になるにつれて医学と音楽は別々な道をたどってきた。

しかし、二十世紀初頭に登場したルドルフ・シュタイナーの新しい視点により、再びこの融合が図られたのである。まず、シュタイナーによる人間の音楽体験の講演に触れてみよう。

シュタイナーは、「音楽に耳を傾けるとき、人間は自分の故郷をこの世の現実の中に映し出しているのだ。故郷としての精神界は、光と色、精妙な音の響き合いに満たされている。そして人間自身がその本性の最も深い部分が精神的な響きなのだ」と言っている。

また「夜毎に人間の魂は故郷である精神界の流動する響きの中にひたるのである。そしてその響きは、本来、その魂そのものを織りなしている要素であり、魂の故郷でもあるのだ。魂の最も内的なものとして精神界と親和した要素は感情であり、そのような感情を担った魂は音の中で一番自分らしい動きをする。音の世界に生きる魂にとっては、自分の内なる感情を生かすために、感情を仲介する肉体の存在はもはや必要ではない。そして音楽の原像は精神的なものの中にある。人間が音楽を聴くとき浄福感をもつのは、その音や響きが人間の精神的（霊的）故郷の中で体験したものと一致しているからである」とも言っている。

シュタイナー自身は、人間そのものを音楽作品と言ったり芸術作品と述べたりしている。そして、アントロポゾフィー医学において、音楽は重要な療法の一つとして展開してきたのである。

アントロポゾフィーにおける音楽療法の観点

人間の（療法的）三分節

では、アントロポゾフィーにおいて、人間をどのように捉えるかを見てみよう。人間を二つの極として捉えてみると、上と下、つまり頭部と腹部としての上下がある。上に位置する頭部は静かで、表象をする働きをしている。いわば感覚器官と神経器官の身体的な土台である。下に位置するのは腹部であるが、ここは代謝を担い、動きと活気に満ちている。

このように、人間の体には、頭部の神経感覚系と腹部に四肢を加えた四肢代謝系の上下二つのシステムがあり、この二つは人間全体を包括している。

さらにこの二つの間、つまり体の真ん中である胸部にリズム系が位置する。この部分は、前述した二つの極である上下のシステムを調和させるような働きを担っている。実は、このリズム系はアントロポゾフィーの音楽療法において大変重要な部分である。シュタイナーは、人間がリズム系を自らの中に持つことで人間が楽器そのものとなり、音楽と深く関係するとした。そして、リズム系の働きを端的に表しているのが呼吸と脈拍である。

音楽の三要素と人間の三分節

音楽に踏み込んで考えてみよう。音楽の三要素であるメロディ、ハーモニー、リズム・タクト（拍子）は、人間の三分節構造と深いつながりを持つ。

我々の頭部（神経感覚系）は、知覚を通して絶えず神経組織に刺激を与えている。また刺激を通してその情報が何であるかを整理し、統合している。これはメロディにおける、音から音への構成要素として促されるものに対応する。また、人間は手足を使ってリズムをとり、それを表現する。つまり、人間の四肢代謝系の部分は音楽でいうリズム・タクトに関係が深いといえる。人間は意識・無意識にかかわらずメロディを追い、打楽器の低く響くリズムは腹部に響くであろう。

次にハーモニーを見てみると、メロディとリズム・タクトといった対極にある要素に色どりを与え、結びつける働きがある。この働きは、部分的な人間の要素を、全体として再び結びつけることができるリズム系としての呼吸に対応する。

整理をすると次のようになる。

人体の部位	人体の組織（生理学的）	音楽の要素
頭部	神経感覚系	メロディ
胸部	リズム系	ハーモニー
下腹部・手足	四肢代謝系	タクト

また、楽器との関連からは次のようになる。

神経感覚系との関わりとしてのメロディ楽器	木管楽器・吹奏楽器
リズム系との関わりとしてのハーモニー楽器	金管楽器・ハープ・擦弦楽器・弦楽器
四肢代謝系との関わりとしてのリズム・タクト楽器	打楽器

呼吸は人間の外的世界と内的世界の仲介者

人間の体はリズムに満ちている。内臓すらもリズムをもって動いている。楽器ともたとえられるような人間の体の中で、リズム性をもっとも端的に表すのが、前述したように呼吸と脈拍だといえる。吸って、吐く、吸って、吐く、という行為を意識してみれば、我々はその規則的なリズムに常に従っていることがわかるだろう。音楽の観点からもリズム系、つまり呼吸は非常に関係が強い。またこの行為は外のものを体内に取り入れ、体内のものを外に出すという交代性をもつ行為である。

では、ここで呼吸について少し深くさぐっていこう。

図１　平均的な日常の健康な人(89人)の脈拍・呼吸

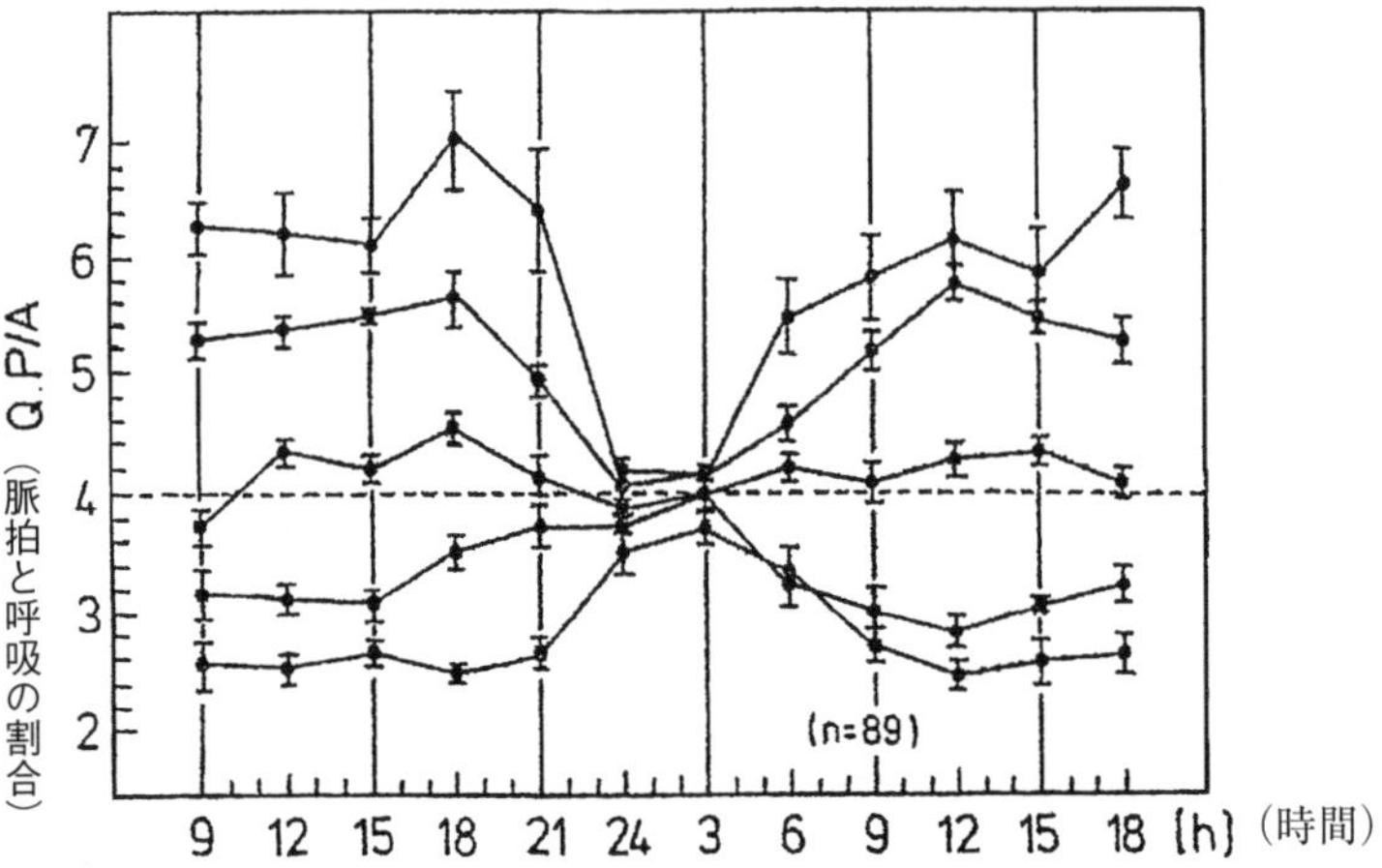

図１・２『時間生物学と時間医学』グンター・ヒルデブラント、2006年より

脈拍（血液循環）と呼吸は、四：一という割合が理想的である。この四：一という脈拍と呼吸の関係は、人間の健康の理想化された姿として、現代では常識化されている。ここにも音楽の四拍子との関わりが見てとれるだろう。

音楽的にいうと、呼吸は脈打つ血の流れをきちんと整える働きを担っている。つまり、驚いたとき、恐怖を覚えたとき、感動したとき、リラックスしているときなど、感情の働きによって血液の流れが速くなったり遅くなったりするのが、呼吸の深さ、浅さによってコントロールできるのである。人は周囲の環境に少なからず左右される。それが脈拍と呼吸に即座に現れる。健康とは、互いに作用する身体の状態、心の状態、精神の状態の三つが、呼吸によって調和が保たれている状態といえるだろう。

生体における律動的なプロセスにもう少し深入りしてみる。

音楽をする人間にとって重要な二つの働き（機能）は、先に述べたように脈拍と呼吸のリズムである。速さや規則性に意味があるだけでなく、脈拍と呼吸の割合は、人間の三分節の上と下の間のバランスを保つものとしても意味が深い。

シュタイナーは、さまざまなところで脈拍と呼吸の割合が四：一になると言っている（一九二二年十月二十七日の講演など）。しかし、実際には日常生活において必ずしもそうはならない。割合が変わるのはどう理解したらよいのだろうか。

ここで、グンター・ヒルデブラント博士を中心にした、包括的なリズムの学術的研究が広範囲にわたった調査の中でとり上げられている事例を見てみよう。

図1のグラフは、脈拍（P）と呼吸（A）の割合（Q）を五つのグループに分けて調査したものである。グラフを見ると、午前六時くらいから午後二十一時過ぎまでの脈拍―呼吸の割合はグループによってかなりばらつきがあるが、二十四時から午前三時の間になると毎日、正常値になることがわかる。日中は必ずしも四：一の割合ではないにせよ、夜の眠りの中では完全に調整されている。

では、日中の割合にばらつきが見られるのはなぜなのか。シュタイナーは、物質体、エーテル体、アストラル体、自我は外界のリズムと関係すると言っている。日中、我々は外で活動することが多く、体は常に外界の影響を受ける。天気や気温、気圧によって左右され、脈拍や呼吸も影響を受ける。日中に脈拍と呼吸のバランスが崩れるのは、外界の影響を受けるからである。それでも、夜の眠りの中では正確に四：一が守られている。

次に図2（次ページ）を見てみよう。ヒルデブラント博士による「人間の器官の時間」を表しているが、これによれば、長くゆっくりとしたリズムは「年」「月」「週」のリズム、短く速いリズムは「日」「時間」「分」そして「秒」のリズムに調節されている。

では、人間の四つの構成体のリズムは、どのように見出すことができるのだろうか。

例をあげてみると、物質体（肉体）の例として、小さな子どもは、立つ、歩くことを学ぶには一年かかる。歯が生え変わるには、生後数年間かかる。

図２　人間の器官の時間

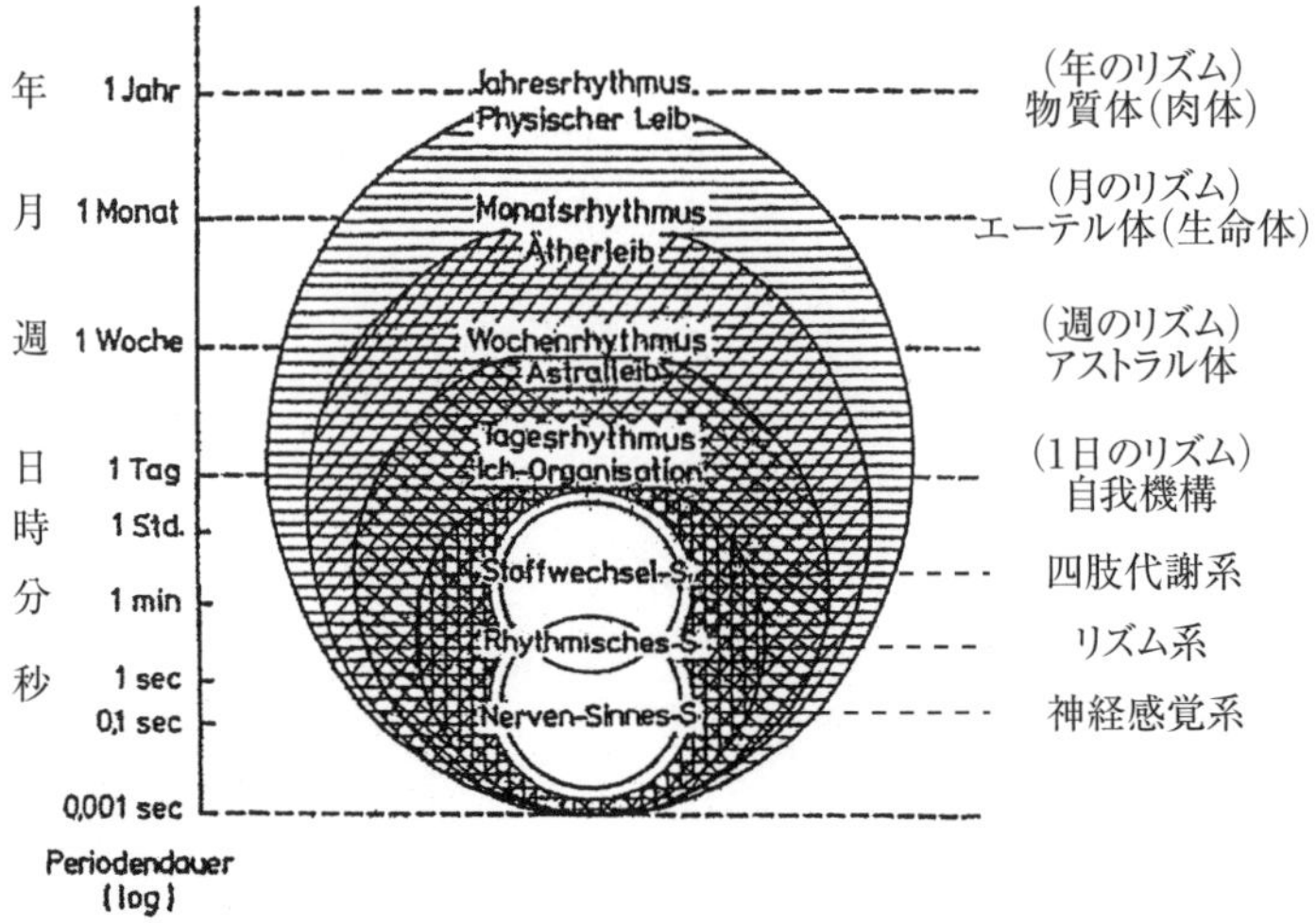

エーテル体（生命体）の「月」のリズムとしては、女性の生理的周期が周知されている。

アストラル体のプロセスは、「週」のリズムで流れている。例えば小さな傷は一週間で治癒するが、その後、十四日〜二十一日と週のリズムで回復していく。また、新生児の生体機能は週七日のリズムが支配的に働いていることも知られている。

また、自我は「一日」のリズムに見出される。眠りと目覚めの繰り返しに、自我の力が毎日新しく把握される。「時間」のリズムは、眠りの間、また昼の明るさのゆらぎの間に流れている。「分」のリズムの中では、身体の空洞を作っている気管、鼻腔などが働く。また、呼吸は「分」に関わっており、たとえば一分間に十八の呼吸がある（ヒルデブラント博士の研究から正常値として確認されている）。「秒」のリズムには脈拍が関わる。さらに「秒」より小さく短いリズムでは、神経活動が行われている。

このように年から月、週、日、時間、分、秒と順序を追うにしたがって、リズムの速度は速くなる。図からもわかるように、長くゆっくりとしたリズムは四肢代謝系、短く速いリズムは神経感覚系、中間的な速度のリズムはリズム系に対応する。

また、弦楽器で見てみると、弦の張力を強めたり、弦を短くするにしたがって音はだんだん高くなる。実際に高音域は頭に響くし、低音域は下腹部が振動し刺激される。このように見ると、高い音が神経の領域に、低く強い音が腹部や四肢（部分）に作用するということが理解できる。


音楽療法は、以上のようなリズムを考慮して行われる。たとえば療法の頻度においても、次回の療法は次の日なのか、または次の週でよいのか。療法の期間はどのくらいにするか。一年間か、三カ月間または三週間かによって療法の構成も変わってくる。また、当然ながら病の原因が身体のどの部分にあるかによって、療法の期間や内容も変わる。

音楽療法について

二つの極を判断する

では次に、音楽療法を行う際に注意すべき事柄について述べてみよう。

まず患者をどのように知覚するかという問いが生ずる。もちろん、療法は医師の診断に従うのだが、療法士による診断も重要となる。病をもつ人の問題点を把握し理解したうえで療法のプロセスへと導くことは、音楽療法のみならずさまざまな療法にとって大切である。また、初見の際に患者がどのような気分でいるかを知ることも重要である。

療法の始まりとして、病気全体のイメージや病気の現れと対峙しながら、療法の大きな方向を見るようにする。そして病気の傾向が、人間に作用している二つの極の力である神経感覚系と四肢代謝系のどちらが優性であるかを見ることも大切である。

一つの極の傾向は、「硬くする」「冷たくする」「骨化していく」病であり、沈殿を伴っている。これは神経感覚系の働きの過度の現れである（たとえば腫瘍等）。もう一つの極の傾向としては、「熱くする」「溶け出す」病であり、四肢代謝系の働きの過度の現れであると見ることができる。この二極の力の不均衡によりどちらが優性になっているかで、病気の傾向を理解することができよう。

病だけではなく、患者の外見にも極の傾向を見ることができる。たとえば外見ががっちりしているか細いか、または柔らかく流れるように繊細であるかというようにである。外見の印象からは、その人の魂の状態も知覚することができる。たとえば心が外に向かって開いているか内にこもっているか、などを通して魂の状態を知ることができる。

極を見る方法として、音楽を患者自身に演奏してもらいさまざまな印象を得ることも重要な方法であるが、患者が演奏できない場合は、患者に音楽療法士の演奏を聴いてもらうという方法もある。その場合にはそれぞれの極の傾向が現れる。音楽の好みや演奏にもそれぞれの人の極の傾向が見られるのである。

神経感覚系が優性の患者は、音楽的にはメロディを知覚したり形成したりすることは楽にできるが、リズムやタクトを心から楽しんだり演奏することは苦手である。反対に、下の極である四肢代謝系が優性の場合は、リズムやタクトを感じて動いたりすることに喜びを感じても、メロディの要素に関してはそれほど楽ではない。均衡を欠いた極の現れとしての病気は、大体において均衡を欠いた音楽や音の表現に現れるのである。

音楽的診断は、次のような観点を含んでいる。

一、記憶能力に関して――神経感覚系に関わる

- メロディの把握
- 高い音、低い音等の好み

二、感受性に関して—リズム系に関わる
•和音の把握　•協和、不協和の感受　•長調または短調の志向
三、リズムの把握に関して—四肢代謝系に関わる
•速い演奏、遅い演奏への志向　•大きい音の演奏、静かな音の演奏への志向
•演奏がだんだん大きくなるか、演奏がだんだん小さくなるかへの志向
これらのことを総合的に判断して、療法の内容を確定する。

楽器の使用例

次に楽器の使用例を示しておきたい。患者や症状によって内容は変わってくるが、一般的な例として挙げておく。

最もよく使うのがライアーという楽器である（口絵参照）。これは二十世紀初頭に作られた楽器で、主にアントロポゾフィーやシュタイナー教育の場で使われる竪琴のような楽器である。弾くための技術などは関係ない。楽器に触ってもらう、弦を指ではじいてもらう、音を出してもらう、時には即興的に演奏してもらう、などいろいろな方法がある。患者によって、思い切り力強く弾く人もいれば、ゆっくり弾く人、おそるおそる弾く人、指でひっかく人、それぞれであるが、その状態を見たり聞いたりすることで、その人の内部で何が起こっているかを判断する。また、療法士が演奏して患者に聞いてもらうという方法もある。また、一緒に奏でるという方法もある。

たとえば、ストレスが多く他人とのコミュニケーションがうまく図れない人、また社会にうまく適応できない人など、魂が内側にこもってしまっている人の場合は、魂を解放させる必要がある。そのような人には、ライアーを使った療法は効果的である。弦をなでるようにして音を滑らかに出すグリッサンドというやり方をよ

く使うが、これは、吸って吐く、という呼吸の練習とともに行うと、より効果が上がる。

ライアーは呼吸に働きかける楽器として、またメロディやハーモニーなどが容易に演奏できる楽器としても、最も使用頻度の高い楽器であろう。また、ライアーと同じ、響きの楽器として使われるミニシンバルは、特にその長い響きが特徴的で、効果も高い。

一方、注意力が散漫で落ち着きがないような人の場合は、自分で自分を把握できていないことが多い。また、四肢代謝系に問題を抱えているような人、これらのタイプの患者には、タムタムという銅鑼のような楽器を使って療法を行う。タムタムを演奏することで生まれる独特の響きは、このような場合に大変効果的である。

図３　タムタム

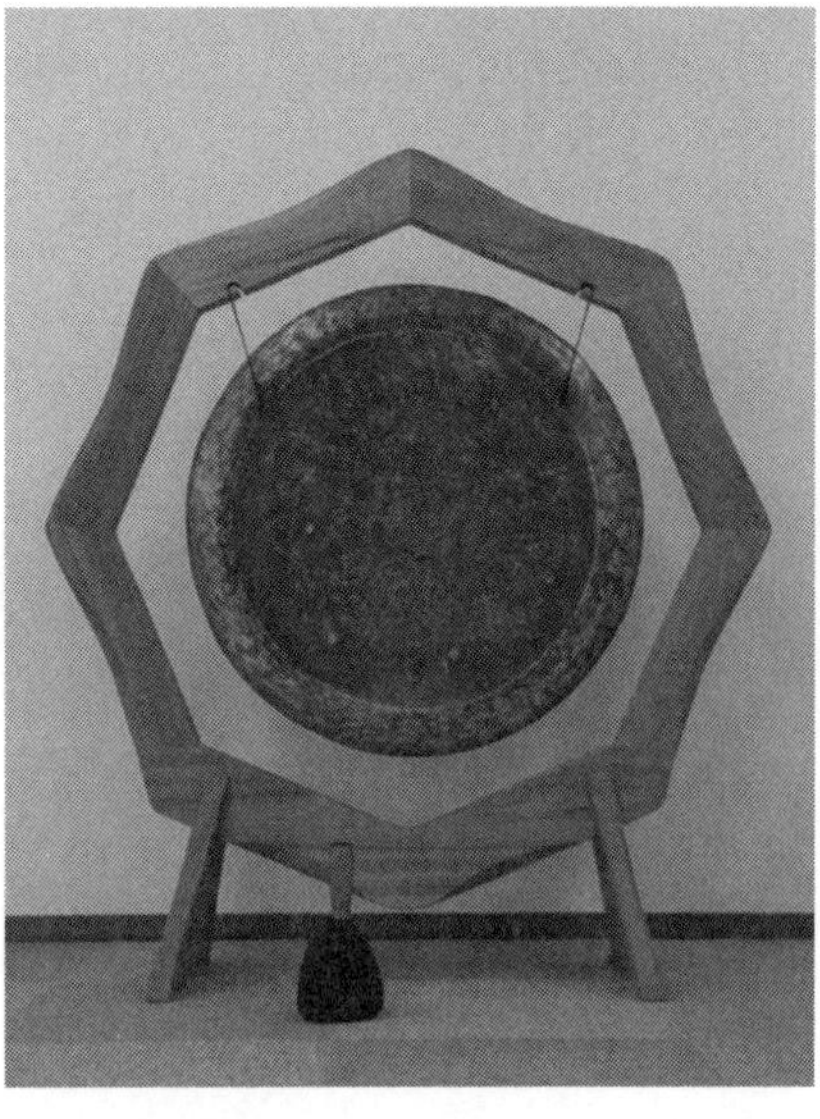

そのほか、リズム楽器としてはジャンベや太鼓などがあるが、症状、また年齢によって使い方が考慮される。また、吹奏楽器のフルートやリコーダーなどは呼吸器に働きかける楽器として慎重に使用する。いずれにせよ、楽器そのものをどのように捉えるか、また患者の状態をどのように捉えるかによって、用いる楽器や方法は異なってくる。そして、繊細に、注意深く選ぶ必要がある。

「聴く」ことと「歌」の重要性

音楽療法で大切なのは楽器を演奏することだけではない。いつも「聴く」というプロセスが関わる。耳をすまして「聴く」ことによって自分の中に「響きと静けさ」が生まれる。特に、今日のように呼吸が浅く、視覚的なものが氾濫し強調される時代には、この「聴く」プロセスは意味のあることである。「聴く」ということは、究めていくと「傾聴」にまで深められ、そのことで内的静けさへと向かうことができる。しかし、内的静けさへ向かう道は苦労を伴う。その際見出される「静けさへの要素」「傾聴への要素」は、自分の発見、自立して生きることにまで作用するのである。

そして、聴き取った響きに耳を傾け、内的な響きにもう一度耳を傾けるとき、それは自分の内面で響きや音を再創造しているのである。その創造の力は自己治癒力に働きかけるのである。

また、楽器以外で重要視するのは人の声である。声は魂の直接的な表現である。そして歌は心の内なる世界を現す。言葉や歌によって現れる人間の声は最も個性的で親密な楽器といえるが、歌声は直接的に人間の心の奥深くに浸透し、歌う行為は周囲の世界と結び合えることを気付かせてくれる。また、歌うことによって生まれる呼吸が、自己治癒力を促す役割をもっているのである。

最後に

音楽療法士は、まず肯定的であること、捉われがないことなどが特に大切である。現在においても未来においても音楽療法は、長年培ってきた音楽的な要素を、いつも新しく問い直さなければならない。

音楽療法の目的は、人間の内的世界にバランスを取り戻し、思考、感情、意志の調和の取れた状態の中で、患者自身の創造性へと導くことであるともいえる。療法士の役割は、患者の病状に適った課題を与え、患者が知覚を通して創造活動をすることにより、治療に必要な力が患者自身に流れ込んでくることの助けをすることにある。

ここにゲーテの詩を引用して結びたい。

息には二重の恵みがある
大気を吸いいれ　大気を解き放つこと
吸う息は迫り　はく息は癒す
いのちは　かくもみごとに混和している
頌えよ神を
神が君を圧するとき
そして再び　君を解き放つとき

参考文献
1　エーファ・メース・クリステラー『人智学にもとづく芸術治療の実際』耕文舎叢書、石井秀治・吉澤明子訳、イザラ書房、一九九四年。
2　ドナルド・H・ヴァン・エス『西洋音楽史――音楽様式の遺産』船山信子他訳、新時代社、一九八六年。
3　グンター・ヒルデブラント、マクシミリアン・モーザー、ミヒャエル・レーホーファー『時間生物学と時間医学』入間カイ訳、東京コア、二〇〇六年。
4　ルドルフ・シュタイナー『血はまったく特製のジュースだ』高橋巖訳、イザラ書房、一九八三年。
5　Rosmarie Felber, Susanne Reinhold und Andrea Stückert, *Musiktherapie und Gesangstherapie*, Anthroposophische Kunsttherapie Band3, 2 Aufl., Urachhaus, 2003.
6　金澤正剛『中世音楽の精神史』講談社、一九九八年。

バイオグラフィー療法

意識魂の時代の心理療法とバイオグラフィーワーク

近見 冨美子

人びとはさまざまな扉からアントロポゾフィー医療に入ってくる。身体の不調に苦しむ人はアントロポゾフィー医の診断を受けるだろう。医師はその症状に応じて、アントロポゾフィー医薬品に加えて、患者に必要なセラピーを処方する。入浴療法、マッサージ療法、オイリュトミー療法、絵画、音楽、歌唱、言語、彫刻などの芸術療法、そして対話療法（Talking Therapy）とも呼べるアントロポゾフィーに基づく心理療法およびカウンセリングなどである。心の不調に苦しむ人は直接、心理療法者やカウンセラーへアプローチするだろう。そこで心理療法者が患者との対話を続けながら、その個人個人の状況に合わせて、医師による診断も含む前記のセラピーを推奨する。一人の患者の回復に複数のセラピストが関わるのである。このようにアントロポゾフィーに根差す医療の基本はチーム医療なのである。

東洋には「病は気から」という諺があるが、身体の不調は心の病からもたらされ、その一方、心の病は身体の偏りから起こりうることもアントロポゾフィー医療では知られている。これらの基本原則を踏まえた上で、心理療法とカウンセリング（本稿では心理療法と総称する）、およびバイオグラフィーワークを紹介したい。

心理療法

シュタイナーは、十五世紀以降、人類は意識魂の時代を生きていると語った。人類の長い内的成長の歴史で、通過すべき一フェーズが意識魂のフェーズである。自分を一個人として意識するこのフェーズでは、過去の文化、伝統、習慣と未知のそれらが、今を生きる人間の中で出会い、多くの課題やチャレンジをもたらす。人が直面する問題に悩み苦しんだあと、それを乗り越え成長するように、現代社会のさまざまな問題は、人類が内的に成熟するための成長課題なのである。

しかし、自分の個人性を意識（それは同時に他者の他者性を意識することでもある）して、全体性を獲得してゆく進化成長の過程は、人びとにそれまでの経験を超えることを要求するため、一歩を踏み出すことがためらわれる。容易に超えられない壁を前に、魂の深みから、さまざまな思いや感情、衝動などが湧き起こる。希望の半面、不安や恐怖、反転して幻想や誘惑、さらに過大な期待が引き起こす深い失望の経験は、アルコールや薬物への逃避や暴力的行為にもつながるだろう。個人個人の魂が戦場になるのである。

魂の戦いのためには内的な修練による準備が求められる。安定した環境で十分なケアの元に育まれた幼年期、続く適切な教育、そして理想や信念に生きる人びととの交流を通して、魂は成長し、やがて自我の目覚めを経て、自己成長の道を歩き始める。しかし現代社会は子どもたちをこのような健全な成長の道へではなく、社会に上手く適応できるようにするための早期訓練の道へと導いているのではないだろうか？　その結果、健全な自我が宿るべき肉体が準備されないまま、若者は外見だけ《大人》になる。そして独り立ちの時期が来ても自立できない青年や、チャレンジに耐えられない、また傷つきやすい大人が、社会に増えてゆく。このような時代背景の中で、また後述する境域体験の結果、心理療法が二十世紀初頭に始まって以来、その必要性が増大する一方の現代社会に私たちは生きている。本稿では、長年の実践を通し、アントロポゾフィー心理療法の道を拓いたオランダのアド&ヘンリエッタ・デッカーズ夫妻の研究と洞察に沿って、心理療法の特徴を記したい。

一　成長のアーキタイプとバイオグラフィー

アントロポゾフィーに基づく心理療法の中心は患者のバイオグラフィー（個人の歴史、これまでの生の軌跡）である。療法者はシュタイナー教育の基本でもある七年周期の成長のアーキタイプに沿って患者のバイオグラフィーを丁寧に聞いてゆく。バイオグラフィーの法則の理解をもとに、外的な出来事のみではなく、患者個人の内面の旅を共に辿るのである。バイオグラフィーを、七年周期の成長のアーキタイプに沿ってみてゆくことで、その個人の身体および感覚や気質、また思考、感情、意志といった魂の諸力の成長過程が明らかになってくる。さらに成長、及び偏りを知る重要な要素である育った土地や文化、家族や時代、そして社会背景の影響なども患者のライフストーリーの中から浮かび上がってくる。まず最初に六十三歳までの七年周期の成長のアーキタイプの概要を記す。

◉心身の養育期——第一〜第三・七年期

第一・七年期（誕生〜七歳）肉体の生育期

神経・感覚器官の成長に始まる身体の基礎が築かれる時期である。また周囲の人びとの模倣や自由な遊びを通じて、触覚、生命感覚、運動感覚そして均衡感覚といった身体感覚とともに、のちの勇気につながる意志が静かに育ってゆく。

第二・七年期（七歳〜十四歳）エーテル体（生命体）の生育期

呼吸器および循環器系とともに、個人の命のリズムともいえるエーテル体（生命体）が生成される重要な時期である。規律がありながらも自由さが感じられる環境の中で、内なる心の動きと外的な世界との呼吸に調和がもたらされる。

第三・七年期（十四歳〜二十一歳）アストラル体の生育期

思春期は四肢代謝系の発達期であり、内的には第二・七年期の健全な生命体を使って、健全な思考の基礎が育ち、自己の真実への探求がはじまる時期でもある。この年代の若者は、自己の真実に生きる大人の存在から、人生への信頼を受け取る。

◉魂の成長期——第四〜第六・七年期

身体の生育が終わる第三・七年期を過ぎるころ、若者は自我の目覚めの時期を迎え、思考、感情、意志の領域である魂の成長にフォーカスが移る。広い意味での世界との交流を通して魂は成長する。その一方、社会人としての生活が始まる中で、心理的な課題やゆがみが顕著になってくる。

第四・七年期（二十一歳〜二十八歳）感性の発展期

大人として社会に入ってゆく第四・七年期の課題は関係性であり、二十代前半の出会いが後の人生に大きな影響を与えることは理解されやすいが、それまでの成長のありようが与える影響については、一般にはあまり知られていない。成長のアーキタイプに沿った、健全な成長過程をたどった若者は、失敗を恐れず世界へ出てゆき、他者との出会いの中から、自分にも出会ってゆく。他方、幼少期に環境やケアの偏りを経験した若者は、未知の社会へ出てゆくことへの恐怖を抱き、容易に世界を広げられない。些細な人間関係の躓きに自信を失い、引きこもる結果にもなりかねない。

第五・七年期（二十八歳〜三十五歳）知性の発展期

肉体の力がピークに達するこの時期は職業や人びととの関係を構築し、家庭や仕事の場を組織運営してゆく

図１　シュタイナーによる７年周期の成長のアーキタイプ

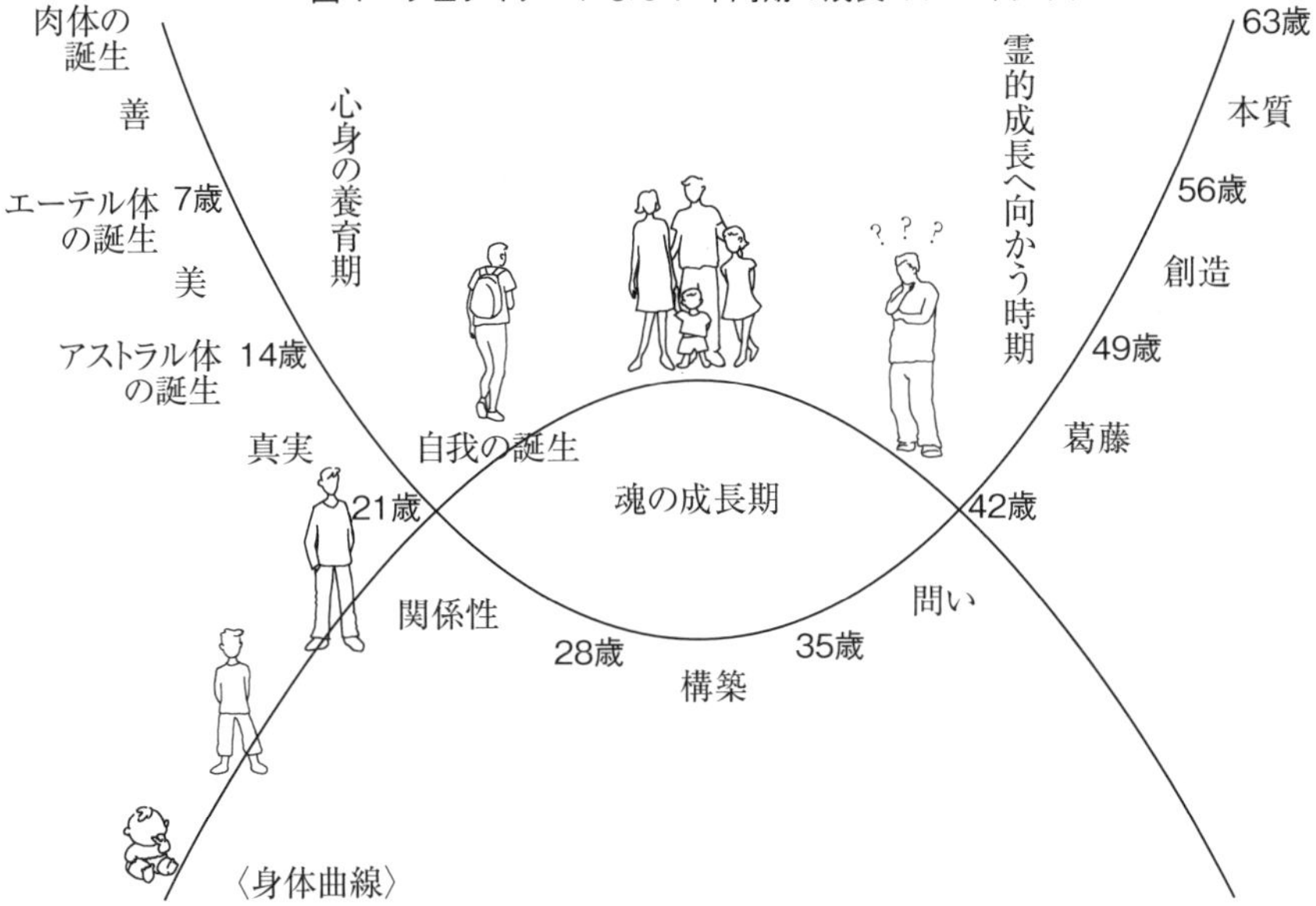

のに適している。一つの職場で経験をつみ、人生のパートナーと家庭を築いてゆくのだが、個人的なバイオグラフィーの偏りに加えて、現代という時代環境の中での構築には課題や挑戦が少なくない。これが、先に述べた意識魂の時代の特徴と重なるとき、第五・七年期の課題である健全な構築が極端に困難になり、うつや燃え尽きの兆候につながることも少なくない。

第六・七年期（三十五歳〜四十二歳）意志の発展期

それまで肉体の力に凌駕されていた魂は、三十代後半から急速な成長の時期に入る。魂は、自分のこれまでの歩みを振り返る。そして自らに問う。「私は私の生を生きているだろうか？」と。「私の人生の意味は何か？」「私はどこから来て、どこへ向かうのか？」という太古からの人間存在の本質に関わる問いが、魂の深みから湧き上がってくるこの「問いの時代」、人は内的な安定を崩し、不安や心身の変調を経験することも多い。

この魂の問いと正面から向き合うには、自我の力が必要である。表層的な欲求に気を取られて、内面の生活を顧みない生き方では自我の力は育たない。三十代の終わりまでに、内省的な生活習慣を取り入れ、自我の力を育て、幼少時代の欠落を自分で満たし補ってゆくことが、四十代以後の生き方と健全さを左右する。

◉霊的な成長へ向かう時期（自我の成熟期）——第七〜第九・七年期

身体の力の減少と反比例して、精神性（霊性）を育てはじめる時期であるが、その反面、二十代、三十代に向き合わずにきた心理的な課題やゆがみが、身体レベルの病となって出てくる時期でもある。自覚にそって、カウンセリングや後述するバイオグラフィーワーク等で症状を未然に防ぐ道を薦めたい。

第七・七年期（四十二歳〜四十九歳）葛藤期

三十代後半の「問いの時代」に始まる内面の探索は、多くの気づきと修正をもたらす。これまでの生き方と自分の望む道とのギャップ、本来の自己と表層的な自分、周囲の人びととの関係のあり方などを修正する試みが、たびたび避けられない心理的苦痛や軋轢を生む葛藤のフェーズである。三、四十代に避けてきた課題がトラウマチや胃腸など四肢代謝系の病に出る時期でもある。病は、そのメッセージを真摯に受け止めることで、自己本来の生き方へと軌道を修正するチャンスでもある。

第八・七年期（四十九歳〜五十六歳）創造期

前のフェーズでの苦渋に満ちた探索の結果、自己本来の創造性を発揮できるフェーズに入る。地域社会や職場でリーダーとしての活動が求められる時期、内的な成長がもたらす広い視野と確固とした自我に基づくセルフ・リーダーシップをとおして、社会に創造的に関わることができる。その反面、内面の声を無視することは心臓や呼吸器などリズム系（循環器系）の病につながる。

第九・七年期（五十六歳〜六十三歳）本質期

創造性に満ちた社会活動は続くが、焦点は自己の本質に移ってゆく。次世代を育て、自らの不足や欠落を修正し補充してゆく行為が、六十三歳以降の人生の熟成期のありようと関係性を豊かにする。この時期までに解決されていない内的な課題が神経感覚系の病に出る時期。健全な霊性を育てることで、高齢期に避けられない「病のレッスン」から、手放しや受容など多くを学ぶことができる。

六十三歳以後の内的な成長に関しては、参考文献を紹介するにとどめる（参考文献1）。

このように人生のそれぞれの時期に特徴があり、ふさわしい成長の課題があることがわかる。この理解を通じて、心理療法者は、患者の成長過程のどこに問題の根があるのか、四つの構成体——肉体、エーテル体、アストラル体そして自我機構——の、どこが健全で、どこにゆがみがあり修正の必要があるのかへの洞察を得る。

二　前の世代の影響

多くの心理療法では、過去を辿って現在の問題の根を探る。子ども時代、幼年期、最初の三年、最初の三カ月……と遡り、心の病の原因を、多くは母親あるいは重要な養育者との関係に帰しようとする。アントロポゾフィー心理療法でも患者のバイオグラフィーの最初の七年期（〇～七歳）、さらに次の七年期（七歳～十四歳）の環境や養育のプロセスを重視する。成長のアーキタイプで明らかなように、幼少期にその個人の基礎が築かれるからである。

だがアントロポゾフィー心理療法では、そこで留まるのではなく、さらにその個人の両親や養育者のバイオグラフィーまで可能な限り考慮に入れようとする。両親や重要な養育者、この前の世代から手渡されるものが、目の前の個人の病や偏りの原因を知る重要な鍵となるのである。

ここでヨーロッパの症例をあげたい（これはヨーロッパだけでなく、どこでも見られる普遍的な例である）。ある青年が理由を見つけられない不安や恐怖に苦しんで心理療法者のもとへやってきた。この場合、その個人のバイオグラフィーを超えて、その母親の経験まで遡ることで、この青年の不安や恐怖の原因を見つけることができたのである。

第二次世界大戦末期、英軍によるドイツの空爆が激しくなったころ、当時十代だった彼の母親が住んでいた都市が大規模な空爆を受け、ほとんどの建物が全壊された。青年の母親は爆撃の経験をくぐりぬけ、やがて別の地で結婚し、青年が生まれる。戦後の混沌から回復した恵まれた社会そして家庭環境の中で、青年は不自由なく育っていった。けれど母親の中に戦時中に経験した爆撃の恐怖は消えることなく、トラウマ（心傷）となって残っていた。療法者の助けを得て、母親の経験に思い至った時、青年は自らの不安や恐怖の源を理解したのである。

三　健康生成論

では前の世代の経験や苦痛を知ることがどのように治療につながるだろうか？　この青年の場合、母親の置かれた状況や苦痛の事実を知ることから、母親も含めその時代を生きたすべての他者への理解と共感が生まれたのである。自らの人生の始まりの状況を理解することで、そのような状況を生きた世代や社会への関心、そして癒しへの意志が生まれ、彼自身の人生の意味を知ることにつながったのである。

オーストリアの心理療法者ヴィクトール・フランクルはナチスの強制収容所の生存者である。フランクルは著作の中で、究極の経験の中でも生きる意味（目的）を確認したことが生きる意志を生んだと記している。この彼自身の経験から人生の意味を知ることを中心にすえたロゴセラピーが誕生したことはよく知られている。

心理療法もふくめて、アントロポゾフィー医療は病理だけに集中するのではなく、健康生成論の立場に立って、健全な部分に注目する。健全さとは、健康とは何かを知ることなく、心身の病（偏りやブロック）を直せないことは明らかであろう。そして健康生成の中心は生きる意味を知ることである。この青年の場合、偏り（不安や恐怖心）を見るだけでは根本的な治療は起こらなかっただろう。青年のバイオグラフィーの中に、生まれ出ようとしている生きる意志や人生の意味を見つけるジャーニー（旅）をセラピストが洞察したのである。

先述したように心の偏りやブロックは身体にインパクトを与える。したがって、心理的療法と併行して、身体に刻み込まれた偏りは別のセラピーで処置してゆく必要がある。幼少期に安心を得られず、自分の体が実感できない患者の場合、心理療法者は入浴療法やオイルマッサージ等で身体感覚を取り戻すプロセスをたどることを推奨する。一人の患者の回復に複数のセラピストが関わるのである。また、真冬に体の一部を露出する服装の若者たちを近年よく目にするが、この熱感覚の欠如や他の不十分な感覚に対して、健全な感覚を育ててゆくグループでの感覚教育（Sensory Education）が必要になる。

四　境域の体験

現代に生きる私たちは報道や映像を通じて人間の行動の多様性に触れる機会を多く持つ。人間性を著しく欠いたケースは、戦争やテロリズムに限らず、無差別殺人などの形で日常生活にも侵入してきていることに気づく。また極度の神経症や心身症も増加している。これらの現象、また極度の心理的症状を理解するには個人のバイオグラフィーや世代間の影響への理解に加えて、現代人の境域体験への理解が必要となる。ここでいう境域とは、日常性と非日常性、一般には正常と異常との境域をいう。

二十世紀初め、シュタイナーは「人類は境域を渡った」と語っている。人間がさまざまな試練を経て成長するように、人類も進化の過程でさまざまな試練に出会う。境域——自己の限界域——に立たされるのも一つの試練である。バイオグラフィー療法の創始者でもあるオランダの精神科医ベルナード・リーヴァフッドが『境域に立つ人間』を著したのは一九八三年だった（参考文献2、邦訳書のタイトルは『境界に立つ』）。それから三十年余り、境域体験は確実に広がっているように思われる。
境域では、現代の科学的観点では知られていないさまざまな力が人間に働きかけていること、そこには人間を進化させ内的な成長に向かって助ける力もあれば、人間性の退化や衰退、破壊へと進める力もあること、そして正しい判断は自我の力を必要とするが、その自我の力が現代社会では十分に育っていないことなどを理解しない限り、これらの行動は理解できないだろう。現代人のだれもがあるきっかけで境域を超え、心身のバランスを崩し、心の病また極端な行動に走る可能性を内存しているのである。常軌を逸した、あるいは狂気の行動として放置しておけない。

では境域の体験とはどういったものなのか？　通常私たちの中で、自我が、思考、感情、意志という三つの魂の機能を統合している（図2の中央部分）。図の左右は、境域を超えると、自我が魂の諸力を統合できず、（統合失調症という病名は的を射ている）それぞれがバラバラに機能する、あるいは一つの力が突出してしまう状況を表している。

図2　正常時と境域を超えたときの意識

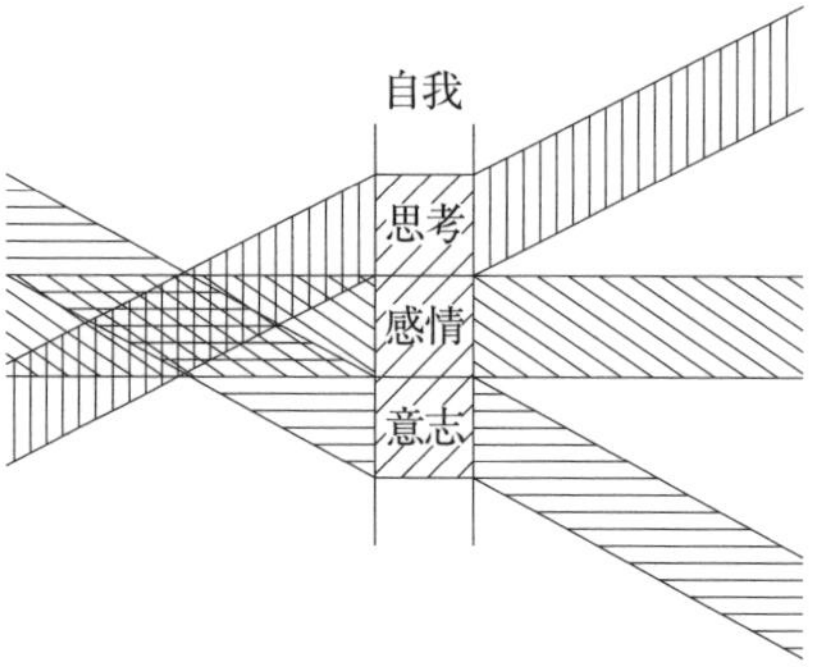

さらに境域を超えると、人は出会う対象と一体化する。「自分以外の何かになる」変身願望が満たされる魅了される世界が広がっている。その一体化を中断して、境域のこちら側へ、本来の自分に戻ってくるには強い自我の力、意志の力が求められる。自我の力が十分に育っていないと、境域体験に圧倒され、翻弄されることになる。境域の向こう側の存在や力は善意のものだけとは限らない。多くの悪夢のような経験や悪魔的存在に苦しめられることもあるのである（図3）。多くの幻覚や幻聴現象もここに起因するといえよう。

シュタイナーは、通常の感覚を超えた世界への境域を人類が渡るであろうこと、そしてその経験を生かすことのできる自我の力は弱まってゆくであろうことを知っていた。そのために自我の確かさを、日常生活での修練によって獲得するさまざまな道を『いかにして超感覚的世界の認識を獲得するか』（*Wie erlangt man Erkenntnisse der höheren Welten?*）はじめ多くの著作や講演で示した。準備ないままに、境域を超え、苦しむ人びとの回復に携わる療法者はもちろん、現代に生きる誰にとっても、日々のふりかえりや内省によって自我の成長に努め、内的生活を豊かに育てることが、心身の健やかさにつながる確かな道であることを記してこの項を終えたい。

図３　《聖アントニウスの誘惑》グリューネヴァルト、1511～15年頃、ウンターリンデン美術館蔵

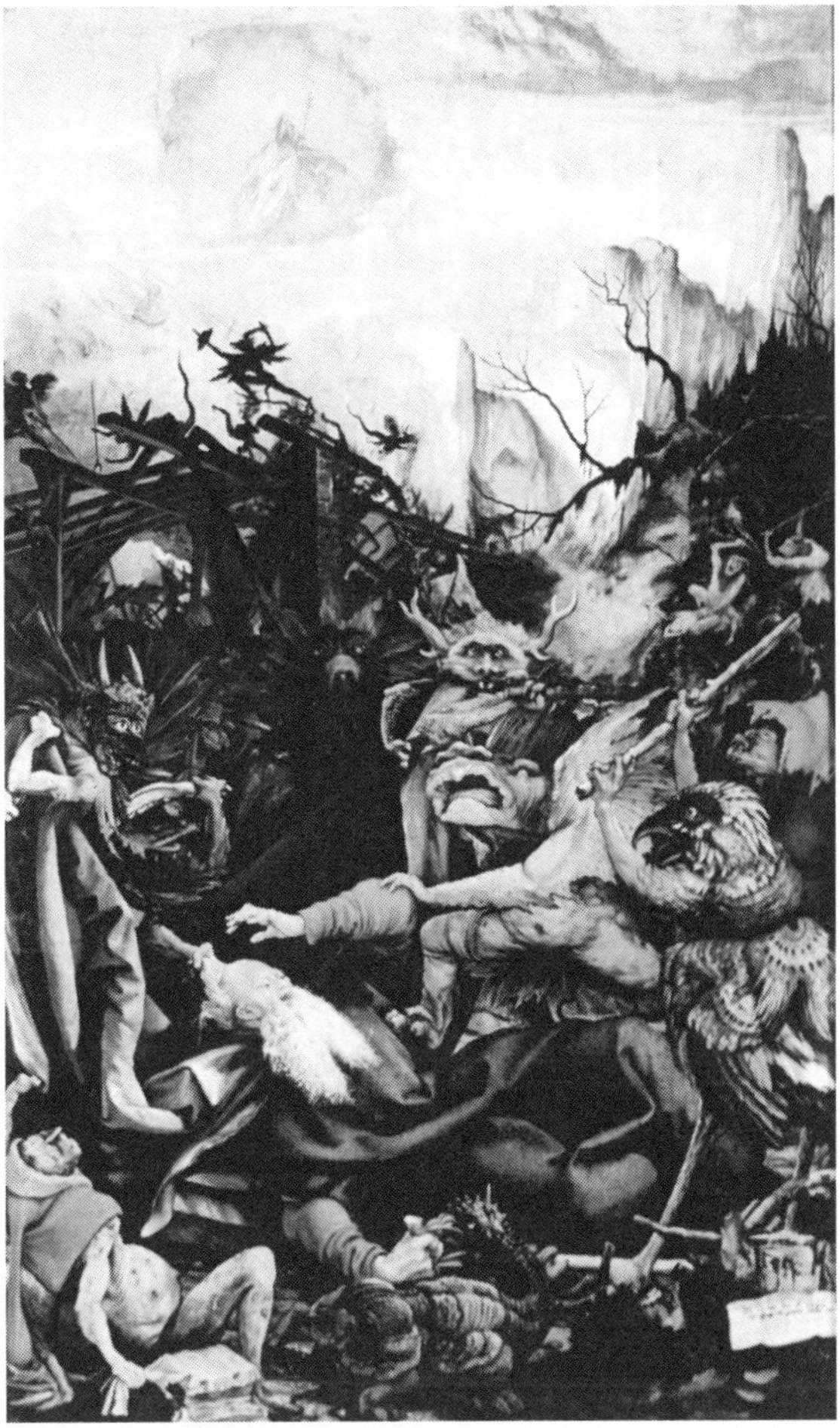

バイオグラフィーワーク——予防医療と終末医療におけるその役割

自らを知りたければ周囲の世界を見よ。世界を知りたければ、自らの内奥を見よ。
——シュタイナー

前項で、アントロポゾフィーの人間理解や医療また教育の骨幹に位置づけられるバイオグラフィーの法則の一部を概観した。ここで一歩進んで、個々人が自らのバイオグラフィーに働きかけるバイオグラフィーワーク、特にグループワークを、もっとも効果的な予防医療として、また意識的に死と向き合うための方法を示唆するものとして紹介したい。

バイオグラフィーワークは自らのバイオグラフィーへの探索を通じて、よりトータルに自分と出会い、そして他者（世界）を理解することを目指している。ワークのプロセスから、全体のつながりの一部としての存在である自分に気づき、全的な健やかさを得るには、何が必要なのかが見えてくる。この健全な自己理解から健全な他者との関係が生まれる。自らだけでなく周囲をも健全にしてゆく社会的なワークなのである。

一　汝自身を知れ——デルフィー、アポロの神殿に掲げられた言葉

自分自身への最初の目覚めは第二・七年期、特に九歳から十二、三歳の間に起こる。子どもたちは、まだ夢見がちな第一・七年期を過ぎて、学齢期に入るころから、徐々に、自他の違いを感じ始める。多くの子どもたちと長い時間を過ごす学校生活の体験から、自分の家と友達の家の違い、自分と兄弟姉妹の違い、仲良しの友

達と自分との違いなどに気づいてゆく過程は、時には苦痛を伴う。クラスメートと同じ服装をし、同じ行動をとることで、受け入れられようとする。受け入れられない子どもは居場所がなくなり、絶望を経験する。本当の自分と周囲に受け入れられる自分とのギャップに孤独に陥ることもある。学校時代を振り返ると誰にも思い当たることではないかと思う。

この時期を超えて、自分の方向性や得意な分野が見えてくる第三・七年期には、自分の真実への意識が育ってゆく。同時に、周囲の友人や大人の真実、不実にも鋭いまなざしが向けられる。六〇年代、七〇年代の世界的な学生運動は、若者による、大人の社会の不誠実への抵抗だったといえる。ただ、自我が成熟していない若者にとって真の変革につながる活動形態が見いだせなかったのは当然ともいえる。実りある社会組織の構築には、健全な自我の発達に支えられた自己知識が何より求められるからである。

意識の覚醒の時期と呼べる一九七〇年代に、この認識が探究者の間で共有されて以来、瞑想や自己啓発セミナー等を通して自己開発がすすめられるようになる。同時期、アントロポゾフィーに基づく大人の自己教育としてのバイオグラフィーワーク、特にグループワークがヨーロッパを中心にスタートして、今日では医療、教育からビジネス分野まで、世界中で広く実践されている（参考文献3）。

現代社会のもたらすさまざまなひずみや試練に向き合うために、また次の世代を健全に導くために、自他への理解を深め、健全な自我を育ててゆくことが緊急課題ではないだろうか？

二　記憶の霊化、メモリーワーク

前項で述べた成長のアーキタイプに沿った学びから、第二・七年期から発達してくる記憶や思考の力は私たちの生命力に根差し、健全な幼年期、そして子ども時代は心身の健康と健全な思考力、そして記憶する力を育てることが明らかになってくる。

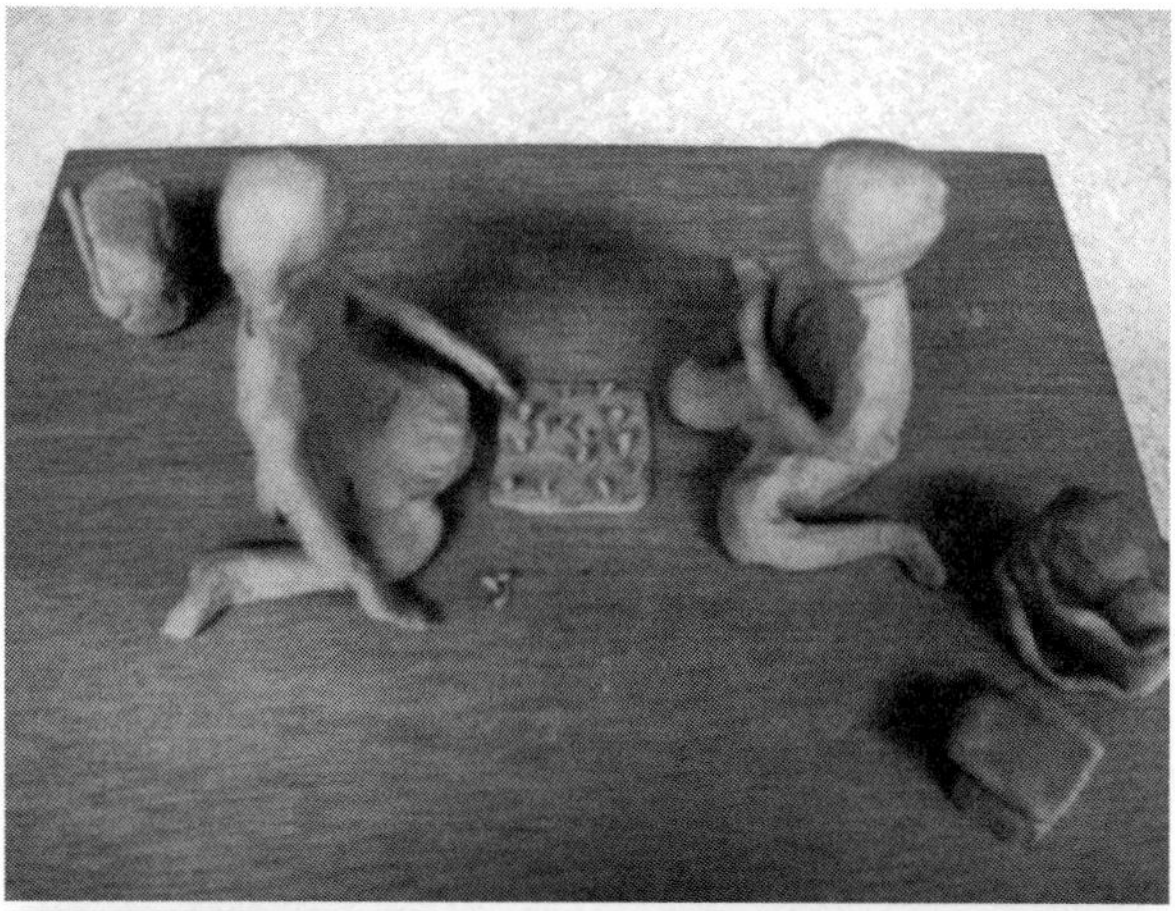

図4　バイオグラフィーワーク
「学校帰りのチェスゲーム」
（第二・七年期）
プラシタシィン（油性粘土）の彫塑

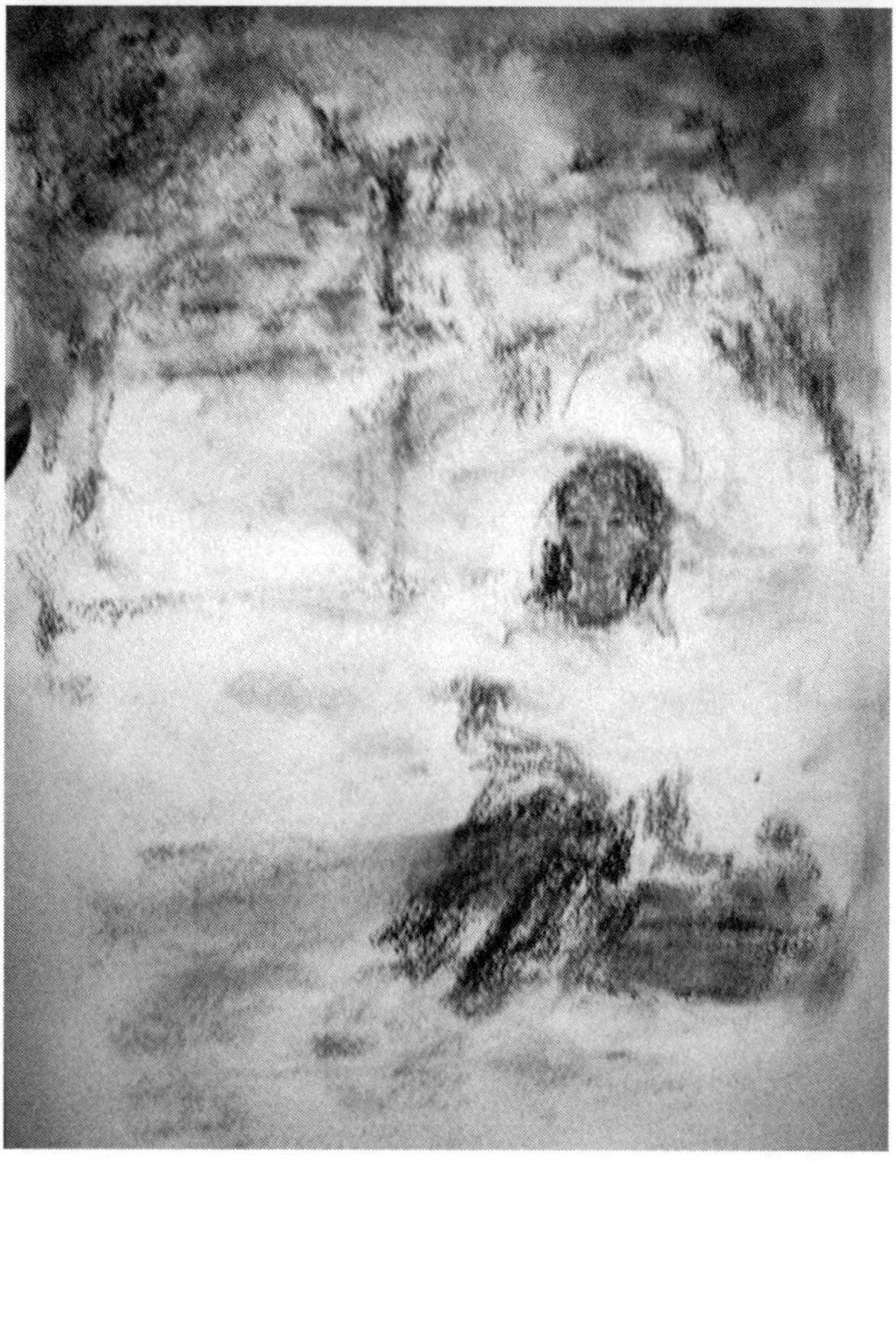

図5　バイオグラフィーワーク
「霧の中で目覚める」
（第三・七年期）パステル

バイオグラフィーワークは、この私たちの記憶に残る、数々の場面のメモリーワーク（記憶に働きかける作業）から始まる。特に幼年期を支えてくれた自然環境や周囲の人びとに始まり、第二、第三と各七年期のテーマにそって一場面を取り出し、そこに秘められているメッセージや経験の本質を探究してゆくのである。〈私たちの経験は手足に刻まれている〉との観点から、その経験の一場面をクレヨンや水彩で描き、また、粘土でその場面を創造する（図4、5）。グループワークの中で、この創造的な個人作業のプロセスは、メモリーワークの大きな力になる。固定された記憶や想いから解放され、創造的な活動に従事するうちに、魂の深みに刻まれた、遠い昔の出来事や出会いとの、時空を超えた対話が始まるのである。そして、当時には見えなかった、経験の本質や出会いの贈り物に気づいてゆく。各七年期の特徴や課題に沿って、自分自身のバイオグラフィーの深みへと降りてゆくこのプロセスは、シュタイナーの示唆した「記憶の霊化」という表現がぴったりくる。人間の肉体は神殿であり、高次の世界への第一歩は自らのバイオグラフィーに秘められていることを知るとき、人の生への叡智と神秘に深い畏敬の念を抱くことだろう。健康生成論の中心にも位置づけられる、生きる意味を知ることにもつながるワークなのである。

しかし、このプロセスは一人では容易に深められず、自分と異なる他者の存在が必要だという点に注目したい。自らのバイオグラフィーとの対話に同じように従事しているグループの存在が大きな意味を持ってくる。確かなテーマや方法に沿って、お互いの経験に耳を、心を傾け、聴き合い、その分かち合いの中から、新たな洞察が得られるのである。他者の異なる経験や表現の中に、自分の経験との共通点を見つける時、個々人のバイオグラフィー（生の軌跡、成長の過程）の多様性を貫く、健全な成長のアーキタイプを知覚し始める。さらに自分とまるで異なる背景や特質を持ち、異なるバイオグラフィーを生きている他者と、魂の深いレベルで共感することを可能にするワークの経験は、生命に喜びや健やかさをもたらし、困難やチャレンジの中で歩き続ける勇気を与えてくれる。

三　健やかな死への準備

人は誰でも、人生の折々で死を意識する。けれど、それが具体性を帯びて迫ってくるのは残された生の時間を知った時ではないだろうか？　スイスにあるアントロポゾフィー医療の病院では、末期がん患者のための心理療法にバイオグラフィーワークがとり入れられている。身体の痛みは緩和治療で抑えられても、心の痛み――死への恐れや不安――は消せない。そんな人たちのためのバイオグラフィーワークの個人セッションである。バイオグラフィーワークの手法を通して、患者が意識的に死と向き合い、そして準備できるように、療法者が手助けをするのである。成長のアーキタイプの理解をもって、個人のライフストーリーを丁寧にたどり、重要なテーマは、グループワークと同じように、その場面を描き、段階を経て、その経験からの学びや出来事の意味をともに探っていく。困難な人生の道筋で、多くの助けやサポートがあったこと、一人で生きてきたのではないこと、自分自身も誰かの力になっていたこと、等々自らの生の意識していなかった部分と出会うことで、新たな視点が与えられる。遠い日の悔いや、いまだ解決していない問題と向き合う最後の機会にもなる。それとともに、自分の願いや意図したことを知ることは閉じられようとする自らの生への理解をもたらすだろう。理解はまた深い受容へとつながる。またこれまでの固執や思い込みを手放すこと、手渡すことを通して、困難な関係が修復されることもある。

このように自らの生のタピストリーの細部と全体像とに正面から向き合うプロセスは、健やかで意識的な死への準備となる。終末期を待つまでもなく、高齢化する社会で人生を最後まで健やかで意識的に生きる道を、バイオグラフィーワークは拓いている。

四　真の健全さを求めて

「個人化が進む意識の時代にあって、健全な生き方、健全な関係に基づく共同体や組織はどのように構築されうるのだろうか?」

意識の時代を語るまでもなく、絶え間ない戦争や紛争の二十世紀後半に生まれ育った私は、この問いから、バイオグラフィーワーク、そして心理療法の扉を叩いたといえる。人は、意図せずとも境域を渡りうる存在であること、そして社会の変容はまず自分自身の変容から始めなければならないことを、十代後半から三十代までに経験した世界との衝撃的ともいえる数々の出会いの中で学ばされた。前の世代、そしてその前の世代と社会の影響の結果、私たちはみな、どこかに偏りや欠如を抱えて生きていることを意識するのはもっと後のことである。

二十一世紀の始まりを襲った、ニューヨークの九・一一事件、その十年後の東日本の惨事の深い苦悩は、人びとの時代認識や生き方への意識の変換をもたらした。その一方、ゲームや快楽また消費にと、刹那的に生きる人も増大している。自然や他者や異文化との共生が可能な未来を探求する人びとと、自己中心的に、消費中心に生きる人びととの価値観のギャップは決して小さくない。世界に目を向けると、絶望的な貧困と殺戮が繰り返されている。

このような社会環境の中で、自らを閉ざすことなく、どのように心の健康が保てるのか?　精神や心の病、また心身症をどう未然に防ぐことができるのか?　誰もが、境域ぎりぎりのところに立たされているこの時代に?　そして私に一体何ができるのか?　傷つき、疲れ果てた魂に出会うたび、心に浮かぶ問いである。

そんな時「癒す意志（Will to Heal）を育てよ」と語ったシュタイナーの言葉が思い起こされる。これは医師たちへの講義で発せられた言葉であるが、試練の時代を生きるすべての人への励ましの言葉ではないかと思う。癒す意志とは健全さへの、全体性への意志である。全体性への願いと意志が、アントロポゾフィー医学、そして心理療法とバイオグラフィーワークの根底にあることを記してこの文を締めくくりたい。

参考文献

1 丹羽敏雄『シュタイナーの老年学』涼風書林、二〇一三年。

2 Bernard Lievegoed, *Man on the Threshold*, Hawthorn Press, 1985. (first published 1983) 邦訳、ベルナード・リーヴァフッド『境域に立つ』丹羽敏雄訳、涼風書林、二〇〇八年。

3 Gudrun Burkhard, *Taking Charge*, Floris Books, 1997. 邦訳、グードルン・ブルクハルト『バイオグラフィー・ワーク入門』樋原裕子訳、水声社、二〇〇六年。

4 Rudolf Steiner, *A Psychology of Body, Soul, & Spirit*, Anthroposophic Press, 1999. First Published 1980 by Rudolf Steiner Verlag (*Anthroposophy, Psychosophy, & Pneumatosophy*, GA 115).

5 Ad Dekkers, *A Psychology of Human Dignity*, SteinerBooks, 2015.

6 Gudrun Burkhard, *Biographical Work: The Anthroposophical Basis*, Floris Books, 2007.

7 George & Gisela O'Neil, *The Human Life*, Mercury Press, 1990.

8 Signe Schaefer, *Why on Earth?*, SteinerBooks, 2013.

9 Fumiko Chikami, *Memory Work*, Biography and Social Development Trust, 2000.

10 John Lees, *The Future of Psychological Therapy : From managed care to transformational practice*, Routledge, 2016.

あとがき

日本でアントロポゾフィー医学を実践する志を持つ、医師や医療者はまだ多くはない。しかし、確実にその種はまかれ、芽は育っていると、今回の『シュタイナーのアントロポゾフィー医学入門』の出版に際して、感慨深く感じる。日本にその種がまかれたのは、二〇〇四年に始まった、日本でアントロポゾフィー医学の医師を養成するための国際アントロポゾフィー医学ゼミナールである。ゴールデンウィークに一週間のゼミナールが長野県飯綱高原で開催された。もともと休みの少ない日本の医療者にとって、貴重な長期休みであり、また若手にとっては休みの取りにくい連休であるゴールデンウィーク。しかし、そこには万難を排して日本中からアントロポゾフィー医学を学びたい医療者が集まったのである。

また、このゼミナールの開催は、当書籍の企画者でもある浦尾先生が、海外で開催されたゼミナールに参加し、ぜひ日本でも開催させてほしいと、責任者であるミヒャエラ・グレックラー医師に直談判された結果であった。海外のゼミナールに参加したことも、まだ全く実績のない日本での開催を直談判したことも、浦尾先生自身の内側から強くあふれてくる熱意、熱い意志が突き動かしたことに違いない。我々医療者は、時としてこういう熱い思いを現場や学びの場で感じるのだと思う。そしてそれは、アントロポゾフィーで最も大切にしている「個」、誰に指示されたり頼まれたりしたわけでもない、自分自身の内側から自然に湧いてくるもの、意志であり、自我なのだ。

このゼミナールの開催を機に、二〇〇五年には「日本アントロポゾフィー医学のための医師会」が設立された。ゼミナールは、その後毎年のように開催され現在まで九回を数える。そしてアントロポゾフィー医学認定医は、現在日本に十一人誕生している。

各章は、各エキスパートが自分の学びや体験を踏まえて執筆してくださった。共に学び始め、地道に実践を積んできた同僚たちの熱のこもった文章に感動する。そして、それぞれの個が如実に現れていることも強く感じる。従来の医学では、各専門分野でのガイドライン作成が盛んである。それは患者が誰にどこで治療を受けても、一定の質を保証するためには欠かせない作業である。しかし、同時にそれを運用するのはやはり医療者個人である。医療者の連携によって、ミスをなくす努力も実力を高める努力もする必要があるが、しかし最終的にはやはり個人が大きな倫理的な責任を負わなければならない。それは医療の世界では仕方がないことなのだ。医療者の個人の熱は、決して患者に無関係なものではない。ガイドラインを踏まえた一定の質が保証された治療に、一人一人の医療者の個の熱意や体験が加味されてこそ、患者が真に満足できる医療になるのだと思う。

アントロポゾフィー医学では、その医療者の個をさらに重要視している。だからこそ、我々アントロポゾフィー医学を学ぶ医療者一人一人は、内的倫理的な修行の道を歩まねばならないとされている。でも実は、従来の医学でも､それは全く同じだ。真摯に患者に向き合う医療者はだれでも､この作業を意識的無意識的に行っていると思う。しかしアントロポゾフィー医学ではそれを明らかに意識して、大きな課題として取り組んでいる。

今回、当書籍の出版によって、多くの方々に、日本でアントロポゾフィー医学を実践している医療者がどう患者や病に向き合おうとしているのか、知っていただけると思う。そして、同じ事柄でも別の著者が別の書き方をしていることに気づかれると思う。その時に、読者は、その著者の内的な理解に触れている、ひいてはその人の感性や体験にも触れていると思う。我々アントロポゾフィー医学の医療者が、いかに多様であり、自分の個も患者の個も大切にしながら、この医療を進めたいと願っているか、読者のみなさまに感じていただければ幸いである。

最後に、忙しいことを言い訳に、遅々として筆の進まない、我々医療者を、辛抱強く待ち校正を進めてくださった、編集者の野村敏晴さん、岡崎幸恵さんに心から感謝を申し上げます。

安達 晴己

【さ行】

【た・な行】

【は行】

【ま・ら行】

【は行】

【ま・や・ら行】

療　法

【あ行】

【か行】

薬　学

【あ行】

【か行】

【さ行】

【た・な行】

【ま行】

【や・ら行】

看　護

【あ・か行】

【さ～ら行】

【か行】

【さ行】

【た行】

【な行】

【は行】

【は行】

【ま・や行】

【ら行】

体と病気

【あ行】

【た行】

【な行】

索　引

アントロポゾフィー関連語

【あ行】

【か行】

【さ行】

村上 典子（むらかみ・のりこ）
看護師。2004〜08年IPMT参加。アンドロポゾフィー看護を学ぶ看護職の会立ち上げに参加。現在、同会運営委員。2013年国際アントロポゾフィー看護基礎コース修了。IFAN認定アントロポゾフィー看護師エキスパート。「ほりクリニック」勤務。

瀧口 文子（たきぐち・ふみこ）
慶応義塾大学文学部卒業。青山学院大学大学院修士課程修了(教育学)。国際医療福祉大学大学院博士課程満了(医療福祉学)。保健師・看護師として、現在地域医療福祉分野の仕事に従事。

鶴田 史枝（つるた・ふみえ）
看護師。2006〜08年IPMT参加。アンドロポゾフィー看護を学ぶ看護職の会立ち上げに参加。現在、同会運営委員。2013年国際アントロポゾフィー看護基礎コース修了。IFAN認定アントロポゾフィー看護師エキスパート。Anthro Med認定「すみれが丘ひだまりクリニック」勤務。

江崎 桂子（えざき・けいこ）
薬剤師。社会福祉士。アントロポゾフィーに基づく日本薬剤師協会会員。ほりクリニック勤務。ドイツにて治療教育を学ぶ。ディプロムバイオグラフィーワーカー。セラピーと学びの場『アルテミシア』を共同主宰。

小澤 裕子（おざわ・ゆうこ）
アントロポゾフィーに基づく日本薬剤師協会会員。小田原城の傍で漢方専門薬局「悠久庵」を営む管理薬剤師。1978年アントロポゾフィーと衝撃の出会い。2004年からアントロポゾフィー医学・薬学の研鑽を積む。

小澤 千世子（おざわ・ちせこ）
アントロポゾフィー薬学認定薬剤師。アントロポゾフィーに基づく日本薬剤師協会会員。バイオグラフィー・ワーカー。2005〜2008年ゲーテアヌム精神科学自由大学基礎科、オイゲン・コリスコ・アカデミーに学ぶ。

矢部 五十世（やべ・いつよ）
薬剤師。アントロポゾフィー薬学認定薬剤師。アントロポゾフィーに基づく日本薬剤師協会会員。ドイツアントロポゾフィー薬剤師会会員。2010年オイゲン・コリスコ・アカデミー基礎コース修了。

石川 公子（いしかわ・きみこ）
オイリュトミー療法士。「すみれが丘ひだまりクリニック」を中心にオイリュトミー療法を実践。また健康オイリュトミーやバイオグラフィーワークの講座を行う。共訳に『オイリュトミー療法講義』（涼風書林）等。日本オイリュトミー療法士協会代表。

吉澤 明子（よしざわ・あきこ）
絵画・造形療法士。画家。バイオグラフィーワーカー。「すみれが丘ひだまりクリニック」にて「色光セラピー」を実践。シュタイナー教育教員養成講座運営委員兼講師。東京、横浜、那須にて絵画クラス指導。Visio-paede(ヴィジオペーデ）研修所主宰。

竹田 喜代子（たけだ・きよこ）
アントロポゾフィー音楽療法士。医療機関と連携して子供から成人の音楽療法を行っている。ベルリン、アントロポゾフィー音楽療法士養成校の協力のもとに日本初のアントロポゾフィーによる音楽療法士養成を実施中。（社）アウディオペーデ代表。

近見 冨美子（ちかみ・ふみこ）
英国でバイオグラフィカル・カウンセリングを学んだ後、2001年よりアントロポソフィーに基づく心理療法の第一人者アド&ヘンリエッタ・デッカーズ夫妻に心理療法を学ぶ。（社）バイオグラフィーワーク・ジャパン代表、バイオグラフィーワーカー養成コース・ディレクター。

執筆者略歴 （執筆順）

入間 カイ（いるま・かい）
1963年生。上智大学比較文化学科卒。2016年まで日本シュタイナー幼児教育協会代表。現在、学校法人那須内海学園那須みふじ幼稚園理事長・園長を務めるとともに、高橋史とともにマルコ・カンパニーを開始。

本田 常雄（ほんだ・つねお）
1987年昭和大学医学部卒。医学博士。精神科専門医。精神保健指定医。教育学修士。2006年オイゲン・コリスコ・アカデミー修了。2007年ヴァルドルフ教員養成ゼミナール修了。2007～2013年テュービンゲン大学哲学部在籍。

安達 晴己（あだち・はるみ）
プライマリ・ケア認定。アントロポゾフィー医学認定医。アントロポゾフィー医療の自由診療クリニック「小さいおうち自由クリニック」院長。福岡医療団千鳥橋病院付属城浜診療所非常勤医。2016年より一般社団法人日本アントロポゾフィー医学の医師会代表。

小林 啓子（こばやし・けいこ）
東京女子医科大学卒。小児科専門医。アントロポゾフィー医学認定医。親子相互交流療法セラピスト。シュタイナー学園校医。病院非常勤勤務の他、相模原市藤野にてアントロポゾフィー医療のための「ひかりのつぼみ自由クリニック」開業。

山本 百合子（やまもと・ゆりこ）
1974年北里大学薬学部卒。1981年聖マリアンナ医科大学医学部卒。医学博士（皮膚科学）。アントロポゾフィー医学認定医。同医学実践のための、アジア圏初のAnthro-Med認定を受けた「すみれが丘ひだまりクリニック」院長。

堀 雅明（ほり・まさあき）
1956年生。昭和大学医学部卒。耳鼻咽喉科専門医。アントロポゾフィー医学認定医。「ほりクリニック」(大田区)院長。アントロポゾフィー医学に基づく統合医療を実践。共訳書に『内なる治癒力』（創元社）など。

福元 晃（ふくもと・あきら）
1972年生。日本医科大学医学部卒。医学博士。耳鼻咽喉科専門医。アレルギー専門医。東埼玉総合病院の医長を経て、09～10年ドイツ、オイゲン・コリスコ・アカデミー留学。帰国後横浜市都筑区中川で「なかがわ耳鼻咽喉科」開院。

山本 勇人（やまもと・いさと）
1959年生。東京歯科大学歯学部大学院歯学研究科修了（微生物学）。歯学博士。国立病院機構東京医療センター歯科口腔外科勤務を経て銀座「山本歯科医院」院長。日本ホリスティック医学協会理事。2004年よりIPMTに参加。

塚原 美穂子（つかはら・みほこ）
1999年千葉大学卒。精神科医、精神保健指定医。アントロポゾフィー医学認定医。一般精神科臨床、アルコール依存症臨床、企業での産業精神医学、漢方医学等に従事。2006年よりIPMTに参加。アントロポゾフィー看護および芸術療法との共働作業を行う。

浦尾 弥須子（うらお・やすこ）
東京女子医科大学卒。日本耳鼻咽喉科学会専門医、日本心身医学会認定医等。05～08年渡独。オイゲン・コリスコ・アカデミーに学ぶ。現在日本鋼管病院及びこうかんクリニック耳鼻咽喉科部長、クリニック副院長。慶應義塾大学非常勤講師。医学博士。共訳に『内なる治癒力』（創元社）など。

藤原 葉子（ふじわら・ようこ）
1994年信州大学医学部卒業。緩和ケア内科医。麻酔科標榜医。麻酔科指導医。現在在宅緩和ケア専門の診療所に勤務。2006年よりIPMTに参加。2009年よりアントロポゾフィー医学に基づく健康相談会を不定期に開催。

揚妻 由美子（あげつま・ゆみこ）
看護師。2005～08年IPMT参加。アントロポゾフィー看護を学ぶ看護職の会立ち上げに参加。2013年国際アントロポゾフィー看護基礎コース修了。IFAN認定アントロポゾフィー看護師エキスパート。医療法人「あげつまクリニック」勤務。

(社)日本アントロポゾフィー医学の医師会　http://j-paam.org/
アントロポゾフィー看護を学ぶ看護職の会　http://www.anthro-nr.jpn.org/
日本オイリュトミー療法士協会　http://eu-therapy.jp/
アントロポゾフィーに基づく絵画・造形療法士の会　http://j-aat.org/
(社)バイオグラフィーワーク・ジャパン http://www.biographywork.jp

シュタイナーのアントロポゾフィー医学入門

2017年2月13日　初版第1刷発行
2022年2月1日　初版第2刷発行

監　修　(社)日本アントロポゾフィー医学の医師会
発行者　野村敏晴
発行所　株式会社 ビイング・ネット・プレス
〒252-0303　神奈川県相模原市南区相模大野8-2-12-202
TEL. 042-702-9213
編　集　岡崎幸恵
装　幀　横山晴夫
協　力　アントロポゾフィー看護を学ぶ看護職の会
アントロポゾフィーに基づく日本薬剤師協会
日本オイリュトミー療法士協会
アントロポゾフィーに基づく絵画・造形療法士の会
(社)バイオグラフィーワーク・ジャパン
アントロポゾフィー音楽療法士の会
制作協力　森崎史子

印　刷　中央精版印刷株式会社

ISBN978-4-908055-14-0 C0047　Printed in Japan